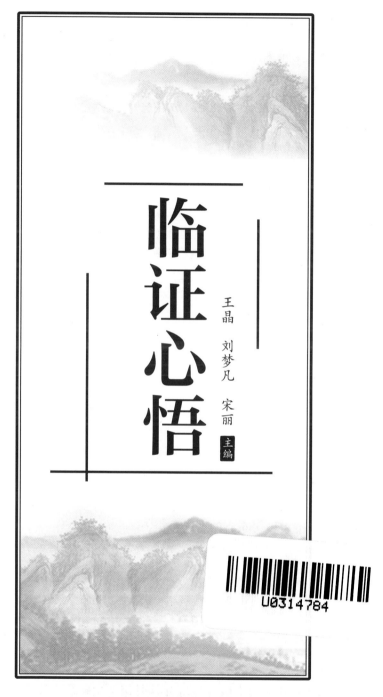

# 临证心悟

王晶　刘梦凡　宋丽　主编

 中医古籍出版社
Publishing House of Ancient Chinese Medical Books

图书在版编目（CIP）数据

临证心悟/王晶，刘梦凡，宋丽主编.—北京：
中医古籍出版社，2023.4
ISBN 978-7-5152-2512-8

Ⅰ.①王…　Ⅱ.①王…②刘…③宋…　Ⅲ.①中医临
床-经验-中国-现代　Ⅳ.①R249.7

中国版本图书馆 CIP 数据核字（2022）第 105655 号

**临证心悟**

主编　王　晶　刘梦凡　宋　丽

责任编辑　张　磊　于　佳
封面设计　宝蕾元
出版发行　中医古籍出版社
社　　址　北京市东城区东直门内南小街 16 号（100700）
电　　话　010-64089446（总编室）　010-64002949（发行部）
网　　址　www.zhongyiguji.com.cn
印　　刷　宝蕾元仁浩(天津)印刷有限公司
开　　本　710mm×1000mm　1/16
印　　张　28.25
字　　数　365 千字
版　　次　2023 年 4 月第 1 版　2023 年 4 月第 1 次印刷
书　　号　ISBN 978-7-5152-2512-8
定　　价　98.00 元

# 《临证心悟》编委会

主　编　王　晶　刘梦凡　宋　丽

副主编　郭丽媛　汪燕燕　王寿海　张　骞

　　　　张　蔚

参编者（排名不分先后）

　　　　于晓宁　党　翔　田　强　董朝侠

　　　　董慧杰　孙小惠　张　聪　柳晓亮

　　　　宋　薇　施艳茹　丁晓强　杨小娟

　　　　何小霞　高凤萍　杨　洋　雷　蕾

　　　　杨小梅　丁　喆　赵丽娟　张伟民

# 前　言

2017 年我有幸成为全国第四批优秀中医临床人才，开启了 3 年充实的研修学习，通过集中培训，再次温习了《黄帝内经》《伤寒论》《金匮要略》《温病条辨》等中医经典，广泛阅读历代医家的论著，认真撰写读书笔记和临证体会，在中医理论方面有了较大的提高，拓展了诊治思路，同时在临床工作中，将中医经典理论应用于临床实践，不断总结经验和教训，提高诊治水平。

研修期间，我先后拜国医大师吕仁和、国医大师李佃贵、经方大家黄煌、肾病专家张宁、刘宝利、赵进喜教授为师，通过跟师学习，耳提面授，不仅学到了大师们的学术思想及临床经验，还被他们对中医事业的执着之心感染。在他们的指导下，我认真整理病案，总结老师们的临床经验及学术思想，在临床工作中，借鉴他们的诊治经验，拓宽了临床诊治思路，提高了临床疗效。

"纸上得来终觉浅，绝知此事要躬行"，通过"读经典、做临床、跟名师、强素养"，使我在中医理论及临床实践等方面，有了长足的进步，受益匪浅。

"传承精华，守正创新"，是中医人的责任和义务，在临近结业之际，将 3 年研修期间的研修心得及老师们的学术思想、临床经验整理成册，希望能启迪后学。

由于个人学识有限，不足之处，恳请同道指正，以便及时改正。

王　晶

2021 年 3 月 1 日

## 上篇　读经典

"生病起于过用"的临床意义　/ 003

"亢则害，承乃制"的临床意义　/ 010

《黄帝内经》阴阳升降理论的临床意义　/ 017

《黄帝内经》气味厚薄理论的启发　/ 026

应用脏腑藏泻理论的体会　/ 033

"百病生于气"的临床意义　/ 040

"阳病治阴，阴病治阳"的体会　/ 047

"阳道实，阴道虚"的体会　/ 053

"两虚相得，乃客其形"的启发　/ 060

《黄帝内经》气机升降理论的临床意义　/ 068

"魄门亦为五脏使"的临床意义　/ 076

"有故无殒，亦无殒"的启发　/ 083

《素问·汤液醪醴论》的启发　/ 091

《金匮要略》以病为纲，病证结合的启迪　/ 097

《金匮要略》"治未病"的临床意义　/ 103

《金匮要略》妇人杂病病机的启发　/ 109

《珍珠囊》药物归经理论的临床意义　/ 117

《脾胃论》脾胃升降理论的启示　/ 125

《素问玄机原病式》火热论的启发　/ 131

《丹溪心法要诀》郁证治疗的启发　/ 137

《外感温热篇》"分消走泄"法的启发　/ 142

柴胡加龙骨牡蛎汤临证心悟　/ 153

五苓散临证心悟　/ 159

葛根芩连汤临证心悟　/ 166

酸枣仁汤临床心悟　/ 170

桃核承气汤临床心悟　/ 176

旋覆花汤临证心悟　/ 180

大黄䗪虫丸临证心悟　/ 184

鳖甲煎丸临证心悟　/ 187

补中益气汤临证心悟　/ 192

止嗽散临证心悟　/ 200

银翘散临证心悟　/ 206

桑菊饮临证心悟　/ 212

三仁汤临证心悟　/ 218

## 中篇　做临床

从营卫论治不寐的体会　/ 227

应用桂枝汤治疗汗证的体会　/ 236

茵陈蒿汤加减治疗内科杂病的体会　/ 242

半夏泻心汤临应用体会　/ 248

柴胡温胆汤临床应用体会　/ 255

麻子仁丸临床应用体会　/ 261

增液汤及其加减方的应用体会　/ 267

青蒿鳖甲汤治疗杂病的体会　/ 274

填精益肾法治疗内科杂病的体会　/ 280

补肾法治疗糖尿病肾病的体会　/ 298

补肾清热利湿法治疗劳淋的体会　/ 314

经方治疗桥本甲状腺炎的体会　/ 323

养阴疏肝法治疗甲状腺功能亢进症的体会　/ 329

清热疏肝法治疗亚急性甲状腺炎的体会　/ 336

疏肝祛痰活血法治疗甲状腺结节的治疗体会　/ 340

甲亢性突眼治疗的体会　/ 344

益气温阳法治疗血小板增多症的体会　/ 348

## 下篇　跟名师

吕仁和教授治疗慢性肾脏疾病的学术思想　/ 353

吕仁和教授治疗糖尿病肾病的经验　/ 367

吕仁和教授治疗糖尿病周围神经病变的经验　/ 373

李佃贵教授诊治脾胃病的经验　/ 379

李佃贵教授治疗胆汁淤积性肝硬化的经验　/ 387

李佃贵教授化浊解毒法治疗慢性萎缩性胃炎的经验　/ 393

李佃贵教授浊毒致病理论及用药经验　/ 398

黄煌教授应用大柴胡汤的经验　/ 404

黄煌教授应用桂枝茯苓丸的经验　/ 408

黄煌教授治疗情志病常用方的经验　/ 411

黄煌教授治疗系统性红斑狼疮的经验　/ 416

张宁教授治疗慢性肾功能衰竭的学术思想　/ 421

张宁教授治疗糖尿病肾病的思路　/ 427

张宁教授治疗肾病综合征顽固性水肿的经验　/ 433

张宁教授治疗过敏性紫癜性肾炎的经验　/ 438

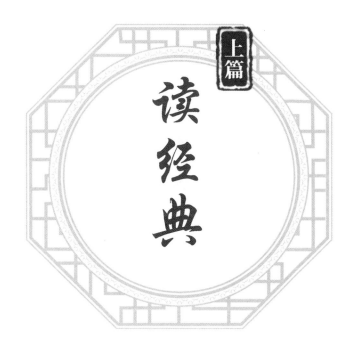

上篇

读经典

此篇收录了王晶在"国家优才"项目研修期间，研读中医经典理论及历代医家著作的心得体会及临床应用的感悟。

# "生病起于过用"的临床意义

《素问·经脉别论》云"故饮食饱甚，汗出于胃；惊而夺精，汗出于心；持重远行，汗出于肾；疾走恐惧，汗出于肝；摇体劳苦，汗出于脾。故春秋冬夏，四时阴阳，生病起于过用，此为常也"，阐释了疾病产生的病因，与六淫邪气、内伤七情、饮食失节、起居失常、劳倦过度、药物"过用"等因素密切相关。

正常人体阴阳气血处于动态的平衡状态，脏腑气化功能正常，即"阴平阳秘，精神乃治"，一旦这种平衡关系被打破，如六淫邪气太过，或正气不足，饮食、情志、起居失常，脏腑气化功能紊乱，阴阳气血亏虚，运行障碍，则产生疾病。

"生病起于过用"，对中医病因学的发展产生了深远的影响。审证求因，祛除病因是治疗的关键，临床"过用"的原因如下。

## 一、饮食过用

《素问·生气通天论》谓："阴之所生，本在五味，阴之五官，伤在五味。是故味过于酸，肝气以津，脾气乃绝……是故谨和五味，骨正筋柔，气血以流，腠理以密，如是则骨气以精，谨道如法，长有天命。"饮食五味的正常摄入，可化生精气，滋养脏腑百骸，为脏腑气化提供能量，维持新陈代谢。若五味偏嗜或"过用"，则会伤及不同脏腑，产生诸多疾病。

当今社会物质资源日益丰富，但工作压力日益增大，饮食不节或"过用"

已成为常态，表现为进食不规律、过饥或过饱、过寒过热、偏嗜快餐等，皆为饮食"过用"之列。饮食不节，损伤脾胃，脾胃运化失司，清阳不升，浊阴不降，气机升降失调，是消化道疾病的主要原因。《素问·痹论》谓"饮食自倍，肠胃乃伤"，饮食不节导致胃脘痛、痞满、泄泻、呃逆等症，常见于慢性胃炎、消化道溃疡、胆囊炎、胆结石等病；若频繁应酬，过食油腻之品，过度饮酒，会导致脂肪肝、酒精性肝硬化、消化道出血等病；过食甜食及高热量食物，会导致肥胖病、糖尿病、高尿酸血症、高脂血症等病；过食海鲜、烧烤等食物，会导致痛风性关节炎、痛风性肾病、甲亢等病；《素问·生气通天论》谓"膏粱之变，足生大丁"，过食油腻辛辣之品，酿生湿热，蕴结成毒，出现痤疮、粉刺、湿疹、痈疡等病证；《素问·逆调论》谓"胃不和则卧不安"，饮食不节，脾胃腐熟运化功能失司，饮食积滞，阻滞气机，气血运行不畅，夜间"阳不入阴"，阳气浮盛于外，导致入睡困难、眠中易醒、脘腹胀满、嗳腐吞酸等病证。

因此，饮食过用是许多疾病发生的主要原因，临床需要遵循《素问·生气通天论》"谨和五味，骨正筋柔，气血从流，腠理以密"的原则，借助方药调节脏腑功能，使阴阳气血恢复动态平衡。

## 二、情志过用

长期持续的情志刺激，超过人体耐受限度，不能自行调节，则为七情过用。其会导致脏腑功能失调，气机逆乱，影响气血的运行，产生疾病。《素问·举痛论》谓："余知百病生于气也，怒则气上，喜则气缓，悲则气消，恐则气下，寒则气收，炅则气泄，惊则气乱，劳则气耗，思则气结。"七情过用，影响脏腑气机的升降出入，《灵枢·百病始生》谓"喜怒不节则伤藏，藏伤则病起于阴"。现今社会，生活及精神压力过大，情志失调若不能及时调节，必然伤及五脏，导致气机逆乱，脏腑功能失调，影响五脏藏神等功能。若肝气疏泄太过，气郁化火，扰动神明，则魂魄不宁；若肝气疏泄不及，则郁郁寡欢、消极厌世等，引起失眠、抑郁症、焦虑症、精神分裂症等精神类疾患，给社会及家庭带来巨大的负担。

《素问·生气通天论》谓："阳气者，大怒则形气绝，而血菀于上，使人薄厥。"肝为刚脏，体阴用阳，主疏泄，调畅全身气机的升降出入，若大怒则疏泄太过，肝气上逆，气机逆乱，气血上冲，阴阳之气不能顺接，则产生厥逆等病证，多见于冠心病、脑血管意外等病，严重者危及生命。

因此，七情"过用"，可影响五脏气化及藏神的功能，导致气机升降失常，气血逆乱。

### 三、劳逸过用

《素问·上古天真论》谓"形劳而不倦，气从以顺……"，适当的体力活动，可使气血流通，体格强健。随着工作节奏加快、工作压力增大，大众熬夜、加班已常态化，年轻人群过劳所致疾病日趋增多，如《素问·举痛论》曰："劳则气耗……劳则喘息汗出，外内皆越，故气耗矣。"过度劳累，损伤气血，积劳成疾，严重者气机逆乱出现猝死。

正常的思维活动有利于身体健康，过度劳神、劳心，耗伤气血，心神失养，神魂不安，亦可致病。《灵枢·本神》谓："是故怵惕思虑者则伤神，神伤则恐惧，流淫而不止。"思虑不安，劳伤心神，可致心悸、不寐、焦虑等病证。

房事不节，耗伤肝血肾精。《素问·上古天真论》谓："醉以入房，以欲竭其精，以耗散其真，不知持满，不时御神，务快其心，逆于生乐，起居无节，故半百而衰也。"肝血肾精损伤，脏腑功能低下，脏腑百骸失养，出现腰膝酸软、阳痿早泄、头晕耳鸣等病证。

生命在于运动，气血贵乎流通。《素问·宣明五气》谓："久坐伤肉，久立伤骨，久卧伤气，久行伤筋。"过度安逸，亦可致气血运行不畅、肌肉无力、反应迟钝等，可见，劳逸过用均可致病。

## 四、药物过用

人体阴阳平衡，脏腑气化功能正常则为健康。若阴阳失调，脏腑气化功能紊乱，气机升降失常，气血运行不畅则为疾病。临床通过药物的偏性，纠正人体阴阳的偏盛偏衰，以期达到动态的平衡，愈病延年，如《素问·至真要大论》谓"谨察阴阳所在而调之，以平为期"。然而药物有四气五味及升降沉浮之异，用之得当，能起沉疴；用之不当，反加重病情。因此，临床应针对患者的年龄、体质、病史、病机等因素辨证用药，如《素问·五常政大论》谓"能毒者以厚药，不能毒者以薄药"。老年人、体质较差或体力活动少者，多虚证，宜从小剂量开始，并选用药性平和之剂，中病即止，以免矫枉过正。

《素问·五常政大论》曰："大毒治病，十去其六；常毒治病，十去其七；小毒治病，十去其八；无毒治病，十去其九；谷肉果菜，食养尽之，无使过之，伤其正也。"临床不能过用药物，以免克伐正气，用药时应遵循"衰其大半而止"的原则。

《素问·至真要大论》曰："五味入胃，各归所喜……久而增气，物化之常也，气增而久，夭之有也。"当下，无论男女老少，常不加以辨证，过用滋补类药已蔚然成风，其弊端不言而喻，若逢阴阳气血亏虚者，尚可扶助正气，若逢火热、湿热炽盛者，过用滋补之品，势必火上加油，更伤元气，物极必反，引起药源性疾病，犯"实实"之戒。《素问·阴阳应象大论》曰："壮火之气衰，少火之气壮，壮火食气，气食少火，壮火散气，少火生气。"

## 五、气候异常

自然界四时气候失常亦有太过、不及之别，使人致病。《金匮要略·脏腑经络先后病脉证第一》曰："夫人禀五常，因风气而生长，风气虽能生万物，亦能害万物……有未至而至，有至而不至，有至而不去，有至而太过。"

自然界四时阴阳正常交替变化，不致伤人，若气候反常，若因热反寒，或因寒反热，自然界正常的六气则演变为六淫邪气，适逢人体正气不足，侵袭肌表而发病，如2019年冬季的新冠肺炎，气候因寒反热，温热疫邪侵袭人体，导致疫情迅速蔓延，大面积流行。当然发病与否，正气起决定性作用，如《灵枢·百病始生》所言，"此必因虚邪之风，与其身形，两虚相得，乃客其形，两实相逢，众人肉坚，其中于虚邪也，因于天时……大病乃成"。气候变化异常，加之正气不足，抵抗力下降，则出现疫病的广泛流行。

总之，"生病起于过用"的病因理论，对临床实践有积极的指导作用。首先未病先防，科学养生，养成良好的饮食习惯，作息规律，调畅情志，劳逸结合，顺从四时阴阳的消长规律，调养生息，减少疾病的发生。如《素问·上古天真论》曰："食饮有节，起居有常，不妄作劳，故形与神俱，而尽终其天年，度百岁乃去……虚邪贼风，避之有时，恬淡虚无，真气从之，精神内守，病安从来。"未病先防，不仅可以避免疾病的发生，还可颐养天年。

其次，已病防传，强调早期治疗，临床依据病史、病证、体质等因素，早期治疗，截断病程，防止疾病的进一步发展，但不可过度用药，中病即止，以免矫枉过正，损伤正气。

**病案举例**

### 顽固性便秘（结肠黑变病）案

**提要：**本案系老年患者，因顽固性便秘，长期服用通便药，药性苦寒，败伤脾胃，耗伤津液，出现结肠黑变病。初诊以气阴两虚为主，以补中益气汤合增液汤加减，益气养阴、润肠通便而愈。数月后因食羊肉、火锅后，胃火炽盛，又以白虎汤、金铃子散、增液承气汤加减，清泻胃热、养阴润便为治。同一病症，不同时期病机不同，同病异治。

马某，女，61 岁，已婚，退休。

初诊：2018 年 8 月 28 日。

主诉：大便干结干燥不利 10 年，加重 2 个月。

10 年前大便干结，排便不畅，3~5 日 1 行，腹部胀满疼痛，自服番泻叶、果导、芦荟胶囊等药，大便通畅，日 1 行，后长期服用通便药。2 个月前腹痛腹胀，便结难下，行肠镜检查，诊断为结肠黑色素沉着病。因恐惧癌变，未敢再服通便药，服大量香蕉、芹菜、蜂蜜等，大便仍不通畅，3~5 日 1 行，脐周及左下腹隐痛胀满，胃脘嘈杂，周身乏力，纳差少食，以开塞露纳肛后，大便虽解，但腹痛不解。刻下：形体消瘦，面色萎黄无泽，行动缓慢，语声低微，少气懒言，大便 5 日未解，腹部胀满，胃脘嘈杂，时有反酸，忧心忡忡，口干口渴，喜热饮，舌质红、少苔少津，脉沉无力。既往高血压 15 年、糖尿病 8 年。西医诊断：结肠黑色素沉着病、高血压、糖尿病。中医诊断：便秘，证属气阴两虚、肠道失润。法当益气养阴、润肠通便，方以补中益气汤合增液汤加减，辅以润肠之品。处方：黄芪 30 g，党参 30 g，生地黄 15 g，玄参 15 g，麦冬 15 g，柴胡 6 g，升麻 6 g，当归 20 g，生白术 30，火麻仁 15 g，郁李仁 15 g，杏仁 15 g，肉苁蓉 15 g，鸡内金 20 g，麦芽 20 g，山楂 20 g，神曲 20 g，炙甘草 6 g。3 剂，冷水煎，每日 1 剂，分 2 次温服，嘱其忌食羊肉及辛辣之品。

二诊—三诊（8 月 31 日—9 月 11 日）：

服上方后大便通畅，日 1 行，腹部胀满疼痛消失，纳食增加，仍有口干口渴，舌质淡红、苔薄白，脉沉无力，效不更方，原方继服。

四诊（11 月 20 日）：

患者就诊 3 次后，大便正常，无腹痛腹胀，即停药。近日频繁应酬，食火锅、羊肉后，口干口渴，饮不解渴，心烦易怒，腹部疼痛、矢气或排便后减轻，两胁胀满，汗出质黏，小便黄赤，大便已 3 日未行，舌质红、少津少苔，脉滑数。空腹血糖 5.3 mmol/L，餐后 2 h 血糖 8.0 mmol/L。证属胃热炽盛、气阴两伤，以白虎汤、增液承气汤、金铃子散加减。处方：知母 15 g，生石膏 30 g（先煎），麦冬 30 g，玄参 30 g，生地黄 30 g，大黄 9 g（后下），芒硝 6 g（后下），番泻叶 3 g（后下），黄芩 10 g，川楝子 10 g，延胡索 10 g，火麻仁 15 g，郁李仁 15 g，炙甘草 6 g。恐药力太猛，泻下力强，先服 2 剂，冷水煎服，每日 1 剂，分 2 次温服，嘱其忌食羊肉及辛辣之品。

五诊（11 月 24 日）：

大便通畅，日 1 行，烦躁口渴，腹部疼痛及胸胁胀满减轻，神疲乏力，舌质红、少苔，脉沉弱。前方去川楝子、延胡索、番泻叶，加太子参 20 g、枳实 12 g，益气行气，标本同治。

**按：**患者系老年顽固性便秘，饮食过于精细，久坐久卧，气机不利，肠腑传导失司，《素问·宣明五气》曰"久卧伤气，久坐伤肉"，加之长期过服苦寒类通便药，苦寒败胃，耗气伤津，出现结肠黑色素沉着病。初诊时脾胃亏虚，气血化生之源，气阴两虚，肠道失润，"无水舟停"，以补中益气汤合增液汤加减，益气养阴、润肠通便为主，服药后大便正常。2 个月后，因频繁应酬过食羊肉、火锅等温热之品，导致胃火炽盛，气阴两伤，大便干燥难下，气机阻滞。以白虎汤、金铃子散加减，釜底抽薪，清泻胃热，疏肝理气，迅速祛除火热之邪；增液承气汤，养阴润肠，"增水行舟"，双管齐下，标本同治，短期内消除症状，滋阴润肠以善后。

同一患者在不同时期，病机发生了改变，病证不同，治疗法则、选方用药皆不同，采取"同病异治"的思路，体现了中医"虚则补之，实则泻之"的辨治原则。本案初诊时过用寒凉药物，败胃伤脾，四诊时又因过食温热之物而致病，依据"生病起于过用"的病因，针对病机，经方与时方相合，切中要害，取效颇佳。

# "亢则害，承乃制"的临床意义

《素问·六微旨大论》谓"亢则害，承乃制，制则生化，外列盛衰，害则败乱，生化大病"，从五运六气的角度揭示了自然界万事万物皆存在生克制化的关系，即五运六气互相承制的规律，从而保证物种间的和谐关系。如果某一方过亢或不及，这种动态平衡遭到破坏，就会产生一系列的灾害。人与天地相应，脏腑之间亦存在生克制化的关系，以维持气化功能的正常运行，若某一方面过亢或不及则产生疾病。

## 一、"亢害承制"理论的渊源

自然界阴阳交替，寒来暑往，才有四季六气及年复一年的变化规律。六气分属五行，五运六气之间存在着生克制化的关系，通过相互承制，制而有度，不亢不烈，则有四季交替——春生夏长，秋收冬藏。若六气不能承制，出现某气过亢或不及，气候则出现异常变化，六气演变为致病的六淫邪气，侵袭人体而致病，重者出现流行性疫病，如《金匮要略·脏腑经络先后病脉证第一》谓"夫人禀五常，因风气而生长，风气虽能生万物，亦能害万物……有未至而至，有至而不至，有至而不去，有至而太过"等。可见，六气失于承制，气候异常，是常见的致病因素之一。

人与自然界天人相应，脏腑之间亦存在相互承制的关系，生理状态下脏腑之间相互化生、相互制约，通过内在的自我调节机制，即"亢则自制"理论，使脏腑之间维持动态的平衡，不致偏亢为患，生命活动才能生生不息。

脏腑之间遵循"亢则害，承乃制"的规律，因此有亢盛必有承制，如《素问·生气通天论》云"凡阴阳之要，阳密乃固，两者不和，若春无秋，若冬无夏，因而和之，是谓圣度……阴平阳秘，精神乃治；阴阳离决，精气乃绝"，阴阳维持动态的平衡即为健乐。

五脏六腑相互化生，又相互制约。六淫邪气或七情、饮食、劳伤等，可使五脏亢害承制关系失调，如《素问·至真要大论》曰"风气大来，木之胜也，土湿受邪，脾病生焉……"。某一脏腑功能过亢或不足，会殃及他脏，脏腑之间失去相互制约的关系，动态平衡被破坏，出现偏盛或偏衰，人体就会出现疾病。"亢则害，承乃制"，机体通过自我调节，恢复动态平衡，如《类经·图翼》谓"造化之机，不可无生，亦不可无制，无生则发育无由，无制则亢而有害"。

肝主疏泄，调畅气机，协调脾升胃降的关系，有利于脾胃运化水谷精微。若情志失调，肝气郁结，或肝郁化火，克伐脾土，则出现肝脾同病，脾胃升降失调，中焦气机阻滞；同样，脾气亏虚，气血化生无源，血不养肝，加重肝气疏泄失常。《金匮要略·脏腑经脉先后病脉证第一》曰："见肝之病，知肝传脾，当先实脾。"此时，需要借助药物调解肝脾的承制关系，使肝脾恢复正常的生克制化关系。

## 二、"亢害承制"的临床意义

张景岳云："故凡有偏盛，则必有偏衰，使强无所制，则强者愈强，弱者愈弱，而乖乱日甚。所以亢而过甚，则害乎所胜，而承其下者，必从而制之。"人体脏腑之间的生克制化关系和调，气化功能正常，若承制关系失和，则产生疾病。"亢害承制"理论不仅揭示了脏腑之间的生理关系及病理变化，还揭示了病机的实质，对临床治疗有积极的指导意义，贯穿于中医辨证论治的各个环节。

《素问·至真要大论》云："谨守病机，各司其属，有者求之，无者求之，盛者责之，虚者责之。必先五胜，疏其血气，令其调达，而致和平。"脏腑出现"亢则害"的病机，机体自身调节功能失常，则必须借助药物的偏性，补偏救弊，以恢复动态平衡。临床依据病机的虚实寒热，确立具体的治则治法，指导临床用药。如《素问·至真要大论》中"寒者热之，热者寒之，微者逆之，甚者从之"等治法，都是在"亢害承制"理论指导下，制约亢旺、补益不足，以恢复脏腑阴阳的平衡，对临床实践有重要的指导价值。

生理状态下，脏腑相生相克，病理状态下，脏腑相乘相侮。《伤寒论》第 97 条云："脏腑相连，其痛必下，邪高痛下，故使呕也，小柴胡汤主之。"肝属木，主疏泄；脾属土，主运化。肝主疏泄，助脾运化；脾主运化，滋养肝木，使肝气疏泄正常，相辅相成。若肝失疏泄，气郁化火，木旺克土，肝气犯胃，胃失和降，胃气上逆，或脾虚不运，肝失濡养，见胸胁苦满、郁郁寡欢、情志不畅、频频欲吐、默默不欲饮食、腹部胀痛等症。

"亢害承制"理论不仅揭示病机，还可指导临床用药。《金匮要略·脏腑经络先后病脉证第一》云："夫治未病者，见肝之病，知肝传脾，当先实脾。"张仲景以小柴胡汤疏解肝郁、健脾和胃，肝脾同治，方中柴胡疏肝解郁、调畅气机，黄芩清泄肝热，半夏、生姜和胃降逆，人参、炙甘草、大枣健脾益气。肝气疏泄正常，不会克伐脾土，同时脾胃健运，免受肝气克伐。全方体现了"亢害承制"理论对临床实践的指导作用。

又如张仲景治疗肝虚所致的不寐证，依据肝脾之间的生克制化关系，采用"补用酸，助用焦苦，宜甘味之药以调之"的原则，以酸枣仁汤治疗肝虚所致不寐证。肝为刚脏，体阴用阳。若肝血充盛，"人卧血归于肝"，神魂得养，夜间入睡正常；人动血行于经，白天精力充沛。若肝血不足，血虚肝旺，疏泄失常，克伐脾土，脾虚气血化生乏源，神魂失养，则神不守舍，出现入睡困难或眠中易醒。方中酸枣仁补其本味，柔肝养肝，肝体得养，肝气不至亢旺，心神安宁；川芎疏肝行气，调节气机升降功能；以苦味知母，泻亢旺之肝火；以甘味的茯苓、甘草健脾益气、安神定志。全方药味虽少，但治法全面，肝脾同治，充分体现了"亢则害，承乃制"的指导价值，为后世医家开拓了辨证思路。

《金匮要略·肺痿肺痈咳嗽上气病脉证并治第七》云：火逆上气，咽喉不利，止逆下气，麦门冬汤主之。"肺阴亏虚，阴不制阳，虚火亢旺，火性上炎，导致肺气上逆，咽喉不利证，张仲景以麦门冬汤养阴清热、健脾益气。方中重用麦冬，甘寒清肺养阴；半夏降逆化痰；人参、甘草、大枣、粳米健脾益气、培土生金。脾属土，肺属金，脾肺为母子关系，若脾胃亏虚，运化失司，津不上承，导致肺阴亏虚，虚火上炎，乃母病及子，治疗上应肺脾同治，以麦门冬汤培土生金，标本兼顾，亦是"亢害承制"理论的具体应用。

### 三、临证心悟

"亢害承制"理论不仅揭示了脏腑之间的生克制化关系，解释疾病状态下脏腑功能失调的机制，还可有效指导临床实践，借助药物的偏性，补偏救弊，恢复脏腑之间的生克制化关系，维持阴阳气血的动态平衡。笔者（王晶，下同）领悟"亢害承制"理论的内涵，在临床实践中受益颇多。

首先，要从整体的、动态的角度认识疾病，以阴阳、表里、虚实、寒热为纲，辨别病机的属性。《素问·至真要大论》云"谨察阴阳所在而调之，以平为期"，临床用药遵循"补其不足，损其有余""寒者热之，热者寒之"等原则，恢复阴阳气血的动态平衡，权衡利弊，避免矫枉过正。

其次，协调脏腑之间的生克制化关系，"谨守病机，各司其属……必先五胜，疏其血气，令其调达，而致和平"。临床除了治疗本脏、本腑的病证外，还要兼顾相关脏腑的功能状态，尤其在诊治疑难杂症时，若常规治法不能取效，则要从相关的脏腑入手，独辟蹊径，充分考虑脏腑之间生克制化的关系，师古不泥古。如治疗咳嗽时，病位虽在肺，但与其他脏腑功能失调密切相关，《素问·咳论》云"五脏六腑皆令人咳，非独肺也""……此皆聚于胃，关于肺，使人多涕唾而面浮肿气逆也"。肺气上逆所致咳嗽，不仅是肺本脏的问题，若素体脾虚，运化功能失调，寒饮、痰浊内生，通过经脉及气机的升降，传之于肺，肺气壅塞，宣降失常，导致肺气上逆，发为咳喘。因此，在宣降肺气时，须顾护脾胃之气，健脾益气，化痰行气，肺脾同治，培土生金，以杜生痰之源。

再次，人体脏腑、气血、阴阳之间的生克制化关系，是相对的、动态的平衡，不是绝对的、静止的平衡。因此，"亢害承制"不是僵化的理论，在具体应用时，需从不同角度理解，才能在传承的基础上不断创新，造福苍生。临床不可刻舟求剑、纸上谈兵，被人诟病。脏腑之间生克制化关系正常，脏腑阴阳维持动态平衡，是健康的保障。

## 病案举例

### 耳鸣（中耳炎）案

**提要：**本案为中耳炎所致耳鸣耳聋，伴见腰膝酸软，小便不利，双目干涩，口干心烦，手足心热，证属肝肾精亏，水不涵木，肝郁化火，肝火上亢，本虚标实。在"亢害承制"理论指导下，以知柏地黄汤、栀子豉汤合小柴胡汤加减，滋补肝肾、疏肝清热、补水抑木而取效。

李某，女，34岁，已婚，职员。

初诊：2018年10月20日。

主诉：反复右侧耳鸣3年，加重伴腰酸心烦20天。

3年前因感冒出现右侧耳鸣耳聋，耳内胀痛，耳内分泌物增多，他院确诊为中耳炎，经药物滴耳、口服抗生素，临床治愈。其后每因劳累或情志不畅，耳鸣加重。20天前无明显诱因，右侧耳鸣耳聋加重，听力下降，耳内奇痒胀痛，有少量分泌物，诊断为中耳炎。经碳酸氢钠、硼酸酒精滴耳，耳部微波治疗，口服银杏叶片，症状无明显改善。刻下：手足心热，腰酸腰困，小便色黄不利，形体略瘦，性情急躁，白睛充血，语速较快，口干口苦，心情烦闷，急躁易怒，夜寐不安，大便正常，舌边尖红、苔薄黄，脉细数。西医诊断：中耳炎。中医诊断：耳鸣。证属肝肾精亏，肝火上炎，本虚标实。治当滋补肝肾、清肝泻火，方以知柏地黄汤、栀子豉汤合小柴胡汤加减。处方：知母10 g，黄柏10 g，生地黄24 g，山茱萸12 g，山药12 g，泽泻9 g，牡丹皮9 g，茯苓9 g，柴胡10 g，黄芩10 g，栀子10 g，淡豆豉10 g，牛膝10 g，石菖蒲10 g，生龙骨30 g（先煎），生牡蛎30 g（先煎）。7剂，文火煎，每日1剂，分2次温服，嘱其忌食羊肉及辛辣之品。

二诊（10月28日）：

药后耳鸣、耳聋、心情烦闷减轻，仍腰膝酸软，手足心热，神疲乏力，小便不利，无尿痛，口干口渴，舌脉同前。上方加车前子20 g（包煎）以通利小便，7剂，冷水煎服。

三诊（11月6日）：

心烦口苦、耳鸣耳聋减轻，神疲乏力，腰膝酸软，纳食正常，时有头晕头痛，口干口渴，舌质淡红、苔薄白，脉沉细。此乃肝火渐去，气阴两虚。前方去柴胡、黄芩、知母、黄柏、栀子、淡豆豉，加太子参20 g、麦冬15 g、五味子6 g、桑叶10 g、菊花10 g，以滋补肝肾、益气养阴，继服14剂。后电话随访，耳鸣已愈。

**按：**《素问·上古天真论》云"肾主水，受五脏六腑之精而藏之"，肾为先天之本，既藏先天之精，又藏五脏六腑化生的后天之精，开窍于耳；肝藏血，主疏泄，体阴用阳，肝胆互为表里，胆经绕行于耳周。肾肝为母子相生关系，乙癸同源，精血相互化生，濡养四肢九窍、脏腑百骸。患者肝肾精血亏虚，耳窍失养，肾精不足，水不涵木，血不养肝，肝阳上亢，加之肝郁化火，清窍被扰，发为耳鸣，伴腰膝酸软、手足心热、小便不利、心情烦闷、口干心烦、双目干涩等。《灵枢·脉度》云："肾气通于耳，肾和则耳能闻五音矣。五脏不和则七窍不通。"此乃肝肾同病，精血不足为本，肝火上炎为标，本虚标实，遵循"亢害承制"理论，"补不足，损有余"，调和肝肾关系，以知柏地黄汤、栀子豉汤合小柴胡汤加减滋补肝肾、疏肝清热，标本同治而取效。

# 《黄帝内经》阴阳升降理论的临床意义

《素问·阴阳应象大论》云："阴阳者，天地之道也，万物之纲纪，变化之父母，生杀之本始，神明之府也。"任何事物的产生、消亡均源于阴阳的消长变化。自然界四季阴阳交替，春生夏长，秋收冬藏，以化生万物；人与自然界天人相应，人体阴阳既对立又统一，相辅相成，维持动态的平衡。阳主升主动，阴主降主静，阴阳的属性决定了其运动形式为阳升阴降，使气血运行有度、脏腑气化功能正常。因此，阴阳升降理论不仅揭示了人体脏腑的生理功能、病理变化，还对确立治则、指导用药、提高临床疗效，有积极的指导意义。

## 一、阴阳升降理论的渊源

《素问·六微旨大论》云："故非出入，则无以生长壮老已；非升降，则无以生长化收藏。是以升降出入，无器不有。"人体生长壮老依赖于阴阳、气机的升降出入，以维持吐故纳新的动态平衡。阴阳升降功能是人体生命活动的体现，是脏腑气化功能的保障，阴阳的属性决定了清阳主升、浊阴主降，以保障气机升降正常，水谷精微的化生、输布及糟粕排出有序，维持新陈代谢平稳。

《素问·阴阳应象大论》云"故清阳出上窍，浊阴出下窍；清阳发腠理，浊阴走五脏；清阳实四支，浊阴归六腑"，以阴阳升降运动说明人体生理现象。清阳与浊阴的属性不同，其分布及运行规律亦不同，清阳行于人体上部，浊阴行于人体下部，阴阳升降运动有序，人体脏腑气化功能正常，若阴阳升降运动逆乱，则产生疾病。

《素问·经脉别论》云："食气入胃，散精于肝，淫气于筋。食气入胃，浊气归心……"饮食水谷所化生的精微物质，经脾的输布，与吸入的轻清之气相合，即为清阳之气，通过肺气宣发肃降，输布于全身，濡养脏腑百骸及四肢九窍，产生视觉、嗅觉、味觉、听觉等功能。水谷气化产生的糟粕，则通过降浊功能，向下传导于六腑，从二便排出，维持机体吐故纳新的动态平衡。同时，饮食所化生的清阳之气输布于表，布散于腠理则为卫气，具有"温分肉，充皮肤，肥腠理，司开阖"等功能；浊阴之气，运行于脉中，濡养五脏六腑。可见，清阳、浊阴的内涵及外延不同，其阴阳属性各异，升降趋势及分布的范围不同，功效亦不同。

### 二、阴阳升降失调的病理

人体生理状态下，阴阳互根互用，相反相成，阳升阴降，清阳上升，浊阴自然不降，反之，浊阴下降，清阳自然上升，以维持阴阳升降的平衡。

若阴阳升降失调，清阳不升，清气下陷，则清窍失养，精微下泄；浊阴不降，糟粕不行，传导失司，浊气上犯，出现相应的病理改变，产生疾病。《素问·阴阳应象大论》云："清气在下，则生飧泄；浊气在上，则生䐜胀，此阴阳反作，病之逆从也。"如脾胃同居中焦，为全身气机升降的枢纽，脾以升为顺，水谷化生的精微物质，由脾气升清，布达于周身，濡养脏腑官窍；胃气以降为和，水谷产生的糟粕，由胃气降浊，传导于六腑，排出体外，阳升阴降，气机升降有序，则腐熟运化及吐故纳新功能正常。

阳以升为顺，若脾气、脾阳亏虚，运化无力，导致清阳不升，脾气下陷，出现肠鸣下利、完谷不化的飧泄，以及脱肛、脏器下垂、尿蛋白阳性、崩漏等，清窍失养则出现头晕、耳鸣等病证。《素问·脏气法时论》云："脾病者，虚则腹满肠鸣，飧泄食不化。"阴以降为和，浊阴不降，胃气上逆，气机阻滞，导致脘腹胀满、恶心呕吐、呃逆反酸等症，多见于慢性胃炎、胆囊炎、十二指肠淤积症等病。阴阳升降失调还可致多种杂病，如痞满、眩晕、耳鸣、虚劳、便秘、癃闭、遗精、脱肛等。或清阳不升，或浊阴不降，阴阳升降失调，均影响脏腑气化功能。

因此，在诊治疾病时，从整体出发，辨别阴阳的偏盛偏衰、阴阳的升降失调，治疗的根本在于调节阴阳盛衰及升降，如《素问·至真要大论》所云，"谨查阴阳之所在而调之，以平为期"；顺应脏腑阴阳升降的特点，确立相应的治则治法，指导临床用药，即《素问·阴阳应象大论》所云，"审其阴阳，以别刚柔……气虚宜掣引之""上者下之""下者举之"等，因势利导，祛除病因，使其归于动态平衡。

后世医家在《黄帝内经》阴阳升降理论的指导下，丰富和发展了阴阳升降理论，不断创新，创立许多行之有效的方剂。如张仲景治疗阳明腑实证，热邪与糟粕相结，阻滞气机，浊阴不降，传导失司，腑气不通者，以承气汤通腑泻热，祛除糟粕及热邪，使腑气得降，传导功能恢复正常；又如李东垣治疗中气不足，清阳不升，清窍失养，出现头晕目眩、神疲乏力等，以补中益气汤健脾益气、升举清阳，清阳得升，清窍得养，诸证可解。这些治则、方药都是在《黄帝内经》阴阳升降理论的指导下发展而来的，至今仍被广泛运用于临床实践。

### 三、临证心悟

阴阳升降理论不仅揭示了人体生理功能、病理变化，还可有效指导临床实践，确立相应的治则治法，指导临床辨证用药，尤其在诊治疑难杂病时启迪医者，具有重要的临床意义。

笔者在阴阳升降理论的指导下，临床治疗多种疑难杂病，以阴阳为纲，从整体、动态的角度认识疾病，认为无论六淫邪气侵袭，或情志失调、劳倦内伤，均可导致脏腑阴阳偏盛偏衰，升降失调，脏腑气化功能失常，产生疾病。

因此，在诊治疾病时，以阴阳升降理论指导辨证，依据四诊资料，判断病因病机的阴阳属性，确立相应的治则治法，指导遣方用药。如慢性虚损性疾病，脏腑气化功能低下，清阳之气不升，精微下泄，如《灵枢·决气》云"精脱者，耳聋；气脱者，目不明；津脱者，腠理开，汗大泄……"，导致眩晕、头痛、耳鸣、泄泻、遗精、尿频等病症，常见于低血压、脑供血不足、慢性结肠炎、慢性肾脏疾病、重症肌无力等病，尤其是慢性肾脏疾病，肾功能不全期，出现大量尿蛋白、血尿，久治不愈，多与清阳不升密切相关。临床若以中气亏虚、清阳不升为主者，遵从东垣补益中气、升举清阳的治法，常以补中益气汤或升阳益胃汤加减；若兼肾阳亏虚，封藏失常，气化失司，开阖不利，精微下泄，浊邪不去，则以肾气丸温补肾阳，以恢复气化。

又如脾虚不运，水谷不化精微，反生痰饮水湿，痰浊、水湿为阴邪，易伤阳气，阻滞气机，使胃气上逆，出现脘腹胀满、呃逆嗳气、反酸嘈杂等症，常以平胃散、旋覆代赭汤加减燥湿行气、降逆和胃；再如素体阴虚，燥热与糟粕相结的便秘证，此为气机阻滞，大肠传导失司，腑气不通，依据阳热燥结、胃阴亏虚、气机阻滞、浊邪不降的病机，以大承气汤、增液汤、大柴胡汤加减清热养阴，行气通腑，标本同治。

同时，临床以阴阳升降理论指导临床用药，根据病机、病位、体质等因素，在辨证的基础上，结合中药的四气五味、升降沉浮理论，选择有针对性的药物，使药效直达病所，提高疗效。如治疗脾气亏虚，清阳不升，清窍失养的头痛证，依据"清阳出上窍……""辛甘发散为阳，酸苦涌泄为阴"的原则，在健脾益气、升阳举陷的基础上，加葛根、升麻、柴胡等药升举清阳。同时，根据头痛的部位，加川芎、荆芥穗、防风、羌活、细辛等引经药，既可祛风胜湿，又可引药归经，协同增效。

《黄帝内经》阴阳升降理论不仅用来阐述机体生理功能、病理变化，还可指导临床辨证、审证求因、探求病机、确立治则、指导遣方用药。阴阳升降理论贯穿于辨证论治的全过程，临床以恢复阴阳平衡为目的，使清阳得升，浊阴得降，气机升降有序，气血运行有度，脏腑气化功能正常。

**病案举例 1**

## 眩晕（脑供血不足）案

**提要：** 本案以头晕目眩、神疲乏力、大便稀溏为主症，证属脾胃虚寒，清阳不升，清窍失养，精微下泄，以附子理中汤合补中益气汤，温中健脾、升举清阳而愈。

侯某，女，50 岁。

初诊：2019 年 1 月 3 日。

主诉：头晕目眩，神疲乏力 2 月余。

患者既往有低血压病史多年，2 个月前外出旅游后，出现头晕目眩，如坐舟车，起则加重，恶心无呕吐，神疲乏力，少气懒言，口干不欲饮，纳差少食，肠鸣腹胀，大便稀溏，日 3 行，肛门重坠，无里急后重，小便频数、色淡黄，睡眠欠佳，眠中易醒，舌淡胖、边有齿痕、苔薄白微腻，脉濡，形体肥胖，头颅 CT 正常，肠镜正常，血压 110/70 mmHg。西医诊断：脑供血不足。中医诊断：眩晕。此为脾胃虚寒，清阳不升，清窍失养，中气下陷，精微下泄所致，以附子理中汤合补中益气汤加减温中健脾、升举清阳。处方：黄芪30 g，当归 10 g，党参 20 g，白术 30 g，茯苓 15 g，升麻 10 g，柴胡 6 g，葛根 30 g，干姜 10 g，制附子 10 g（先煎），山药 30 g，天麻 10 g，钩藤 10 g（后下），炙甘草 6 g。本方加减治疗月余，诸证消失。

按：素体脾阳亏虚，运化无力，气血化生乏源，清阳不升，清窍失养，中气下陷，精微下泄，同时脾阳亏虚，寒自内生，寒湿阻滞，气机升降失常，浊阴不降，《素问·阴阳应象大论》云"清气在下，则生飧泄；浊气在上，则生膜胀，此阴阳反作，病之逆从也"，出现头晕目眩、神疲乏力、腹胀肠鸣、大便稀溏等。《素问·阴阳应象大论》云"形不足者，温之以气；精不足者，补之以味"，病在中焦，脾胃虚寒为本，以补中益气汤合附子理中汤加减，健脾温阳、升举清阳，阳气充盛，寒湿阴霾可除，清阳布达，诸证可愈。

## 病案举例 2

### 癃闭（泌尿系感染）案

提要：本案为急性泌尿系感染合并前列腺炎，出现急性尿潴留，经导尿及抗感染治疗，尿频、尿急、尿痛未缓解，小便黄赤，口苦口干，心烦急躁，证属湿热内蕴，膀胱气化不利，浊阴不降，以龙胆泻肝汤合八正散加减，以清热利湿、通利小便，湿热分消，阳升阴降而愈。

苑某，男，59 岁，已婚，职员。

初诊：2018 年 5 月 20 日。

主诉：反复尿频 2 年，加重伴尿急、尿痛近 2 个月。

患者尿频、尿急、尿有余沥 2 年，长期服"前列舒通片"，症状有所减轻。2 个月前外出旅游，饮水少、憋尿及劳累后，尿频尿急、尿痛加重。彩超示：前列腺增生，前列腺钙化，残余尿 75 mL，双侧睾丸囊肿，双侧睾丸鞘膜积液，双肾结石。心脏彩超：正常。胸部 X 线片示肺间质性改变。尿常规：白细胞（+++），红细胞（+++）。尿培养：无细菌生长。血常规：WBC 18.8×10⁹/L，Cr 83 μmol/L，ALT 148 U/L，AST 59 U/L，CA19-9 40.4 U/mL，UA 580 μmol/L，tPSA 17.7 ng/mL。既往有糖尿病、高血压 10 年。住院诊断为急性尿潴留、泌尿系感染、前列腺炎、前列腺增生。先后 2 次导尿，并予抗感染治疗，出院后患者尿频、尿急、尿痛、尿道烧灼、尿有余沥等症状未缓解，腰腹坠胀牵及会阴，会阴部潮湿，心烦口苦，口干喜饮，大便不利，每日 1 行，形体消瘦，面色晦暗无泽，神疲乏力，语言清晰，小腹部压痛，舌边尖红赤、苔黄白厚腻，脉滑数。西医诊断：泌尿系感染、前列腺炎、前列腺增生。中医诊断：癃闭。此为湿热下注、膀胱气化不利所致，法当清热利湿，使湿热从小便而去，恢复膀胱气化功能。方拟龙胆泻肝汤合八正散加减。处方： 龙胆草 10 g，栀子 10 g，黄芩 10 g，黄连 10 g，通草 6 g，车前子 30 g（包煎），滑石 20 g（包煎），知母 10 g，黄柏 10 g，蒲公英 30 g，白花蛇舌草 30 g，败酱草 20 g，生地黄 30 g，淡竹叶 10 g，芦根 30 g，白茅根 30 g，甘草 3 g。6 剂，冷水煎，每日 1 剂，分 2 次温服，嘱其忌食生冷之品。

二诊（5 月 27 日）：

服前方，口苦心烦，尿频尿急减轻，尿道口烧灼疼痛，夜尿 5 次，尿有余沥，会阴部潮湿，小便黄赤，心烦易怒，口干口苦，大便黏滞不畅，每日 1 行，舌边尖红赤、苔黄厚腻，脉滑数。效不更方，上方继服 6 剂。

三诊（6 月 3 日）：

尿道烧灼疼痛牵及小腹，尿有余沥，小便黄赤短涩，尿毕尿道口疼痛，心烦急躁，舌边尖鲜红、苔黄厚腻，脉弦滑数。前方蒲公英加至 50 g，加琥珀 3 g（冲服），加强清热解毒、利尿通淋之功，继服 6 剂。

四诊（6 月 10 日）：

尿道烧灼感减轻，尿频、尿急、尿不尽，会阴潮湿，时有腰膝酸软，心情烦闷，神疲乏力，舌质红、苔黄微腻，脉滑。前方加熟地黄 15 g 养血补肾，继服 6 剂。

五诊（6 月 17 日）：

尿频、尿急、尿痛缓解，尿有余沥，尿道烧灼感减轻，口苦减轻，小便黄赤，大便正常，舌脉同前。效不更方，继服 7 剂。

六诊（6 月 28 日）：

尿道刺激症状明显减轻，复查尿常规正常，纳差少食，胸闷气短，舌质红、苔白腻，脉濡，火热之象渐去，湿浊不解，阻滞气机，前方去萆薢、瞿麦、淡竹叶、败酱草、琥珀，加藿香 10 g、砂仁 6 g（后下）、瓜蒌 30 g、薤白 10 g，以芳香化湿、宽胸理气，继服 6 剂。

七诊（7 月 8 日）：

尿线细，尿有余沥，无尿频、尿急、尿痛，胸闷气短减轻，胃脘胀满牵及两胁，口苦心烦，舌质红、苔黄白厚腻，脉濡。此乃湿热阻滞，升降失常所致，病位偏于中焦，调整方药如下：栀子 10 g，龙胆草 10 g，黄芩 10 g，黄连 10 g，藿香 10 g，佩兰 10 g，砂仁 6 g（后下），杏仁 15 g，豆蔻 6 g（后下），生薏苡仁 20 g，柴胡 10 g，枳壳 10 g，川楝子 10 g，延胡索 10 g，鸡内金 20 g，生甘草 3 g。继服 7 剂。

八诊（8 月 6 日）：

胃脘及两胁胀满减轻，大便呈糊状，每日 2 行，纳差少食，头昏目眩。前方去川楝子、延胡索、龙胆草，加草果 10 g、苍术 15 g、厚朴 15 g，以辛温燥湿、行气除满，继服 7 剂。

九诊（8 月 15 日）：

胃脘胀满减轻，小便正常，夜尿 1 次，大便正常，舌质淡红、苔薄白微腻，脉沉。前方去栀子、黄芩、黄连，加陈皮 10 g、半夏 10 g 以行气化湿，继服 7 剂以善后。

**按：** 患者为急性泌尿系感染合并急性前列腺炎，出现急性尿潴留，虽经住院导尿、抗感染治疗，尿路刺激征不缓解，尿频、尿急、尿痛，小便黄赤，性情急躁易怒，口苦口干，大便黏滞不畅。此为湿热蕴结，浊阴不降，膀胱气化不利，开阖失司所致，病机以标实为主，治疗以清热利湿、利尿通淋为要。以龙胆泻肝汤合八正散加减，使湿热从下焦分消，湿热得去，气机畅达，膀胱气化正常，诸证可解，治疗后期，热去湿留，及时减去苦寒败胃的清热药，加入芳香宣化之味，使湿邪从三焦分消而去，并遵从"气行湿化"的原则，佐以行气之品。可见，阴阳升降理论对临床实践有积极的指导意义。

# 《黄帝内经》气味厚薄理论的启发

中医认为人体是一个有机的整体。生理状态下，气血运行不休，气机升降不息，机体依靠饮食五味化生的精气滋养，脏腑气化功能才能正常进行。《素问·阴阳应象大论》云："味归形，形归气，气归精，精归化……"精与气相互化生，有濡养脏腑百骸、提供能量、促进新陈代谢等功能。外感六淫、情志不调、饮食不节等，易损伤脏腑精气，使阴阳失衡、脏腑气化功能失调、气机升降出入紊乱，导致疾病的发生。临床借助药物的四气五味、寒热厚薄等偏性，纠正人体阴阳气血的偏盛偏衰，恢复脏腑气化功能。

## 一、气味厚薄理论的渊源

外感、内伤等侵犯人体，脏腑阴阳偏盛偏衰，气化失司，则产生疾病，需要借助药物的偏性加以纠正。药食气味有阴阳寒热、厚薄升降的不同，其属性不同，进入人体后的分布趋势及功效不同，《素问·阴阳应象大论》云："阳为气，阴为味……阴味出下窍，阳气出上窍。味厚者为阴，薄为阴之阳；气厚者为阳，薄为阳之阴。味厚则泄，薄则通；气薄则发泄，厚则发热。壮火之气衰，少火之气壮，壮火食气，气食少火，壮火散气，少火生气。"《素问·至真要大论》云："辛甘发散为阳，酸苦涌泄为阴，咸味涌泄为阴，淡味渗泄为阳。"可见，药物气与味有阴阳之分，其中气和味又可再分阴阳。

药物之气为阳，有升发之性，作用于人体上部，如头面官窍等部位，临床治疗病证偏于上焦者；药物之味为阴，有下降之性，作用于人体下部，治疗病证偏于下焦者。然阴阳之中又可以再分阴阳，以气而言，气虽为阳，气厚者为阳中之阳，多为纯阳之品，可振奋阳气，如附子气厚为纯阳之品，具有温阳散寒之功；气薄者为阳中之阴，具有发散表邪之功，如麻黄气薄，具有散寒解表之效。以味而言，味为阴，味厚者为阴中之阴，多为纯阴之品，如大黄味厚，泄热通腑；味薄者为阴中之阳，渗利小便，如茯苓、泽泻味薄，且有淡渗利湿之效。

味为阴，阴味之中又分阴阳，酸、苦、咸味为阴中之阴，具有涌吐泄泻之效；辛、甘、淡味为阴中之阳，具有发散等作用。因此，药物气味阴阳属性不同，药效的趋向性及功效不同。

药食气味与脏腑功能的关系密切，五味可依据五行分属于五脏，生理状态下，"谷味酸，先走肝；谷味苦，先走心；谷味甘，先走脾；谷味辛，先走肺；谷味咸，先走肾"，饮食水谷不断化生精微，滋养五脏，促进新陈代谢。病理状态下，若五脏虚损、气化功能失常，则依赖五味补养五脏，或借助药物及食物的偏性，纠正人体脏腑的偏盛偏衰。若五味过用、矫枉过正，亦会损伤五脏。《素问·经脉别论》云"生病起于过用"，不良的饮食习惯，或长期偏嗜某种食物及药物，饮食五味过用，也可损伤五脏功能，产生疾病。如过食辛辣刺激之物，损伤脾胃，导致胃火炽盛，胃气上逆，出现恶心呕吐、胃脘嘈杂胀满、反酸嗳气、口中异味等病症，当以味苦性寒之品，直折胃火、和降胃气。可见，药食气味理论不仅利于养生，还可以有效指导临床辨证及用药。

## 二、气味厚薄理论的发展

药食气味的厚薄，决定其升降浮沉的属性及功效，后世医家在此理论的指导下，根据病证的虚实寒热进行组方遣药，如五脏虚损证，以气血阴阳亏虚为主，脏腑功能低下，治疗当补益气血阴阳。《素问·阴阳应象大论》云：

"形不足者补之以气，精不足者补之以味。"李东垣的补中益气汤、益气聪明汤等，以气味甘温之品补气健脾、升举清阳；吴鞠通的地黄饮子、三甲复脉汤，以味甘性凉之品滋补肾精等。

临床依据疾病的病因病机，借助药物的寒热温凉、升降沉浮之性，纠正脏腑虚实寒热，调节气机的升降，后世医家将药食气味理论不断发展创新，张仲景依据《黄帝内经》药食气味理论，结合前人用药经验，遵循药物的升降浮沉理论，在辨证论治的基础上，将不同气味的药物进行配伍应用，创制了大量的经方，如桂枝汤"辛甘发散"，发散表邪，治疗营卫不和的太阳中风证；承气汤"味厚则泄"，泄热通腑，治疗阳明腑实证；乌头汤"气厚则发热"，治疗阳气不足、寒湿痹阻经脉的历节病；猪苓汤"味薄则通"，治疗膀胱气化不利的蓄水证；半夏泻心汤辛开苦降甘调，治疗脾湿胃热，中焦斡旋失司，气机升降失调的痞满证。

不同气味的药物配伍，协同增效，提高临床疗效。《金匮要略·脏腑经络先后病脉证第一》云："夫肝之病，补用酸，助用焦苦，益用甘味之药调之。酸入肝，焦苦入心，甘入脾……肝虚用此法，实者不再用之""虚劳虚烦不得眠，酸枣仁汤主之。"张仲景以酸枣仁汤治疗肝血亏虚、肝郁化热、肝郁克脾的不寐证。"人卧则血归于肝"，肝体阴用阳，方中大量酸枣仁味酸入肝为君药，补益本脏精血，使神魂得养，夜可入寐；川芎辛温行气以助肝用，使肝气疏泄有度，气机畅达；知母味苦主降，清热养阴，使肝火下行，不扰心神；茯苓、甘草味甘入脾，健脾益气，培土荣木，全方体现了"酸甘焦苦并用法"，标本同治。又如瓜蒂散则体现了"酸苦涌泄"的治则。张仲景的经方严格遵循《黄帝内经》的配方原则，药少力专，为后世医家组方用药提供了范例。

张元素依据《黄帝内经》理论，发展了药物气味厚薄理论，创立了药物"升降浮沉学说""用药法象""引经报使"等理论，《医学启源》中，将诸多药物依据气味厚薄、升降浮沉之性，进行分类归纳，如"气味辛甘发散为阳""气厚则发热"，附子、肉桂大辛大热，为阳中之阳，具有温助阳气、散寒止痛之效，治疗脏腑虚寒，或感受寒湿之邪、阳虚寒盛之证，阴虚火旺者禁用，临床应用此类药时，中病即止，不可久用，以防"壮火食气"；麻黄辛温，为阳中之阴，"气薄则发泄"，具有疏散腠理、解表宣肺之效，配伍辛温的桂枝，解表散寒，治疗太阳伤寒表实证，卫闭营郁，肺失宣降，恶寒发热，咳嗽喘促等，取其辛味发散之性，发汗解表；"酸苦涌泄为阴""味厚则泄"，大黄苦寒降泄，为阴中之阴，治疗肠腑热结腑实证，糟粕与热邪胶结，腑气不降，传导失司，大便秘结，腹胀腹痛等；猪苓、茯苓、泽泻甘淡渗利，为阴中之阳，"味薄则通"，淡渗利湿，治疗膀胱气化失司，开阖不利，导致的小便频数、排尿不畅等症。

### 三、临床心悟

药食气味理论，不仅揭示了药物的寒热温凉、四气五味理论，还强调药物的升降浮沉之性，药物进入人体后，对人体脏腑功能及气机运动有一定的趋向性。"升"指药性趋向于上，"降"指药性趋向于下，"浮"指药性趋向于外；"沉"指药性趋向于内。升与降、浮与沉是相对的，一般而言，具有升阳发表、祛风散寒、涌吐开窍等作用的药物，药性升浮上行、向外；具有泻下清热、利水渗湿、重镇安神、潜阳息风、消导积滞、降逆止呕、收敛固涩、止咳平喘等作用的药物，药性沉降下行、向内。

药物的升降浮沉与其生长环境、地域有关，药物功效的发挥，由药物的气味厚薄、四气五味和升降沉浮共同决定，并受炮制、配伍等因素的影响。临床通过药物的配伍，改变药物的升降浮沉趋向性，佐制药物的偏性。《顾松园医镜》云："以升散诸药而臣以寒凉，则升者不峻；以寒凉之药而君以升散，则寒而不滞。"药物通过配伍还可减毒增效。

临床在辨证基础上精准用药是保障疗效的关键。《素问·至真要大论》云"急则气味厚,缓则气味薄",气厚之品药性峻猛,在体内药效发挥迅速,病情急重者,需用味厚之药,然而其药效迅速,维持药效时间短暂,则配伍他药,延长药效,如附子配伍干姜、炙甘草、蜂蜜等药,可使温阳散寒之效维持较长时间,并可制约附子的温燥之性;对年老体弱的慢性虚损性疾病,须以气薄之品,缓中补虚,起效虽慢,但药效维持时间持久。疑难杂病,病机复杂,常将气味厚薄之品同用,以求药证相符,笔者临床治疗肾精不足的震颤、痿证等,常选用味厚的熟地黄、山茱萸、鳖甲、龟甲以滋补肾精,与气薄的黄芪、党参、升麻、柴胡同用,益气生精、调畅气机、补而不滞;风邪上扰所致头痛,以气薄的荆芥穗、防风、羌活、川芎之品疏散风邪,配伍味厚的熟地黄、当归等药,以养血祛风、标本同治等。

因此,掌握药物气味理论,了解药物的升降沉浮、四气五味的特性,可以有效地指导临床遣方用药,提高疗效。

## 病案举例

### 尪痹(类风湿性关节炎)案

**提要:** 本案患者类风湿性关节炎13年,手足多处关节疼痛变形,晨僵严重,活动受限,因不能耐受抗风湿类药的副作用,求治于中医,证属寒湿痹阻筋骨,"不通则痛",遵循"辛甘发散为阳""气厚则发热"的原则,以乌头汤合桂枝附子汤温阳蠲痹、祛湿散寒而取效。

刘某,男,50岁,已婚,职员。

初诊:2018年1月12日。

主诉:四肢关节疼痛13年,加重伴关节变形4年。

患者13年前因长期加班,多次饮酒后受凉,出现四肢关节疼痛,活动受限，局部无红肿，晨僵 15 min，确诊为类风湿性关节炎，先后服用醋氯芬酸片、泼尼松、来氟米特等药，后因消化道溃疡、严重贫血、脱发、血糖居高不下，停用西药。现手足关节疼痛变形，疼痛呈针刺样，关节活动受限，晨僵 30 min，畏寒无汗，遇冷加重，面色萎黄无泽，形体消瘦，轮椅推入诊室，语声低微，倦怠乏力，头昏心悸，纳差少食，夜寐不安，小便色清，有泡沫，大便正常，舌质淡白、边有齿痕、苔薄白，脉沉无力。类风湿因子（+），抗"O" >532 IU/mL，血沉 34 mm/h，既往 2 型糖尿病史 14 年，血糖控制不佳，高血压 2 年。西医诊断：类风湿性关节炎、糖尿病、高血压。中医诊断：尪痹，证属阳气亏虚、寒湿痹阻。"不通则痛"，法当温阳蠲痹、祛湿散寒，治以乌头汤合桂枝附子汤加减。处方：制附子 12 g（先煎），制川乌 9 g（先煎），炙麻黄 10 g，桂枝 12 g，白芍 12 g，黄芪 30 g，细辛 6 g，当归 10 g，羌活 10 g，独活 10 g，续断 10 g，苍术 15 g，熟地黄 15 g，蜈蚣 1 条，全蝎 5 g，炙甘草 6 g，生姜 5 片，红枣 4 枚。蜂蜜 1 勺为引，6 剂，冷水煎，每日 1 剂，分 2 次温服，嘱其忌食生冷之品。

二诊（1 月 19 日）：

服用前方，四肢关节疼痛明显减轻，关节活动受限，晨僵 30 min，头昏心悸减轻，纳差少食，二便正常，舌脉如前。效不更方，制附子加至 15 g（先煎），制川乌加至 12 g（先煎），加焦三仙各 15 g，加强温阳散寒、蠲痹止痛之效，继服 14 剂。

三诊（2 月 3 日）：

关节疼痛明显减轻，时有重着感，下肢明显，神疲乏力，纳食正常，舌脉同前。上方去焦三仙，加党参 20 g 补气扶正，14 剂。以本方治疗 3 个月，症状明显减轻。其后加补益肝血肾精之品，加减服用至今，能正常工作。

**按：**类风湿性关节炎属于临床疑难杂病，手足多处关节疼痛变形，活动受限，晨僵严重，因不能耐受抗风湿类药的副作用，求治于中医。《素问·

痹论》云"风寒湿三气杂至，合而为痹也。其风气胜者为行痹，寒气胜者为痛痹，湿气胜者为着痹也"，患者长期加班，耗伤正气，嗜酒无度，致腠理开泄，寒湿之邪侵袭，痹阻筋骨关节。寒湿为阴邪，易伤阳气，阳气亏虚，无力驱邪，寒湿痹阻筋骨，"不通则痛"，病情迁延不愈，气血运行不畅，最终寒湿瘀血等病理产物阻滞关节，故关节疼痛变形，活动受限。痹证久治不愈，尚与肝肾密切相关。肝主筋，肾主骨，《素问·上古天真论》云"六八，肝气衰，筋不能动，天癸竭，精少，肾脏衰，形体皆极"，患者年过半百，肝血肾精亏虚，不能濡养筋骨，寒湿侵袭为病。因此，治疗上本着"急则治标，缓则治本"的原则，急性发作期以温阳蠲痹、祛湿散寒为主；缓解期注重补益肝肾、强筋健骨、扶正祛邪。

《金匮要略·中风历节病脉并治第五》云"病历节不可屈伸疼痛，乌头汤主之"，《金匮要略·痉湿暍病脉证治第二》云"伤寒八九日，风湿相搏，身体疼痛，不能自转侧，不呕不渴，脉浮虚而涩者，桂枝附子汤主之"，两方合用，助阳蠲痹、散寒祛湿，使经脉通畅，痹证可愈。依据"急则治标""厚则发热"的原则，以大辛大热，气味厚重的附子、川乌、细辛等药，温阳散寒、蠲痹止痛，因药性峻猛有毒，当先煎减毒，加入蜂蜜、生姜、红枣为引，缓和温燥之性；"气薄则发泄"，配伍麻黄、桂枝辛温之品，温经散寒；羌活、独活、苍术祛风胜湿；续断、熟地黄、桑寄生补肝肾、强筋骨；白芍、炙甘草合用，酸甘化阴、缓急止痛，并能制约附子、川乌的温燥之性。痹证迁延日久，寒湿之邪假血依痰，痹阻筋骨龄，难以祛除，可加蜈蚣、僵蚕、土鳖虫等虫类药搜风活血、通络止痛。病证缓解后，以甘温之剂，补肝肾、强筋骨，扶正固本以善后。

# 应用脏腑藏泻理论的体会

《素问·五藏别论》云"所谓五脏者，藏精气而不泻也，故满而不能实。六腑者，传化物而不藏，故实而不能满也"，脏腑藏泻理论反映了脏腑的生理功能，即五脏主藏精气，宜充满而运行畅通；六腑主传化水谷糟粕，宜充实而不能满。脏腑藏泻理论至今仍有效指导临床辨证及用药。

## 一、脏腑藏泻理论的内涵

《灵枢·本藏》云"五脏者，所以藏精神血气魂魄者也；六腑者，所以化水谷而行津液者也"，五脏是机体生理功能的核心，与精气密切相关，五脏所藏精气，来源于父母的先天之精及脏腑化生的后天之精，精气无形，贵在充满流行，方可布散于全身，濡养脏腑百骸，为人体的生命活动提供能量，保证脏腑气化功能的正常进行。

生理状态下，五脏以藏精为主，藏中有泻，精气宜充满流行，而不能壅实，以免阻滞气机，如心主血脉，若精气充盛，气血充盈，则能推动气血运行于全身；肺主气，司呼吸，水谷化生的精气与吸入的清气相合，通过肺的宣发肃降及主治节的功能，输布于脏腑百骸；肝藏血，主疏泄，调畅气机，运行气血；脾主运化，布散水谷精气；肾主藏精，"受五脏六腑之精而藏之"，肾精为脏腑精气之汇。可见，五脏藏精，宜充满流行。若五脏虚损，精气不足，或运行受阻，则产生疾病。同时，五脏藏精并非绝对，以藏为主，藏中有泻。《素问·上古天真论》云"肾者，主水，受五脏六腑之精而藏之，故五脏盛，乃能泻"，肾以藏精为主，当人体发育到一定阶段，精血充盛，天癸成熟，肾在藏精的基础上，男子可出现周期性的"泻精"，女子则出现月经来潮，《素问·上古天真论》云"女子七岁……二七而天癸至，任脉通，太冲脉盛，月事以时下，故有子……二八，肾气盛，天癸至，精气溢写，阴阳和，故能有子"，女子月经周期性来潮、分娩、男子排精等，以繁衍生命，均说明五脏以藏精为主，藏中有泻。

《素问·五藏别论》云："夫胃大肠小肠三焦膀胱，……故泻而不藏，此受五脏浊气，名曰传化之腑，此不能久留，输泻者也，魄门亦为五脏使，水谷不得久藏……六腑者，传化物而不藏，故实而不能满也。所以然者，水谷入口，则胃实肠虚；食下，则肠实胃虚。"饮食水谷的受纳腐熟、消化吸收，糟粕的排泄，皆以六腑传化正常为前提，六腑以通为用、以降为和。《素问·灵兰秘典论》云"脾胃者，仓廪之官，五味出焉。大肠者，传导之官，变化出焉。小肠者，受盛之官化物出焉"，胃主受纳腐熟水谷，以降为顺；小肠、大肠泌别清浊，传导糟粕；膀胱通过气化，将浊中之清吸收，藏于五脏，浊中之浊，通过小便排出体外，均说明了六腑以泻为主，泻中亦有藏，排除五脏的代谢产物，维持吐故纳新的动态平衡。"泻而不藏"主要是指水谷不能久留于六腑之中，以免引起饮食积滞，阻滞气机，影响六腑传化功能。

## 二、脏腑藏泻的关系

藏与泻是相对而言，脏与腑均有藏有泻，各有侧重，一般而言，五脏属阴，偏于储藏精气，为人体生命活动的动力和源泉，以藏为主，藏中有泻。肾藏先、后天之精，随着年龄增加，天癸至，精气满而能溢，先藏后泻，以藏为主。

六腑属阳，偏于排泻糟粕，以泻为主，泻中有藏。五脏气化产生的水谷精微输布全身，濡养脏腑百骸；气化产生的糟粕则转输于六腑，靠六腑传导于外，维持新陈代谢，六腑在传化糟粕的同时，亦有部分津液、精气被吸收，贮藏于五脏，故六腑以泻为主，泻中有藏，以通为用。

可见，脏腑生理功能不同，藏、泻有所侧重，五脏"藏精气而不泻"，强调五脏功能以藏精为主，精气充盛流通，濡养脏腑百骸，保障气化功能的正常进行；六腑"传化物而不藏"，强调六腑以泻为主，以通为用，糟粕排泄正常，保障吐故纳新的有序进行。因此，脏腑藏泻有度，气血充盛，脏腑气化功能正常，百病不生；脏腑藏泻失常，气血衰少，气化功能失调，百病丛生。

### 三、临床意义

人体五脏六腑各自承担着不同的生理功能，五脏储藏精气，"藏精气而不泻，故满而不能实"，六腑传导糟粕，"传化物而不藏，故实而不能满也"，脏腑之间藏泻维持动态平衡，保障吐故纳新的正常进行。

五脏贮藏精气为机体气化活动提供能量，若五脏不能化生输布精气，藏精失常，脏腑失养，气化功能失常，则产生疾病。《灵枢·决气》云："精脱者，耳聋；气脱者，目不明……"《灵枢·本神》云："是故五脏主藏精者也，不可伤，伤则失守而阴虚，阴虚则无气，无气则死矣。"精气不藏，脏腑失养，气化功能失调。若精气外脱，则可危及生命。

六腑以传化为主，故"六腑以通为用"，糟粕定时排出，维持升降出入的平衡，若糟粕不去，阻滞气机，升降失调，五脏气化失常，产生疾病。

可见，脏腑的藏泻相互为用，相辅相成，五脏在化生精气的过程中亦有浊气产生，五脏气化产生的浊气转输于腑，靠六腑输泻于外；六腑在传化糟粕的过程中亦有精气吸收，腑中的精气又转输于脏，靠五脏贮藏于内，以维持升降出入的动态平衡。

## 四、临证心悟

五脏以贮藏精气为主，六腑以传化糟粕为主，《黄帝内经》脏腑藏泻理论为后世医家所遵循，对临床有重要的指导意义。《灵枢·本神》云："肝藏血，血舍魂，肝气虚则恐，实则怒。脾藏营，营舍意……必审五脏之病形，以知其气之虚实，谨而调之。"临床依据脏腑藏泻的特点，"虚则补之，实则泻之"，因五脏病证多虚证，以精气不足为主，《素问·阴阳应象大论》云"形不足者温之以气，精不足者补之以味"，治宜补益五脏精气，并加疏散行气之品，以免壅塞气机，保障精气充盛而流通，即"满而不能实"；六腑病证多实证，糟粕传导不畅者，治宜通腑泻实、行气降浊，保证"六腑以通为用，以降为和"。

另外，由于脏腑相互表里，生理功能相互联系，病理变化相互影响，临床中亦有五脏实证和六腑虚证，若五脏浊气不降，气机升降失调，则影响六腑的传化功能，临床以通腑降浊、去除糟粕、畅通腑气为主，恢复五脏气化功能；同样，六腑虚证可以通过补益五脏来治疗。

后世诸多医家依据脏腑藏泻理论，脏腑同调，标本同治，创制新法，研制新方，如心与小肠相表里，心火炽盛，下移小肠，脏腑同病，可见心烦口苦、口舌生疮、小便黄赤、尿道烧灼疼痛，以导赤散清泻小肠，以除心火；宣白承气汤清泄肠腑、肃降肺气。以上均是脏腑同调的典范。

脏腑藏泻既对立又协调，有藏必有泻，有泻必有藏，"精气化于腑而藏于脏，非腑之化则精气竭，非脏之藏则精气泄"，只有藏泻功能正常，气机升降出入有序，才能保证脏腑气化功能正常，因此，理解脏腑藏泻理论的内涵，有助于指导临床辨证、立法、用药，提高临床疗效。

## 病案举例

### 淋证（泌尿系感染）案

**提要**：本案因慢性肾盂肾炎、更年期综合征，反复尿频、尿急、尿痛，小便排出障碍，大便干燥，周身潮热，上半身出汗。证属湿热蕴结成毒，下注膀胱，气化不利，遵循"六腑以通为用"的原则，以黄连解毒汤合茵陈蒿汤加减，清热解毒、分消湿热。后期湿热渐去，热邪伤阴，本虚标实，以养阴清热法治之。

马某，女，49岁，已婚，职员。

初诊：2019年11月7日。

主诉：反复尿频尿痛3年，加重伴汗出潮热2个月。

3年前因工作劳累，生活饮食不规律，出现尿频、尿急、尿痛、腰部疼痛，确诊为急性肾盂肾炎。静滴抗生素后，症状缓解，其后反复发作，长期口服三金片、银花泌炎灵片等药物临床治愈。2个月前尿频、尿急、尿痛、腰酸加重，服头孢克肟胶囊，症状未缓解，小便黄赤，尿道灼热疼痛，尿频尿急，腰骶酸痛，小腹坠胀，大便干燥，每日1行，上半身汗出质黏，以颈项、头部为甚，不恶寒，阵发性潮热面赤，头昏头胀，心烦急躁，口干口苦，晨起加重，纳差少食，夜寐不安，停经3个月。他院诊断为急性肾盂肾炎、更年期综合征。形体消瘦，面色晦暗，性情急躁，语速较快，口中臭秽，舌边尖红赤、苔黄厚腻有瘀斑，脉沉。尿常规：红细胞406/HP，隐血（++），白细胞（++），尿微量白蛋白259 mg/L，B$_2$微球蛋白1.2 mg/L，肾功能、肝功能正常。西医诊断：急性肾盂肾炎、更年期综合征。中医诊断：淋证。证属湿热蕴结成毒，膀胱气化不利，法当清热解毒、分消湿热。方以黄连解毒汤合茵陈蒿汤加减，处方：黄连6 g，黄芩10 g，黄柏10 g，酒大黄6 g（后下），龙胆草10 g，栀子10 g，茵陈20 g，蒲公英30 g，白花蛇舌草30 g，败酱草 15 g，琥珀粉 3 g（冲服），青蒿 15 g，鳖甲 15 g（先煎），萹蓄 15 g，瞿麦 15 g，甘草 6 g。4 剂，冷水煎，每日 1 剂，分 2 次温服，嘱其忌食生冷辛辣之品。

二诊（11 月 12 日）：

服用前方后，尿频尿急，尿道烧灼、疼痛减轻，小便黄赤，腰骶部酸困，大便正常，日 1 行，阵发性潮热，上半身出汗，汗出质黏，不恶风，面部烘热，心情烦躁，大便正常，舌质红、苔黄腻，脉濡数。效不更方，继服原方 6 剂。

三诊（11 月 19 日）：

尿频尿急，小便烧灼明显减轻，小便黄赤，上半身汗出，面部潮热，头昏头闷，口不渴，胸脘痞满，纳差少食，舌质红、苔黄腻，脉濡。热毒渐去，湿浊弥漫，上方去蒲公英、白花蛇舌草、败酱草、琥珀粉、萹蓄、瞿麦，加杏仁 12 g，豆蔻 6 g（后下）、生薏苡仁 30 g、龙骨 30 g（先煎）、牡蛎 30 g（先煎），以开上、畅中、渗下，加强分消湿热之力，继服 6 剂。

四诊（11 月 26 日）：

复查尿常规结果正常，上半身潮热汗出，面部尤甚，下半身怕凉，小便黄，大便略稀，每日 1~2 行，头昏头闷，夜寐不安，舌脉同前。前方加地骨皮 15 g、桑白皮 15 g 以养阴清热，继服 6 剂。

五诊（11 月日 23）：

上半身汗出减少，面部烘热及头昏减轻，时有胸脘痞满，纳食增加，小便正常，大便略稀，每日 1 行，舌质红、苔黄白微腻，脉濡。前方继服 6 剂。

六诊（12 月 2 日）：

上半身汗出潮热减轻，面部烘热缓解，无头昏头胀，口干口渴，小便黄，无尿频尿急，大便正常，舌质红、少苔，脉沉。湿热渐去，化燥伤阴，以养阴清热为治，以青蒿鳖甲汤、增液汤、知柏地黄汤加减。处方：青蒿 15 g，鳖甲 15 g（先煎），地骨皮 15 g，桑白皮 15 g，生地黄 15 g，麦冬 15 g，玄参 15 g，山茱萸 12 g，桑叶 12 g，沙参 15 g，知母 12 g，黄柏 10 g，龙骨 30 g（先煎），牡蛎 30 g（先煎），浮小麦 40 g，五味子 6 g。继服 6 剂。

七诊（12 月日 10）：

汗出烘热减轻，小便黄，无尿频，尿急尿痛，口干口渴减轻，大便正常，神疲乏力，纳食正常，舌质红、苔薄白，脉沉。前方加太子参 20 g 以益气养阴，继服 6 剂。

**按**：患者为反复发作性肾盂肾炎、更年期综合征，证属湿热内蕴。湿热蕴久成毒，气机阻滞，湿热上犯，则上半身潮热汗出、面部烘热、不恶风、头闷头昏、口苦口干；湿热中阻，气机不畅，则胸腹痞满、纳差少食；湿热下注，则尿频尿急、尿道烧灼、小便短赤、腰骶酸困、小腹坠胀、大便干燥等。初诊时湿热并重，标实为主，祛除湿热极为关键，遵循"六腑以通为用"的原则，以黄连解毒汤、茵陈蒿汤加减，清利湿热浊毒，药量大，药力专，小便不利、大便干燥等症状迅速缓解，湿去热清，气机通畅，湿热伤阴燥化，阴虚火旺显露，治疗又以养阴清热为主，标本同治，潮热盗汗减轻。

临床湿热病的诊治棘手，治湿"当以温药和之"，药过温燥，助热伤津；治热以寒，药过寒凉，湿邪不化。可见湿热内蕴，病机矛盾，用药亦矛盾，恰当把握祛湿与清热药的比例至关重要。同时，湿热病失治误治或体质因素，出现寒化、热化、燥化的不同，临证时需详加辨识，随证加减。

# "百病生于气"的临床意义

气是人体内运行不息的精微物质，是构成和维持人体生命活动的基本物质，气在体内运动不息，无处不到。五脏六腑、四肢九窍，皆需气的充养和推动，才能维持正常的生理功能，气的运动形式表现为升降出入，其反映了脏腑气化功能，是人体生命活动的原动力，气与形体的有机结合，才使形体成为具有活力的生命体，气的运动一旦停止，也就意味着生命的终结。

## 一、气相得则和

人体之气来源于父母的先天之气、饮食水谷所化生的后天之气，以及吸入的清气。人体元气旺盛，则气机升降出入正常，脏腑气化功能正常，百病不生，《素问遗篇·刺法论》云："正气存内，邪不可干。"若先天禀赋不足，精气匮乏，或久病劳伤，脾胃亏虚，气血化源不足，正气虚弱，易招致外邪侵袭而患病，《素问·评热病论》云"邪之所凑，其气必虚"。因此，正气虚损是发病的内因和根本，外感六淫、内伤七情、劳逸过度是诱发因素，《灵枢·百病始生》云"风雨寒热不得虚，邪不能独伤人……两虚相得，乃客其形，两实相逢，众人肉坚"，外邪只有在正气亏虚、脏腑功能低下时才能致病，正气不足是疾病发生的基础，正气充盛，百病不生。

《素问·六微旨大论》云"出入废，则神机化灭；升降息，则气立孤危，故非出入，则无以生长壮老已；非升降，则无以生长化收藏。是以升降出入，无器不有"，人体之气不仅是生命活动的物质基础，其升降出入还是脏腑气化的运动形式，贯穿于生命的始终，气机畅达，人即安和。若外感六淫、七情内伤、劳倦过度，导致气机逆乱，升降出入失调，则人体脏腑功能紊乱，百病丛生，如《类经·疾病类》云"气之在人，和则为正气，不和则为邪气。凡表里虚实，逆顺缓急，无不因气而生，故百病皆生于气"。

### 二、"百病生于气"的内涵

人体元气周流不息，输布于机体不同的部位，名称不同，其生理功能不尽相同，患病后的病理表现亦不同，如肺主气，司呼吸，主宣发肃降，患病后易出现肺气上逆的咳喘等病证。"百病生于气"的病因包括先天禀赋不足，精气亏虚，或后天脾胃损伤，运化无力，气血化生乏源，以及外感六淫、七情太过、饮食劳伤等因素，使正气亏虚或气机升降失调。

《素问·举痛论》云"余知百病生于气也，怒则气上，喜则气缓，悲则气消，恐则气下，寒则气收，炅则气泄，惊则气乱，思则气结"，七情太过，外感六淫，"劳则气耗"均可导致正气不足，气机逆乱，升降运动失常；导致脏腑气化功能异常，出现气机升降失调。正气不足是患病的根源，如脏腑气虚、清阳不升、气机下陷等；气机运行不畅，升降失常，气机阻滞，或升而不降，或降而不升，如气滞、气逆、气闭等。"百病生于气"为后世医家从气论治提供了理论基础。

1. 外感六淫

自然界气候正常，六气和调，人体健康无病，如果气候太过或不及，六气则演变为六淫邪气，侵袭人体则产生疾病，如《金匮要略·脏腑经络先后病脉证并治》云"有未至而至，有至而不去，又至而太过……"六淫邪气性质不同，侵袭人体后，证候表现不尽相同，"寒则气收"，寒为阴邪，易伤阳气，主收引，主凝滞，当外感寒邪，腠理闭阻，卫气不得宣散，卫闭营郁，阻滞气机，肺失宣肃，肺气上逆，发为咳喘，则以麻黄汤解表散寒，宣肺平喘；"炅则气泄"，温热邪气为阳邪，侵袭肺卫，腠理开泄，汗出气泄，伤津耗气，肺失肃降，肺气上逆，亦可发为咳喘，则以桑菊饮疏散风热、清宣肺气。可见，六淫病邪不同，发病机制及证候不同，治疗原则及方药不同。

2. 情志致病

《素问·阴阳应象大论》云"人有五脏化五气，以生喜怒悲忧恐"，七情是人体正常的情感活动，是对客观事物的反映，分属于五脏，五脏藏五神，正常情况下不会使人致病。如果长期遭受不良的情志刺激，超出人体生理调节限度，则会引起脏腑气机失调，如"怒则气上，喜则气缓，悲则气消，恐则气下，惊则气乱，思则气结"等，出现气逆、气郁、气陷、气闭等气机升降紊乱的表现，日久耗伤正气。

如情志不畅，肝气郁结，疏泄失司，气机阻滞，出现胸胁胀满、郁郁寡欢、食欲不佳、抑郁、焦虑、失眠等；若逢大怒，则气机上逆，气血运行逆乱，出现眩晕、晕厥等证，《素问·生气通天论》云"大怒则形气绝，而血菀于上使人薄厥"；若肝气郁结，横逆犯胃，胃气上逆，则出现呃逆频频、恶心呕吐等。可见，情志致病的广泛性，不良的情志刺激，可导致脏腑气化功能失调，气机紊乱。

3. 过劳致病

《素问·举痛论》云"劳则喘息、汗出，内外皆越，故气耗矣"，长期疲劳过度，耗伤正气，脏腑气虚，出现不同的临床表现，肺气亏虚，失于宣肃，肺气上逆发为咳喘，卫气不固而汗出不已；脾气亏虚，中气下陷，则为泄泻、下利清谷、脱肛等，即《素问·阴阳应象大论》所言"清气在下，则生飧泄"。劳伤过度，不仅耗伤正气，损伤精血，还可影响气机的升降。

4. 饮食不节

饮食水谷通过腐熟运化，产生精气，滋养脏腑百骸，若饮食不节，损伤脾胃，运化失司，精气化生无源，正气亏虚，脏腑失养，《素问·痹论》云

"饮食自倍，肠胃乃伤"。同时，脾胃升清降浊功能失调，水湿等病理产物停聚，阻滞气机，影响脏腑气化功能，气机升降失调，出现痞满、胃痛、呃逆等证。

可见，先天禀赋不足、外感六淫、内伤七情、饮食劳倦，均可耗损正气，导致气机紊乱、升降失调而发病，故"百病生于气也"。《素问·五运行大论》云"气相得则和，不相得则病"，因此，扶助正气、调畅气机，使正气充盛，气机畅达，气化正常，人即安和。

### 三、从气论治的临床意义

《金匮要略·脏腑经络先后病脉证第一》云："夫人禀五常，因风气而生长……若五脏元真通畅，人即安和，客气邪风，中人多死。"人体正气充盛，气机升降出入有序，百病不生，若正气亏损，气机升降紊乱，乃百病之源。

因此，在诊治疾病过程中，补益脏腑精气、调畅气机为基本治法，补气不忘调畅气机，行气不忘补益正气。同时，人体五脏六腑是一个有机的整体，既分工协作，又有各自不同的生理特点，如脾主升清、胃主降浊、肝主疏泄、肺主宣降等，患病后因累及的脏腑不同，临床表现亦不相同，治疗的侧重不一。

1. 气虚证

人体精气充盛，脏腑气化功能正常，气机升降有序，水谷化生的精微物质可布达于全身，濡养脏腑百骸。若先天禀赋不足，精气亏虚或久病不愈，精气耗伤，或后天失养，脾胃虚损，脏腑气化功能低下，气血化生乏源，正气亏虚，气机升降失调，出现神疲乏力、脘腹胀满、头晕目眩等症。以气虚为主者，以补益正气为主，辅以调畅气机，人体正气恢复，气机调畅，升降有序，脏腑气化功能恢复正常，临床常以四君子汤健脾补气，若兼湿盛气滞，则以香砂六君子汤健脾益气，祛湿行气；中气下陷，清阳不升者，则以补中益气汤补气升阳；若肾精不足，气化不利，以肾气丸、五苓散补益肾精、恢复气化，补气与调畅气机相结合。

2. 气机升降失调

外感六淫、内伤七情、劳伤过度，均可导致气机阻滞，升降失调，或升而不降，或降而不升，影响脏腑气化功能。如情志不调，肝气郁结，表现为全身或局部气机阻滞，升降失调，出现胸胁胀满、喜太息、嗳气呃逆等，临床以四逆散疏肝解郁、调畅气机；若肝郁化火，横逆犯胃，胃气上逆者，升而不降，见胃脘胀满疼痛、泛酸恶心、呃逆，以小柴胡汤、金铃子散合旋覆代赭汤，疏肝清热、和胃降逆、调畅气机；若木郁克土，肝脾不和，见脘腹胀满、纳差少食，则以逍遥散加减，以疏肝健脾；若肝郁气滞，兼湿浊阻滞，三焦气机不畅，升降紊乱，出现胸胁苦满、脘腹胀满、头晕目眩，常以柴胡温胆汤疏肝行气、化痰祛湿。少阳为枢，病理产物祛除，气机自然畅达。

总之，"百病生于气"，揭示了外感、内伤致病，均会导致正气受损或气机升降失常，临床应遵循"治病求本"的原则，从补气及调畅气机论治，"谨守病机，各司其属……盛则责之，虚则责之，必先五胜，疏其血气，令其调达，而致和平"，积极祛除病因、补益正气、调畅气机，是治疗的大法，依据脏腑生理特性进行加减，以精气充盛、气机畅达为目的。

## 病案举例

## 胃痛（慢性胃炎）案

**提要**：本案系肺癌根治术及化疗后，胃脘胀痛，呃逆嗳气，纳差少食，神疲乏力，忧心忡忡。证属肝气郁滞，气郁化火，横逆犯胃，肝胃不和，胃气上逆，以小柴胡汤、旋覆代赭汤加减，疏肝行气、和胃降逆而取效。

方某，女，54 岁，已婚，职员。

初诊：2019 年 10 月 15 日。

主诉：胃脘胀痛、呃逆嗳气半年。

2019 年 4 月因肺癌行手术根治，并口服化疗药物，出现胃脘胀满疼痛，有堵塞感，饭后加重，呃逆嗳气，无反酸，汗出不畏寒，纳差少食，咳嗽，有少量白痰，小便频，无尿痛尿急，夜尿 2 次，大便稀，每日 1 行。因其父胃癌去世、母亲肺癌去世，心中不安，恐惧癌症复发，胸闷气短，时有心悸，神疲乏力，少气懒言，形体消瘦，面色晦暗，扶入病室，语声低微，舌质红、苔薄白腻，脉濡，剑突下压痛。西医诊断：肺癌术后。中医诊断：胃痛。此为手术化疗后，忧心忡忡，气机阻滞，气郁化火，肝胃不和，胃气上逆，"不通则痛"。法当疏肝行气、和胃降逆。以小柴胡汤合旋覆代赭石汤加减，处方：柴胡 10 g，黄芩 10 g，半夏 10 g，川楝子 10 g，延胡索 10 g，枳实 6 g，白芍 30 g，蒲黄 10 g（包煎），旋覆花 10 g（包煎），代赭石 20 g（先煎），郁金 10 g，香附 10 g，青皮 10 g，陈皮 10 g，黄芪 30 g，炙甘草 6 g。6 剂，冷水煎服，每日 1 剂，分 2 次温服，嘱其忌食生冷之品。

二诊（10 月 22 日）：

服前方后，胃脘疼痛胀满及神疲乏力减轻，纳差少食，咳嗽，少量白痰，难以咯出，咽中有异物感，汗出心烦，情绪低落，胸闷气短，恶心口渴，牙龈肿痛，夜尿 1 次，大便正常，舌质红、少苔少津，脉数尺滑。此乃痰气交阻，郁热伤津，故前方去蒲黄、陈皮、黄芪，加厚朴 15 g、紫苏叶 12 g、茯苓 15 g、麦冬 15 g，以行气化痰、养阴清热，继服 6 剂。

三诊（10 月 29 日）：

胃脘堵塞及疼痛消失，无呃逆嗳气，右胁胀满，时有头痛，汗出不畏寒，咳嗽减轻，夜间咳痰，色白质黏，不易咳出，口干口渴，食纳尚可，舌质红、少津，脉濡。前方去代赭石，加沙参 10 g、天花粉 10 g 以养阴润燥，继服 6 剂。

四诊（11 月 12 日）：

胃脘胀满疼痛明显减轻，右胁胀闷，时有胸闷憋气，疼痛如针刺，5 min

后缓解，口干口渴，咽部异物感消失，舌质瘀暗、苔薄白，脉沉，心电图示 ST-T（$V_1$-$V_6$）改变，BP120/75 mmHg。前方去麦冬、沙参、天花粉、厚朴、紫苏叶、茯苓，加瓜蒌 20 g、薤白 10 g、桃仁 10 g、红花 10 g、化橘红 10 g，以祛瘀宽胸、活血行气，继服 6 剂。

五诊（11 月 19 日）：

胸闷憋气改善，无胃脘胀痛，右胁肋疼痛胀满牵及后背部，口苦心烦，舌边尖红、有瘀斑，脉沉。前方去瓜蒌、薤白、化橘红、半夏，加桂枝 10 g、茜草 12 g，合旋覆花为肝着汤，疏肝活络，继服 6 剂。

六诊（11 月 26 日）：

右胁胀满疼痛减轻，无胃脘疼痛胀满，神疲乏力，纳食正常，无咳嗽咳痰，舌边尖红、舌上有瘀斑，脉沉无力。前方加黄芪 20 g、党参 20 g，继服 6 剂，目前尚在治疗中。

**按：**患者肺癌根治术及化疗后，整日忧心忡忡，心绪烦闷，致肝气郁结，气郁化火，横逆犯胃，肝胃不和，气机阻滞，胃气上逆，致胃脘胀痛、呃逆嗳气，以小柴胡汤、旋覆代赭石汤加减，以疏肝理气、和胃降逆。后期针对痰气交阻，气机升降失常，咽喉异物感，胸胁满闷，合半夏厚朴汤降气化痰；病程中针对肝气郁结，瘀血阻滞，加旋覆花汤、瓜蒌薤白半夏汤，活血通络、祛痰宽胸，祛除病理产物，恢复气机升降。

# "阳病治阴，阴病治阳"的体会

《素问·阴阳应象大论》云："阴胜则阳病，阳胜则阴病。阳胜则热，阴胜则寒……审其阴阳，以别刚柔，阳病治阴，阴病治阳，定其气血，各守其乡。"原文以阴阳的关系，阐述了药食过用导致阴阳失衡，出现阴阳偏盛偏衰的病理，若辛甘发散过用，伤人阴精，即阳胜则阴病；酸苦涌泄过用，伤人阳气，即阴胜则阳病。后世医家在此理论指导下，从病因学的角度认识阴阳盛衰的关系。阴邪偏盛，伤人阳气，产生寒性病证，治当温阳散寒；阳热邪气偏盛，易伤阴精，产生热性病证，治当养阴清热。

阴病、阳病尚须分虚实，临床需从体质、病因等方面综合辨证，若阳热实证，治当苦寒清热；若为虚热证，则应养阴清热；阴寒实证，治当辛温散寒；若虚寒证则应助阳以散寒等。《素问·至真要大论》云"诸寒之而热者取之阴，诸热之而寒者取之阳"，阴病治阳，温阳散寒，即"益火之源以消阴翳"；阳病治阴，养阴清热，即"壮水之主以制阳光"。

## 一、从阴阳关系认识疾病

中医将阴阳理论引入医学领域，作为方法论认识人体的生理功能、病理变化。人体阴阳对立统一，相互消长，一定条件下可以相互转化，从生理角度看，人体五脏六腑、经脉气血都有阴阳的属性，阴阳维持动态的平衡，脏腑气化功能正常，即为健康，阴阳出现偏盛偏衰，则产生疾病。

从病因角度看，外感六淫之邪有阴阳之分，寒、湿多为阴邪，"阴胜则阳病"，易伤阳气，以辛温之品疏散寒邪；风热多为阳邪，"阳胜则阴病"，易伤阴津，以辛凉之品疏风透热；湿热为病则寒热错杂，依据湿与热的程度不同，或从寒化或从热化，以辛开苦降之品燮理阴阳。

内伤饮食、情志亦有阴阳之别。《素问·至真要大论》云"夫五味入胃，各归所喜……久而增气，物化之常也，气增而久，夭之由也"，如过食辛辣刺激之物，易化火伤阴，治当寒凉清热；过食寒凉冰冷之物，易伤阳生湿，治当苦温祛寒；过度饮酒或过食肥甘厚味，易酿生湿热，治当辛开苦降；情志不畅，肝郁气滞，五志化火，易耗气伤津，治当理气生津，等。

患者体质也存在阴阳之别，阳气亢旺或阴亏体质，感邪后易热化伤阴，即"阳胜则阴病""阳胜则热"；阴寒偏盛或阴盛阳虚者，感邪后易寒化伤阳，易伤阳气，即"阴胜则阳病""阴胜则寒"，均说明了体质有阴阳之别，患病后出现各种从化趋势。《外感温热篇》云"在阳旺之躯，胃湿恒多；在阴盛之体，脾湿亦不少"，可见体质的阴阳属性不同，对疾病的产生、发展及愈后有重要的影响。

药物亦有寒热温凉之性，临床用药不当亦可出现寒化、热化、燥化等，盲目或过度使用温补之品，亦会导致阴阳偏盛偏衰，如长期服用黄芪、红参、党参、肉桂等温补之品，若患者属于气虚、阳虚之体，初服常有效验，久服则阳盛，易伤津助火，导致"壮火食气"，出现口舌生疮、心烦急躁、小便短赤、大便干燥等现象。若阴虚火旺或平素阳气亢盛者，服用温补类药，必然火上浇油，助长阳热之象，伤津耗气，《素问·经脉别论》云"生病起于过用"，临床医生过用某类药物，矫枉过正，亦可导致阴阳偏盛偏衰。

可见，临床从阴阳认识疾病的病因病机，不仅提纲挈领、便于掌握，还可从整体的角度把握疾病的演变规律。

## 二、阴阳盛衰对临床的指导意义

中医的疾病观认为阴阳调和则为健康，若阴阳失衡，气血偏盛偏衰，脏腑功能失调，则导致疾病的发生。因此，对于病机复杂的疑难杂症，从阴阳认识病机，分析阴阳的偏盛偏衰，判断病证的寒热虚实，针对累及的脏腑经脉，进一步确定病位、病性，纲举目张，确立治则及方药，恢复阴阳的平衡。

临床遵照"治病求本"的原则，诊治疾病时广泛收集临床症状、病史、舌脉等资料，依据四诊资料，结合患者体质、病邪的阴阳属性，审证求因，探求病机、病性，以保证辨证施治的准确性。《素问·阴阳应象大论》云"善诊者，察色按脉，先别阴阳……以治无过，以诊则不失矣"，针对病机确定相应的治则治法，遣方用药，借助药物之偏性，纠正人体阴阳的偏盛偏衰，使其恢复动态平衡，促进痊愈。用药时需恪守"谨察阴阳所在而调之，以平为期"的原则，不可矫枉过正，以免产生新的变证。

《素问·至真要大论》云"诸寒之而热者取之阴，热之而寒者取之阳，所谓求其属也"，阴阳的关系尚存在阴虚阳亢、阳虚阴盛、虚实错杂等情况，阴虚者阳必亢旺，养阴治本，兼清虚热；阳虚者阴气必盛，温阳治本，兼散寒邪等。标本同治，以恢复阴阳动态平衡。

阴阳在一定条件下可向其相反的方面转化，即"重寒则热，重热则寒"，临床尚存在真寒假热或真热假寒证，治当辨别寒热真假，依据"热因热用，寒因寒用"的原则，以热药治疗真寒假热证，以寒药治疗真热假寒证等。临床依据病机的阴阳属性不同，"观其脉证，知犯何逆，随证治之"，采用正治或反治法，以恢复阴阳平衡、脏腑和合为目的，以免误治。

阴阳失衡导致疾病，人体自我调节能力低下时，需要借助药物的偏性，以纠正阴阳的偏盛偏衰、恢复阴阳动态平衡为目的，不可单纯追逐扶正或祛邪，以免矫枉过正，损伤正气。如阳气偏亢的实热证，治当以苦寒药清热泻火为主，中病即止，若过用苦寒，则败伤脾胃，损伤阳气，出现虚寒证；如阴精不足，阴虚阳亢，不可单纯清热，当以养阴为主，兼以清热，标本同治。因此，阴阳理论贯穿于诊治疾病的始终，可有效指导临床实践。

## 病案举例

### 胃痛（十二指肠球部溃疡 A1 期）案

**提要**：患者因长期饮食不规律，出现胃脘胀满疼痛，夜间加重，得温则减，确诊为十二指肠球部溃疡，证属脾胃虚寒、气滞血瘀。以黄芪建中汤、良附丸、四逆散、失笑散加减，治以温中散寒、行气止痛，并加入少量活血之品，取效颇佳。

邹某，女，32 岁，已婚，职员。

初诊：2019 年 10 月 12 日。

主诉：反复胃脘胀满疼痛 10 年，加重伴黑便 10 天。

患慢性胃炎 10 年，长期饮食不规律，反复胃脘胀痛，间断服奥美拉唑等药，症状可以缓解，每因季节交替、饮食不慎而诱发加重。10 天前参加同学聚会后，出现胃脘胀满疼痛，午后及夜间加重，时轻时重，得温疼痛缓解，嗳气反酸，纳差乏力，小便正常，大便稀溏色黑，日 3 行。胃镜检查示十二指肠球部溃疡 A1 期、中度浅表性胃窦炎、胆汁反流性胃炎、幽门螺杆菌感染，便潜血（+）。自服艾普拉唑（10 mg，qd），症状无明显缓解。形体消瘦，面色萎黄无泽，神疲乏力，少气懒言，语声低微，上腹部压痛，舌质淡嫩、苔薄白，脉沉无力。既往有甲型肝炎病史 5 年。西医诊断：十二指肠球部溃疡 A1 期、中度浅表性胃窦炎、胆汁反流性胃炎、幽门螺杆菌感染。中医诊断：胃痛，证属脾胃虚寒、气滞血瘀。治当温中散寒、行气化瘀，方拟黄芪建中汤、良附丸、四逆散、失笑散加减。处方：黄芪 30 g，桂枝 15 g，白芍 30 g，高良姜 10 g，香附 10 g，乌药 10 g，小茴香 10 g，厚朴 15 g，柴胡 10 g，枳壳 10 g，砂仁 5 g（后下），蒲黄 10 g（包煎），炙甘草 6 g。6 剂，冷水煎，每日 1 剂，分 2 次温服，嘱其忌食生冷、荤腥之品。

二诊（10 月 19 日）：

服用前方 6 剂，胃脘胀满疼痛、嗳气明显减轻，偶有反酸，纳食尚可，神疲乏力，小便正常，大便色暗稀溏，日 3 行，舌质淡红、苔薄白微腻，脉沉细。此为脾胃虚寒，精微下泄，水湿不化，故前方加炒山药 30 g、广藿香 10 g，以健脾化湿止泻，继服 6 剂。

三诊（10 月 26 日）：

胃脘胀满疼痛明显减轻，凌晨 2 点时隐隐作痛，因正值经期，小腹亦疼痛，月经量少、有血块，舌质淡暗、苔薄白，脉沉。此乃脾胃虚寒，气滞血瘀，经脉阻滞，故前方加丹参 15 g、益母草 15 g，以活血止痛，继服 6 剂。

四诊（11 月 2 日）：

夜间胃脘疼痛已消失，神疲乏力，头晕目眩，小便清，大便黄绿色，便溏，日 2~3 行，舌质淡、苔薄白，脉沉无力。此乃脾胃虚寒、清气下陷所致，前方去广藿香、厚朴、砂仁、丹参、益母草，加炒白术 20 g、茯苓 20 g、党参 20 g、陈皮 6 g、葛根 24 g、升麻 6 g、柴胡 6 g。以健脾益气、升阳举陷，继服 6 剂。

五诊（11 月 9 日）：

午后及夜间胃脘疼痛消失，乏力减轻，脱发严重，面色少华，大便成形，日 2 行，小便正常，舌质淡红、苔薄白，脉濡。此乃脾胃亏虚，气血化生乏源，故前方去蒲黄、乌药、小茴香，加熟地黄 15 g、当归 10 g、何首乌 15 g、女贞子 10 g、墨旱莲 10 g、桑椹 15 g，以养血生发，继服 6 剂。

六诊（11 月 15 日）：

时有反酸，神疲乏力减轻，洗头时仍有脱发，纳食正常，二便正常，舌脉同前。效不更方，原方继服 6 剂。

七诊（11 月 21 日）：

脱发减轻，月经先期 3 天，小腹疼痛，月经量少、经血色暗、有血块，二便正常，舌质淡暗、苔薄白，脉沉细。以黄芪建中汤合补中益气汤加减：生黄芪30 g，桂枝15 g，白芍30 g，党参20 g，香附10 g，炒山药30 g，炒白术30 g，茯苓30 g，葛根24 g，升麻6 g，柴胡6 g，熟地黄15 g，当归10 g，何首乌15 g，桑椹15 g，女贞子10 g，墨旱莲10 g，炙甘草6 g。继服6剂。目前尚在治疗中。

**按：** 患者为十二指肠球部溃疡A1期，素体脾胃虚寒，加之长期饮食不规律，过食肥甘厚味，损伤脾胃，气机阻滞，胃脘胀满疼痛，以夜间疼痛为主，隐隐作痛，得温则减，伴反酸，大便稀溏色黑，证属脾胃虚寒，气血化生无源，"不荣则痛"。《素问·异法方宜论》云"脏寒生满病"，脾胃虚寒，脾胃升降失司，清阳不升，浊气不降，气机不畅，《素问·阴阳应象大论》云"清气在下，则生飧泄"，病证以脾胃虚寒为主，兼气机不畅，瘀血阻滞，不通则痛，治当温中散寒、缓急止痛为主，兼行气化瘀，本虚标实，方以黄芪建中汤、良附丸合四逆散加减，佐以活血化瘀之品。三诊时正值经期，兼有痛经，加入丹参、益母草养血活血；四诊胃痛已消，大便稀溏，但颜色正常，以脾胃气虚为主，合四君子汤健脾益气；五诊、六诊有明显脱发，神疲乏力，乃气血化生不足，加四物汤补血养发；七诊时神疲乏力，为脾气下陷，又合补中益气汤，补气健脾，升阳举陷，全方气血双补。

本案以脾胃虚寒为主，兼气滞血瘀，"阴病治阳"，以温中健脾为主，佐以行气活血，使气血化生有源，气机升降有序，病证乃愈。

# "阳道实，阴道虚"的体会

《素问·太阴阳明论》云"阳者，天气也，主外；阴者，地气也，主内。故阳道实，阴道虚。故犯贼风虚邪者，阳受之；饮食不节，起居不时者，阴受之。阳受之则入六腑，阴受之则入五脏"，概括了阴阳的特征，阳气具有向上、向外的特点，阴气具有向下、向内的特点，人体脏腑阴阳属性不同，生理特性不同，阴经、五脏属阴，阳经、六腑属阳。因此，五脏六腑患病及演变规律不同。同时，致病因素亦有阴阳之别，同类相求，如虚邪贼风侵犯人体，多为阳邪致病，易侵犯在表的阳经及六腑，出现阳热有余之病证；饮食起居不慎、情志不调，病自内生，直犯在里的阴经及五脏，表现为"阳道实，阴道虚"。后世医家朱丹溪以"阳道实，阴道虚"为立论依据，结合临床实践进行创新和发挥，提出"阳有余，阴不足论"的理论，指出脏腑阴精难成易亏，相火有余易亢，成为杂病病机的关键，至今仍可有效指导临床实践。

## 一、"阳道实，阴道虚"的理论内涵

"阳道实，阴道虚"，以脏腑而言，揭示了人体脏腑生理功能、病理演变的规律，脏腑阴阳属性不同，发病机制亦不同。五脏属阴，主化生及贮藏精气，故"藏而不泻"，易被耗伤，故患病多为精气不足之证；六腑属阳，主传化水谷糟粕，故"泻而不藏"，易产生积滞，患病多为邪气有余之证。因此，脏病多虚，腑病多实，虚证多责之于五脏，以补益为主；实证多责之于六腑，以泻实为主。

以邪气侵犯而言，六淫邪气侵袭人体，易伤阳经及六腑，致病多为邪实证，如风寒邪气侵袭人体，先犯足太阳膀胱经，表现为太阳伤寒证，或太阳中风证，出现恶寒身热、不得卧、喘咳等症。饮食不节、起居不慎、情志失调均为内因，易伤阴经及五脏，致病多虚证，如饮食不节，损伤脾胃，运化失司，脾不升清，胃不降浊，出现䐜胀、飧泄、肠澼、呕吐诸症。因此，感邪性质不同，伤及脏腑不同。张介宾云："阳刚阴柔也，又外邪多有余，故阳道实；内伤多不足，故阴道虚。"

张仲景以脾胃病变举例，"实则阳明，虚则太阴"，《伤寒论》第180条云"阳明之为病，胃家实是也"，阳明病包括阳明经证及腑实证，易伤津耗气。阳明经证表现为大热、大渴、大汗、脉洪大、背微恶寒等，张仲景以白虎加人参汤，清泄阳明，益气养阴，标本同治；阳明腑实证，乃燥热与糟粕相结，阻滞气机，热扰神明，出现腹部胀满疼痛、心烦躁扰、大便秘结等症，以承气汤通腑泄热、行气导滞、急下存阴。

《伤寒论》第273条云："太阴之为病，腹满而吐，食不下，自利益甚，时腹自痛。"太阴病以阴经虚寒证为主，多为脾气亏虚，运化无力，寒湿内生，易伤阳气，气机阻滞，清阳不升，浊阴不降，出现腹部胀满疼痛、午后加重、小便清长、大便稀溏、完谷不化等。第277条云"自利不渴者，属太阴，以其脏有寒故也。当温之，宜服四逆辈"，张仲景以理中汤、四逆汤等方温中散寒、健脾止泻。

可见，"阳道实，阴道虚"的理论包含了脏腑的生理功能、病邪性质、病理演变规律等方面的内容，对临床实践有积极的指导意义。

## 二、"阳道实，阴道虚"的发展

"阳道实，阴道虚"，揭示了病邪及脏腑阴阳属性不同，其发病特点及演变规律不同，可指导外感病、内伤杂病的辨证。张仲景正是参透了"阳道实，阴道虚"的理论内涵，在六经及脏腑辨证的基础上，依据病邪、脏腑阴阳属性及病机的不同，创立了诸多的治法及经方，为中医学史的发展奠定了理论及实践基础。

如治疗杂病腹满证，既有"阳道实"，又有"阴道虚"的不同。《伤寒论》第 219 条云"三阳合病，腹满身重，难以转侧，口不仁，面垢，谵语遗尿……若自汗出者，白虎汤主之"，此处所论腹满，乃无形热邪弥漫三焦，气机不畅所致，证属阳热实证，以辛寒透热的白虎汤清透内热，祛除阳热邪气，以免耗气伤津。第 249 条"伤寒吐后，腹胀满者，与调胃承气汤"，此时腹满为阳明热邪化燥成实，阻滞气机，腑气不通，以调胃承气汤通腑泄热。二者都体现了"阳道实"的病机特点，以泄热通腑法祛除燥热积滞。

第 386 条云"寒多，不用水者，理中汤主之"，脾阳不振，运化失职，寒湿中阻，气机不畅，属于"脏寒生满病"，符合"阴道虚"的病机，以理中汤温中散寒，其满自去。可见，同是腹满证，病在阳明或太阴，病机不同，治法截然不同。

然而临床单纯的虚证、实证较少见，或因虚致实，或因实致虚，病机多出现虚实、寒热错杂证。如太阴脾气亏虚，运化无力，水谷精微化生乏源，脾虚生湿，阻滞气机，故病机以本虚为主，兼有湿阻气机，本虚标实，出现神疲乏力、胃脘胀满、饭后加重、食少纳呆、大便稀溏、小便清长等症，《古今名医方论》香砂六君子汤健脾益气，化湿行气，标本兼顾。

### 三、临证心悟

笔者临床治疗脾胃病时，以燥热或腑实为主者，依据"阳道实"的特点，清泄阳明，祛除燥热或腑实，降气和胃；病位在脾，以脾气亏虚为主者，依据"阴道虚"的特点，以温中健脾、扶助正气为主。

若既有"阴道虚"，又兼"阳道实"，寒热错杂，虚实并见，当寒热同调，虚实并治，张仲景半夏泻心汤已做出示范。《伤寒论》第149条云"伤寒五六日，呕而发热者，但满而不痛者，此为痞，柴胡不中与之，宜半夏泻心汤"；《金匮要略·呕吐哕下利病脉证治第十七》第10条云"呕而肠鸣，心下痞者，半夏泻心汤主之"，脾气亏虚，运化无力，酿生湿浊，湿郁化热，湿热阻滞，气机升降失调，以半夏泻心汤辛开苦降甘调，遵循"阳道实，阴道虚"的原则，以黄芩、黄连苦寒清热，半夏、干姜苦温化湿，人参、大枣、炙甘草健脾益气，寒温并用，虚实同调。

笔者在治疗湿热弥漫三焦，脾气亏虚，少阳枢机不利，气机阻滞的痞满、呃逆、胃痛等证时，常在半夏泻心汤的基础上，合用小柴胡汤以疏肝行气，使少阳枢机畅达，利于湿热邪气的祛除。

"阳道实，阴道虚"的理论，可广泛用于多个脏腑病证，包括外感热病及内伤杂病，如湿热下注膀胱，气机阻滞，气化不利，病机以实邪为主，临床以八正散清热利湿、恢复气化为主；若肾阳亏虚，气化失司，开阖不利，多以正虚为主，以肾气丸、五苓散合方，以温补肾阳，恢复气化。

因此，"阳道实，阴道虚"，从脏腑及病邪的阴阳属性，揭示了患病后的病机特点及疾病演化的趋势，理解其理论内涵，才能启迪思维，有效指导临床实践。

## 病案举例

### 顽固性便秘（不全性肠梗阻）案

**提要：**患者腹部手术后，反复出现不全性肠梗阻，腹部胀满疼痛，大便干结不行。证属阴津亏虚，肠腑失润，糟粕与燥热相结，阻滞气机，肠腑传导失司，病机为"阳道实"，以增液汤合小承气汤加减，增水行舟，泄热通腑而取效。

丁某，女，41岁，未婚，职员。

初诊：2019年10月31日。

主诉：间断性腹部胀满、大便干燥5年，加重2个月。

患者因输尿管结石、膀胱结石、肾结石，反复出现肾盂肾炎，2009年因右肾结石、肾萎缩行右肾切除术，2014年因子宫肌瘤行子宫切除术，其后肠粘连，出现腹部胀满疼痛、大便干燥、排便无力，长期口服当归芦荟胶囊等药通便。2015年至今，先后6次因肠梗阻住院，经胃肠减压等治疗，症状可减轻。2个月前，出现腹部胀满，大便干燥，3~5日1行，因恐惧再次肠梗阻，前来就诊。外院查全腹CT示：小肠肠管广泛积液，扩张，并多发气液平面，考虑不全肠梗阻；左肾多发低密度灶，右肾未显示；子宫未显示；盆腔右侧囊性低密度灶。腹部彩超示：左肾积水，下腹部多发扩张肠管。凝血及生化检查正常。刻下：口干口渴，心情烦躁，尿频、尿黄而混浊，无尿痛，腹部胀满，排气或大便后减轻，形体极度消瘦，神疲乏力，语声低弱，舌质红赤、少津少苔，脉沉弱。既往慢性肾盂肾炎10年，反复发作。西医诊断：不全性肠梗阻、右肾切除术后、子宫肌瘤术后。中医诊断：便秘。证属肠燥津枯，腑气不通。法当增液润肠、泄热通腑，方拟增液汤合小承气汤加减。处方：生地黄20 g，玄参10 g，麦冬10 g，厚朴18 g，枳实12 g，酒大黄6 g（后下），瓜蒌30 g，火麻仁20 g，郁李仁20 g，当归30 g，炒槟榔10 g，大腹皮10 g，莱菔子10 g，生黄芪30 g。中药颗粒剂4剂，开水冲服，每日1剂，分2次温服，嘱其忌食生冷之品。

二诊（11月5日）：

腹胀减轻，大便仍干燥，2日1行，心情烦躁，口干口渴，睡眠欠佳，多梦，眠中易醒，小便黄，舌质鲜红、少津少苔，脉沉。继用上方，调整部分药物剂量：酒大黄12 g、火麻仁30 g、郁李仁30 g、玄参20 g、麦冬20 g，加黄连6 g、栀子10 g、龙骨20 g（先煎）、牡蛎20 g（先煎）。以养阴润肠、泄热通腑，继服6剂。

三诊（11月12日）：

心情烦闷略减轻，大便干燥，排便不畅，日1行，睡眠改善，口干口渴，小便黄赤。前方去栀子，调整剂量：酒大黄18 g、生地黄30 g、麦冬30 g、玄参30 g，加番泻叶2 g（后下），增强养阴润肠、泻热通便功效，继服6剂。

四诊（11月19日）：

大便不利，日1行，腹部胀满，饭后加重，口干口渴，口唇干裂，小便黄，舌质红、苔薄白，脉沉。番泻叶改为4 g（后下），加强泻热通便之力，因其出差，继服14剂。

五诊（2020年1月2日）：

腹胀减轻，睡眠改善，纳食正常，口干口渴减轻，小便黄，舌脉如前。去莱菔子、龙骨、牡蛎，加栀子10 g以清心除烦，继服6剂。

六诊（1月9日）：

大便通利，日1~2行，不成形，饭后腹胀，纳食正常，小便黄，口干口渴减轻，舌尖红、苔薄白，脉沉。酒大黄减至6 g，继服7剂。

七诊（1月16日）：

大便正常，日1行，腹胀减轻，时有心烦急躁，排气正常，小便黄，舌尖红、苔薄白，脉沉。黄连减至3 g，继服6剂。

八诊（1月23日）：

腹部胀满减轻，大便正常，无恶心呕吐，纳食正常，小便黄，舌尖红、苔薄白，脉沉无力。前方去槟榔、大腹皮，继服7剂，目前病情平稳。

**按：**患者多次腹部手术，耗气伤津，并发肠粘连，反复出现肠梗阻，多次住院治疗，症见腹部胀满疼痛，大便干结不行，3~5日1行，紧张恐惧，口干口渴，小便黄，形体极度消瘦，神疲乏力，舌质鲜红、少苔，脉沉无力。患者素体阴虚，平素性情急躁，五志化火，火热伤津耗气，肠腑失润，传导失司，糟粕与燥热相结，阻滞气机，形成腑实之证，气机阻滞不通，病机为"阳道实"，为阴虚腑实证，本虚标实，以标实为主，《温病条辨·中焦篇》第 11 条云"阳明温病，无上焦证，数日不大便，当下之。若其人阴素虚，不可行承气者，增液汤主之"，吴鞠通方后自注"温病之不大便，不出热结、液干二者之外。其偏于阳邪炽甚热结之实证，则从承气法矣；其偏于阴亏液涸之半虚半实证，则不可混施承气，故以此法代之……妙在寓泻于补，以补药之体，作泻药之用，既可攻实，又可防虚"，治当增水行舟、泄热通腑，恐大承气汤峻下伤正，以增液汤合小承气汤加减，治疗后腹痛腹胀消失，大便正常，未再住院。

# "两虚相得，乃客其形"的启发

《素问遗篇·刺法》云"正气存内，邪不可干"，自然界四时气候正常变化，人体正气旺盛，是人体健康的保证，也是防止外邪为病的必要条件。《灵枢·百病始生》中"风雨寒热，不得虚，邪不能独伤人。卒然逢疾风暴雨而不病者，盖无虚，故邪不能独伤人。此必因虚邪之风，与其身形，两虚相得，乃客其形。两实相逢，众人肉坚。其中于虚邪也，因于天时，与其身形，参以虚实，大病乃成"，揭示了正气亏虚，抵抗力下降，又逢六淫邪气侵袭，致病因素与正气虚弱相合为病。《素问·评热病论》云"邪之所凑，其气必虚"，其中正虚为内因，占主导地位，在发病中起着决定性作用，致病邪气为诱因。以上所话为中医发病学奠定了理论基础，同时，加强防护，回避病邪，是预防疾病的必要措施。

## 一、"两虚相得"的内涵

"两虚相得，乃客其形"，揭示了正气亏虚与虚邪贼风相合是患病的主要因素。先天禀赋羸弱，或久病体虚，正气不足，又逢气候异常、七情失调、饮食失节、劳逸失度、居处失宜等，邪气侵袭人体产生疾病。若正气旺盛，虽有邪气侵袭，亦不会患病，正如《景岳全书》所云"若人气不虚，虽遇虚风，不能伤人。故必以身之虚而逢天之虚，两虚相得，乃客其形也。若天有实风，人有实气，两实相逢而众人肉坚，邪不能入矣"。

首先，人体先天禀赋存在着个体差异，正气有强有弱。《灵枢·寿夭刚柔》云"人之生也，有刚有柔，有弱有强，有短有长，有阴有阳"，体质不同，对邪气具有不同的易感性，对疾病的演变及转归产生重要影响。《素问·痹论》云"痛者，寒气多也，有寒故痛……其寒者，阳气少，阴气多，与病相益，故寒也。其热者，阳气多，阴气少，病气盛，阳遭阴，故为痹热"，体质不同，痹证的类型不同，若素体阳虚或阴盛，易感受寒邪，发为寒痹；素体阳旺或阴虚，易感受热邪，发为热痹；脾虚湿盛者，易感受湿邪，内外合邪，发为湿痹等。《素问·阴阳应象大论》云"阳胜则身热……能冬不能夏；阴胜则身寒……能夏不能冬"，说明体质因素影响人体对邪气的易感性，患病后病机的演变及疾病预后不同。《外感温热篇》第9条云"在阳旺之躯，胃湿恒多；在阴盛之体，脾湿亦不少……"，说明体质不同，阴阳偏盛偏衰不同，若感受邪气亦会出现从化现象，阳盛阴虚者或从阳化热，阳虚寒盛者或从阴化寒等。

其次，气候异常的变化为主要诱因，如六气太过或不及，则为六淫邪气，是常见的致病因素之一，四时气候反常，超过人体的耐受能力，则可患病，《金匮要略·脏腑经络先后病脉证第一》云"有未至而至，有至而不至，有至而不去，有至而太过"，气候应寒反热，应热反寒，易出现疫毒致病，可以出现局部或大面积流行。《素问遗篇·刺法》云"五疫之至，皆相染易，无问大小，病状相似"，概括了疫毒致病的特点，无论男女老少，病证相同，传染性极强。同时，社会因素也会影响疾病流行，加重疫毒的传播，如近年来环境污染、装修等因素，成为过敏性鼻炎、哮喘等病的主要致病因素。

再次，"生病起于过用"。《素问·宣明五气》云"五劳所伤，久视伤血，久卧伤气，久立伤骨，久行伤筋"，不良的生活方式，或长期加班熬夜，劳伤过度，损伤正气，导致机体防御功能减弱，缺乏抵抗力，易感邪患病。《灵枢·贼风》云"卒然喜怒不节，饮食不适，寒温不时，腠理闭而不通"，七情过极，损伤正气，气机升降紊乱，致脏腑气化功能失常；《素问·生气通天论》云"高粱之变，足生大丁，受如持虚"，饮食不节，五味偏嗜，可损伤脏腑，抵抗力下降，均易招致外邪侵袭。

## 二、两虚相得的启发

"两虚相得，乃客其形"，强调了人体正气、致病邪气与疾病的产生密切相关，正气亏虚起主导作用，这一理论不仅对中医病因学产生了深远影响，对养生及临床诊治也有重要指导作用。

### 1. 调摄养生

《素问·上古天真论》云"法于阴阳，和于术数，饮食有节，起居有常，不妄作劳，故形与神俱，而尽终其天年，度百岁乃去……虚邪贼风，避之有时，恬淡虚无，真气从之，精神内守，病安从来"，强调后天调养生息的重要性，应顺应四时阴阳的变化，注重调摄精神，回避邪气侵袭，达到"两实相逢，众人肉坚"的目的。《素问遗篇·刺法》云"正气存内，邪不可干，避其毒气"，应摄生调养，以预防疾病的发生。《素问·四气调神大论》云"是故圣人不治已病治未病，不治已乱治未乱"。可见，中医"治未病"的思想对指导养生防病有重要的临床意义。

### 2. 权衡正邪关系

疾病的发生发展无非是正气不足，邪气亢盛，临床治疗中权衡邪正关系至关重要，有利于提高疗效。在诊治疾病的过程中，首先探求"两虚相得"的原因，《灵枢·阴阳二十五人》云"审察其形气有余不足而调之"，若病程短，以邪气亢盛为主，则以祛邪为主，兼顾扶正，结合患者的体质、病邪的性质进行辨证，如外感六淫邪气，肺卫同病，出现高热不退、咳嗽咳痰、神疲乏力，依据"甚者独行"的原则，以祛除六淫邪气为主，正气才能恢复。若慢性虚损性疾病，正气亏虚，脏腑功能低下为主，易招致外邪侵袭，治疗以扶正为主，兼以祛邪，如癌症患者，以正气亏损为主，兼有痰浊、水湿、瘀血等病理产物，正虚邪实，当遵循"间者并行"的原则，"治病留人"，以扶助正气为主，兼以祛除病理产物，不可盲目攻邪，败伤正气。若正气大亏，亡阴亡阳，或气血欲脱，则以扶正固脱为主，挽救生命为先，待病情稳定，再寻找病因，进一步施治。临床无论外感内伤疾病，针对病因病机，辨证施治，遣方用药，不犯"虚虚实实"之戒，依据"急则治标，缓则治本"的原则，补虚泻实，扶正祛邪。

## 病案举例 1

### 外感咳嗽（急性气管炎）案

**提要：** 本案患者因外感后，自服辛温解表剂，刺激性干咳迁延日久，咽喉疼痛，口渴心烦。证属肺阴亏虚，外邪从阳化热，肺火炽盛，本虚标实，遵循"间者并行"的原则，养阴清热、宣降肺气，标本同治，以泻白散、白虎汤合生脉饮加减而取效。

安某，女，67 岁，已婚，农民。

初诊：2019 年 1 月 9 日。

主诉：刺激性干咳，咽喉疼痛 1 个月。

1 个月前因感冒出现鼻流清涕、打喷嚏、咽喉痒痛、咳嗽无痰，自服通宣理肺丸、利咽解毒冲剂，静滴阿奇霉素，流清涕、打喷嚏减轻，刺激性干咳不缓解。刻下：咽痒则咳，咽干咽痛，口干口渴，饮水不解渴，心烦急躁，胸胁疼痛胀满，小便黄赤，大便正常。形体适中，咳声频频，声音洪亮，咽峡色鲜红，扁桃体无肿大，无脓苔附着，舌体瘦小、舌质绛红、无苔少津，脉细滑。既往有高血压病史 10 年，胸部 X 线片示：急性气管炎。西医诊断：急性气管炎、高血压。中医诊断：咳嗽。属肺阴亏虚，肺热炽盛，肺失宣降，肺气上逆所致。法当养阴清肺、宣降肺气，以泻白散、白虎汤、增液汤、生脉饮加减。处方：桑白皮 15 g，地骨皮 15 g，知母 12 g，生石膏 30 g（先煎），沙参 15 g，麦冬 15 g，玄参 15 g，生地黄 15 g，天花粉 15 g，白芍 30 g，郁金 10 g，香附 10 g，五味子 10 g，牛蒡子 10 g，射干 10 g，白前 10 g，前胡 10 g，甘草 10 g。6 剂，冷水煎，每日 1 剂，分 2 次温服，嘱其忌食生冷之品。

二诊（1 月 11 日）：

药后咳嗽、口干口渴明显减轻，饮水减少，舌体瘦小、舌质绛红、少津少苔，脉沉。效不更方，继服 4 剂。

三诊（1 月 17 日）：

咽喉疼痛减轻，咳嗽减轻，时有咽痒则咳，口干咽干，情志不畅，郁郁寡欢，两胁胀痛，舌脉同前。证属木火刑金，肝火犯肺，去香附，加川楝子 10 g、延胡索 10 g，以疏肝清肝，继服 3 剂。

四诊（1 月 25 日）：

咳嗽明显减轻，口干口渴减轻，两胁胀痛缓解，患者面露喜色，舌质红、少津少苔，脉细，因患者回外地过年，继服 10 剂善后。年后因他病就诊，咳嗽、口干口渴等症皆愈。

**按**：患者素体肺阴亏虚，冬季感寒，正虚又受外邪，"两虚相得，乃客其形"，出现流清涕、咳嗽，病程虽短，然自服辛温解表之品后，从阳化热，火热伤津耗气，导致肺热炽盛，伤津耗气，出现刺激性干咳、咽喉疼痛、干痒则咳、口干口渴，饮水不解渴，患者平素心烦急躁，肝郁化火，肝火刑金，致胸胁胀满疼痛，舌体瘦小、舌质绛红、少津少苔，治疗以养阴清肺、宜降肺气为主，以泻白散、白虎汤清泻肺热，增液汤、生脉饮养阴益气，标本同治。三诊时胸胁胀满疼痛较甚，加入金铃子散，疏肝清肝，肝肺同治，肝火得清，肺热自除。

本案虽经误治，但治疗过程中抓住肺阴亏虚，肺火炽盛，伤津耗气，木火刑金的病理特点，进行辨证施治，仅四诊即愈。可见，诊病的思路决定了疾病的转归及预后。

## 病案举例 2

### 咳喘（慢性阻塞性肺疾病）案

**提要：**患者咳嗽喘息日久，耗伤正气，内有痰饮停聚，外受寒邪侵袭，"两虚相得，乃客其形"，外邪引动内饮，痰气交阻，肺失宣降，急性发作期治当外散表邪、内化痰饮、健脾燥湿、降气止咳，以小青龙汤、二陈汤、三子养亲汤加减，病情缓解后，以玉屏风散合温胆汤益气固表、温化痰饮、扶正祛邪而取效。

李某，男，67 岁，已婚，退休教师。

初诊：2018 年 5 月 17 日。

主诉：反复咳嗽喘息 28 年，加重 1 个月。

反复咳嗽 28 年，遇寒则咳剧，晨起痰多，长期服橘红痰咳液，多次住院治疗。1 个月前因受凉出现咳嗽喘息，咳痰量增多，白色清痰，容易咳出，活动后加重，汗出怕冷，无发热，神疲乏力，二便正常，颜面浮肿，形体略胖，口唇爪甲发绀，舌质淡暗、苔白腻，脉濡，左下肺可闻及湿性啰音，胸部 X 线片示气管炎、肺气肿。静滴头孢美唑等药，症状不缓解。1953 年患胸膜炎，慢性阻塞性肺疾病 20 年，高血压 15 年，血压控制在 130/85 mmHg。西医诊断：慢性阻塞性肺疾病、高血压。中医诊断：咳喘。证属外寒内饮、肺失宣降。依据"急则治标"的原则，治当疏散表邪、温化水饮、降气平喘，辅以健脾燥湿，以杜生痰之源，以小青龙汤合二陈汤、三子养亲汤加减。处方：炙麻黄 6 g，桂枝 8 g，白芍 15 g，半夏 10 g，五味子 6 g，细辛 6 g，干姜 6 g，陈皮 12 g，茯苓 15 g，紫苏子 10 g，莱菔子 10 g，白芥子 10 g，葶苈子 10 g，生黄芪 20 g，浙贝母 10 g，制百部 10 g，炙甘草 6 g。6 剂，冷水煎，每日 1

剂，嘱其忌食生冷之品。

二诊（5月25日）：

咳嗽咳痰、喘息明显减轻，晨起痰多，为白色黏痰，气短纳差，乏力汗出，动则加重，二便正常，舌质淡暗、苔白腻。前方去三子养亲汤，加防风5 g、炒白术20 g，合为玉屏风散，以益气固表、扶助正气。

三诊（6月7日）：

服上方咳喘渐止，咳痰量明显减少，偶有少量黄脓痰，口干口渴，舌质瘀暗、苔白腻，脉滑。考虑痰饮化热，以及小青龙汤过于温燥，去浙贝母、百部、葶苈子，加瓜蒌15 g、桃仁10 g、炒薏苡仁20 g、冬瓜仁20 g、芦根20 g。清肺化痰，治其肺热。

四诊（6月27日）：

服上方10剂，咳喘止，仍有少量白色清痰，汗多纳差，胃脘痞满，舌质胖大瘀暗、苔薄白腻，脉沉细滑。依据"缓则治本"的原则，以玉屏风散合温胆汤益气固表、健脾化痰。处方：生黄芪30 g，防风10 g，炒白术20 g，陈皮12 g，半夏10 g，茯苓15 g，苍术15 g，紫苏10 g，莱菔子15 g，白芥子7 g，胆南星10 g，枳实10 g，杏仁10 g，淫羊藿15 g，丹参30 g，炙甘草6 g。此方加减服10剂，诸症减轻。

**按**：肺为清虚之脏，主气司呼吸，主宣发肃降，肺又为娇脏，不耐寒热，其生理特点决定了肺只能容纳清气，不能容纳六淫邪气及病理产物，若感受六淫邪气，或脏腑功能失调产生痰浊、水饮等病理产物，壅滞于肺，则影响肺的宣发肃降发为咳喘。单纯外感咳嗽，通过解表宣肺、祛除外邪，咳嗽即止。久治不愈的咳喘，需反复追问病史及发病特点。慢性阻塞性肺疾病、肺心病等有明显的季节性，常在秋冬或冬春气候交替时加重，春夏自然减轻。

咳嗽与五脏六腑的功能密切相关，如《素问·咳论》所言，"五脏六腑皆令人咳，非独肺也"。咳嗽久治不愈，与正气亏虚，兼夹病理产物密切相关。

若脾气虚损，气化不利，痰饮、水湿停聚，气机升降失调，三焦不畅，又感受外邪，"两虚相得"，引动伏邪痰饮，阻滞气机，致肺失宣降，肺气上逆，急性加重，发为咳喘。急性发作期，在解表祛邪的前提下，辨别痰浊的性质尤为关键，随着疾病的发展，痰浊、水饮阻滞气机，气滞血瘀，口唇爪甲瘀暗，舌下脉络迂曲，舌质暗有瘀斑。因此，在温化痰饮、发散表邪的基础上，加活血化瘀药，有利于祛除病理产物，气机通畅，肺气宣降恢复，咳喘可愈。

患者初诊时为咳喘急性加重期，外寒引动痰饮，气机阻滞，肺气不宣，急当疏散表邪、温化寒饮。病情缓解后，以扶正祛邪为主，健脾燥湿以杜生痰之源，辅以降气止咳，预防再次感邪加重，实乃培土生金，治本之法。

# 《黄帝内经》气机升降理论的临床意义

气是构成人体的精微物质，气机升降出入是脏腑气化功能的体现。脏腑化生的气血津液、代谢产生的糟粕，皆通过气机的升降出入进行输布与排泄，维持人体的新陈代谢。若气机升降出入紊乱，脏腑气化功能异常，则产生疾病，《黄帝内经》以气机升降出入理论，阐述脏腑的生理特点、病理变化，确立相应的治则治法，指导临床辨证及用药，至今仍有积极的临床意义。

## 一、气机升降理论的渊源

《素问·六微旨大论》云"出入废，则神机化灭；升降息，则气立孤危。故非出入，则无以生长壮老已；非升降，则无以生长化收藏。是以，升降出入，无器不有"，气机升降出入是人体脏腑气化的基本形式，伴随生命的始终。精微的输布、糟粕的排出，依赖于气机的升降出入，是机体吐故纳新的基础。

气机的升降出入相反相成，升降与出入既互相对立，又互相制约，气机升降正常，出入亦正常，反之亦然，《读医随笔》云"无升降则无以为出入，无出入则无以为升降，升降出入互为其枢也"，生理状态下，人体气机升降出入正常，清升浊降，脏腑气化功能正常，保证水谷精微的腐熟、运化、输布，及糟粕传导正常，维持新陈代谢。

人体气化及气机的升降出入，可体现在某个脏腑或多个脏腑之间的升降协调，《素问·经络别论》云"饮入于胃，游溢精气，上输于脾，脾气散精，上归于肺，通调水道，下输膀胱；水精四布，五经并行"，体内津液的代谢依赖于多个脏腑功能协同作用。脏腑不同，升降出入的特性不同，如"五脏者，藏精气而不泻"，以"入"为主，贮藏精气；"六腑者，传化物而不藏"，以"出"为主，排泄糟粕，维持吐故纳新的正常进行。以五脏而言，脾主升清，胃主降浊，肝主升发，肺主肃降等；以六腑而言，小肠泌别清浊，大肠传导糟粕等。

当气机升降失调、出入紊乱时，脏腑气化功能异常，出现病理改变，产生疾病，可表现为单一脏腑或多个脏腑气机升降失调，或升而不降，或降而不升，或出而不入，或入而不出。若升降出入停止，人的生命活动将终结，"出入废则神机化灭，升降息则气立孤矣"。

### 二、气机升降失调的病机

中医的疾病观认为脏腑阴阳调和，气机升降出入有序，即为健康。若六淫、七情、饮食、劳倦太过，脏腑气化功能紊乱，气机升降失调，则产生诸多病证，《素问·举痛论》云"百病生于气也"，如外感六淫邪气不同，气机失调的病机特点不同，临床表现亦不相同，"寒则气收，炅则气泄"。情志失调，脏腑气机逆乱，升降失调，《素问·举痛论》云"怒则气上，喜则气缓，悲则气消，恐则气下，惊则气乱，思则气结"，可见，气机升降失调可表现为升而不降或降而不升等方面。

人体是一个有机的整体，五脏六腑各有升降，生理功能不同，升降出入的趋势及特点不同，《素问·至真要大论》云："诸气膹郁，皆属于肺……诸厥固泄，皆属于下。诸痿喘呕，皆属于上……诸逆冲上，皆属于火。"脏腑生理功能不同，气机升降特点不同，如肝主疏泄，其性主升，疏通全身气机；脾胃为后天之本，人体气机升降的枢纽，脾主运化，其气宜升，胃主腐熟，其气宜降等。

若脏腑气机升降失调，气化功能失常则产生疾病，《素问·阴阳应象大论》云："清气在下，则生飧泄；浊气在上，则生䐜胀，此阴阳反作，病之逆从也。"脾气亏虚，清阳不升，精微下泄，浊阴不降，胃气上逆，气机升降失调，临床常见慢性泄泻、腹部胀满，治以健脾益气，升举清阳，恢复脾运，不可盲目使用涩肠止泻之品，以防闭门留寇；恶心欲吐、反酸呃逆、嗳气频频，治以和降胃气。因此，气机升降失调，出入亦失常，脏腑气化功能紊乱。胃气降浊，脾气升清，脾升胃降的功能方相辅相成。

### 三、协调气机升降

气机升降出入失常是多种疑难杂症的基本病机，《黄帝内经》依据气机升降理论，确立了诸多治则治法，旨在启迪后学，《素问·阴阳应象大论》云"其高者，因而越之，其下者，引而竭之，中满者，泻之于内"，《素问·至真要大论》云"惊者平之，结者散之，散者收之，上者下之"，针对其气机升降出入失调的病机特点，指出顺应脏腑升降之性，因势利导，复其本位。

后世医家在此基础上，传承并发扬了气机升降出入理论，依据病位、病机，因势利导，调畅气机，辨证施治，创制相应的方剂，如《金匮要略·呕吐哕下利病脉证治第十七》所谓"呕而肠鸣，心下痞者，半夏泻心汤主之"，此乃脾湿胃热，阻滞气机，导致气机升降失常，脾不升清，胃不降浊，出现心下痞满、嘈杂呃逆、肠鸣下利等证，张仲景以半夏泻心汤辛开、苦降、甘调，斡旋中焦，祛除湿热邪气，使气机升降恢复正常。李东垣在升降出入理论指导下，详细阐发了气机升降理论，认为五脏六腑的升降运动是以脾升胃降为枢纽，通过升发清阳之气，浊阴之气自降。叶天士强调"纳食主胃，运化主脾，脾宜升则健，胃宜降则和"，强调脾主运化，主升清；胃主腐熟，主降浊。吴鞠通治疗湿热弥漫三焦，阻滞气机者，治以分消三焦湿热，调畅气机升降，创制三仁汤"开上、畅中、渗下"，后世称之为分消走泄法。可见，调畅气机的升降出入，有利于祛除病理产物。

### 四、指导辨证用药

气机升降出入理论不仅指导临床辨证，对于遣方用药亦有积极的指导意义，中药具有四气五味、升降沉浮之性，反映了药物的作用趋势，中医在辨证论治的基础上，借助药物的偏性，纠正气机升降紊乱，使脏腑气机恢复动态平衡。《黄帝内经》多篇论述了药物升降浮沉的特性，如《素问·阴阳应象大论》所言"辛甘发散为阳，酸苦涌泄为阴""阴味出下窍，阳气出上窍，味厚者为阴，薄者阴之阳。气厚者为阳，薄为阳之阴，味厚则泄，薄则通。气薄则发泄，厚则发热"，指出依据药物的偏性，因势利导，调畅气机，恢复气机升降出入的平衡。

后世医家遵从《黄帝内经》气机升降出入理论，依据病机、病性、病位的不同，创制新法，研制新方，如张仲景的桂枝汤、麻黄汤、承气汤、小柴胡汤等，均在气机升降出入理论指导下，依据药物的四气五味、升降浮沉的特性，巧妙配伍而成，对中医学的发展产生极大的影响。

张元素依据气机升降出入理论，根据药物的四气五味、升降浮沉特点，提出"用药法象论"、归经及引经报使理论，遣方用药更具有针对性，使药达病所，提高临床疗效。

### 五、临床心悟

人体是一个有机整体，无论脏腑本身，还是脏腑之间，均存在气机的升降出入运动，相互为用，相互制约，以维持新陈代谢。脏腑气机升降出入失常时，治当因势利导，调畅气机的升降出入。

临床依据病因病机的特点、涉及的脏腑，在辨证的基础上，依据脏腑的生理功能，顺应脏腑气机升降出入的特性以及脏腑之间的生克关系，结合药物的升降浮沉的特性，因势利导，合理组方用药，恢复脏腑气机的升降。如肺为清虚之脏，主气，司呼吸，既宣发主升，又肃降主降，吸入清气，呼出浊气，维持吐故纳新，若感受六淫之邪，阻滞气机，肺气不降反上逆，见咳喘等证，此时采用疏解表邪、宣降肺气法，使邪气从表而解，肺气的宣发肃降功能恢复，咳喘自愈。在治疗外感咳嗽时，以祛除表邪为先，根据兼夹证的性质，进行加减，同时合用行气、降气之品，恢复肺气宣发肃降功能，不可盲目使用敛肺止咳之品，以免闭门留寇，病必不除。

临床以调整脏腑气机升降出入为治疗原则，顺应脏腑气机升降的特性，结合药物的升降沉浮之性，因势利导，合理遣方用药，使脏腑气机升降有序，则百病不生。

### 病案举例

## 呃逆（贲门癌术后）案

**提要：** 本案患者为贲门癌术后，胃脘胀满疼痛，呃逆反酸，频繁呕吐，证属湿热内蕴，气机阻滞，升降失调，胃气上逆，以半夏泻心汤、左金丸、旋覆代赭汤加减，辛开苦降、清热祛湿，调畅气机，恢复升降。

魏某，女，72岁，已婚，农民。

初诊：2019年9月3日。

主诉：反复胃脘疼痛10年，加重伴呃逆15天。

10年前患慢性萎缩性胃炎，长期服复方铝酸铋等药，胃痛反复发作。2018年3月因胃脘疼痛，纳差消瘦，体重下降20 kg，确诊为贲门癌，行手术根治并化疗，术后身体虚弱，纳食减少，反酸嗳气，长期服奥美拉唑、果胶铋等药。15天前出现胃脘胀满疼痛，呃逆反酸，恶心呕吐，嗳气纳差，夜寐不安，夜尿频多，一夜6~8次，无尿痛，前额疼痛，汗出怕冷，反复感冒，周身酸困疼痛，大便干燥，4~5 日 1 行，尿常规示：白细胞（+++），尿蛋白（+）。既往有高血压 22 年。形体极度消瘦，面色晦暗，双目凹陷，语声低微，神疲乏力，呃声连连，舌边尖红、苔薄白腻，脉沉弱无力。西医诊断：贲门癌术后、慢性胃炎、泌尿系感染、高血压。中医诊断：呃逆。此为湿热内蕴，气机阻滞，升降失司，胃气上逆所致。治当清热祛湿、和胃降逆，方拟半夏泻心汤、左金丸、旋覆代赭汤加减。处方：黄芩 10 g，黄连 6 g，半夏 12 g，干姜 10 g，旋覆花 10 g（包煎），代赭石 30 g（先煎），杏仁 15 g，吴茱萸 6 g，丁香 6 g，白芍 30 g，鸡内金 30 g，神曲 30 g，炒麦芽 30 g，川芎 20 g，升麻 10 g，葛根 24 g，炙甘草 6 g。6 剂，冷水煎，每日 1 剂，分 2 次温服，嘱其忌食生冷之品。

二诊（9 月 10 日）：

恶心呕吐、呃逆反酸明显减轻，可以进食少量半流质饮食，额头痛减轻，偶有胃脘疼痛牵及两胁，气短叹息，夜尿 3~4 次，大便正常，舌边尖红、苔薄白腻，脉弦细。上方加川楝子 10 g、延胡索 10 g 以疏肝理气，继服 6 剂。

三诊（9 月 24 日）：

呕吐呃逆消失，胃脘及两胁胀痛减轻，午后明显，纳差反酸，前额疼痛减轻，偶有头昏耳鸣，小便淡黄，复查尿常规正常，舌尖红、苔薄白，脉濡。前方去丁香，黄连减至 5 g，继服 7 剂。

四诊（10 月 15 日）：

胃脘及两胁疼痛减轻，纳食较前明显增加，神疲乏力，前额疼痛伴脑鸣，舌质红、苔薄白，脉弦细。调整处方：黄芩 10 g，黄连 5 g，吴茱萸 6 g，姜半夏 12 g，旋覆花 10 g，代赭石 30 g（先煎），川楝子 10 g，延胡索 10 g，桂枝 15 g，白芍 30 g，焦三仙各 30 g，鸡内金 30 g，川芎 20 g，葛根 24 g，升麻 10 g，炙甘草 6 g。继服 6 剂。

五诊（10 月 22 日）：

胃脘及两胁无胀痛，前额疼痛减轻，仍呃逆反酸，神疲乏力，纳食正常，二便正常，舌尖红、苔薄白，脉弦细数。前方去桂枝、白芍、川楝子、延胡索，加海螵蛸 15 g、瓦楞子 15 g（先煎）、蒲公英 15 g、太子参 30 g。继服 7 剂。

六诊（10 月 31 日）：

乏力改善，仍反酸不已，胃脘无疼痛胀满，二便正常，时有头痛，舌脉同前。前方海螵蛸增至 20 g、瓦楞子增至 20 g（先煎），加蔓荆子 12 g，继服 6 剂。

七诊（11 月 12 日）：

嗳气消失，反酸减轻，呃逆缓解，仍有前额头痛，汗出不怕冷，神疲乏力，大便每日 2 行，舌质淡红、苔薄白，脉弦，血压 138/80 mmHg。上方去旋覆花、代赭石，加藁本 12 g、白芷 12 g，继服 6 剂。

八诊（11 月 19 日）：

前额头痛减轻，无胃脘疼痛，无呃逆嗳气，无呕吐，偶有反酸，时有乏力，纳食正常，二便正常，眠中易醒，舌质淡红、苔薄白，脉沉。上方去黄芩，加生黄芪 30 g，继服 6 剂。

九诊（11 月 26 日）：

前额疼痛减轻，时有头昏蒙，纳食量少，偶有反酸，大便正常，舌边尖红、苔白微腻，脉濡。调整处方：葛根 24 g，升麻 6 g，鸡内金 30 g，神曲 30 g，麦芽 30 g，山楂 30 g，川芎 20 g，吴茱萸 6 g，半夏 12 g，黄连 3 g，蔓荆子 12 g，藁本 12 g，黄芪 30 g，蒲黄 10 g（包煎），白芷 12 g，太子参 30 g，炙甘草 6 g。10 剂，冷水煎服，每日 1 剂，目前仍在治疗中。

**按：**患者为慢性萎缩性胃炎、贲门癌，行手术根治并化疗，后呃声连连，恶心呕吐，不能进食，胃脘疼痛连及两胁，反酸嗳气，额头疼痛，神疲乏力，形体消瘦，小便频数，舌边尖红、苔白厚腻，脉沉弱无力。证属"呃逆"，乃湿热内蕴，阻滞气机，脾胃气机，升降失调，胃气上逆。中焦脾胃为人体气机的枢纽，生理状态下，胃主受纳腐熟，以降为顺；脾主运化输布，以升为和。若饮食不节、情志不畅或病久不愈，损伤脾胃，腐熟、运化功能失常，水谷不化精微，反生水湿、痰浊，郁久化热，湿热阻滞中焦，气机升降失常，脾不升清，胃不降浊，胃气上逆，如《素问·阴阳应象大论》云"清气在下，则生飧泄；浊气在上，则生䐜胀"；同时，湿热阻滞，升降失调，影响肝气疏泄，气机不畅，胃脘疼痛连及两胁。病机关键是湿热阻滞，气机升降失常，以半夏泻心汤辛开苦降，清热祛湿，恢复升降；合左金丸、旋覆代赭汤疏肝清热、和胃降逆。湿去热清，中焦气机畅达，病证缓解。前额疼痛不减，辨证基础上加升麻、葛根、白芷等阳明经引经药，使药达病所而取效，患者目前尚在治疗中。

# "魄门亦为五脏使"的临床意义

《素问·五脏别论》云"魄门亦为五脏使，水谷不得久藏"，说明了魄门的启闭与脏腑气化功能密切相关，五脏六腑支配魄门的启闭，魄门定时启闭，及时排泄糟粕，使气机升降出入有序，保障脏腑气化功能正常进行。若魄门启闭失常，六腑传导失司，则脏腑气化功能失调，产生疾病，因此，临床调节魄门与脏腑的关系，有积极的临床意义。

## 一、魄门启闭的原理

魄门即肛门，是传化糟粕的器官之一，水谷代谢产物排出的门户。魄门具有定时开启以排出糟粕的功能，与大肠的传导功能直接相关。《素问·灵兰秘典论》云："大肠者，传导之官，变化出焉。"大肠传导功能正常，魄门的启闭有度。若大肠传导太过，魄门开而不合，可导致泄泻、便溏、完谷不化等；大肠传导不及，魄门合而不开，则见便秘、腹胀等病证。

魄门启闭不仅与大肠相关，也受五脏之气的调节，魄门的启闭反映了五脏的气化功能，故"魄门亦为五脏使"，基于心神的主宰、肝气的条达、脾气的升清、肺气的宣降、肾气的开阖，魄门的启闭方能不失其常，因此，五脏具有调控魄门启闭、传导糟粕的功能。同时，魄门的正常启闭，也反映了脏腑气化功能，影响气机的升降，魄门定时排泄糟粕，保障气机升降出入有序，五脏气化功能正常有序进行，如《类经》所言，"虽诸府糟粕固由其泻，而脏气升降亦赖以调，故亦为五脏使"。

"魄门亦为五脏使"，反映了魄门与五脏之间存在相辅相成的关系，共同完成饮食水谷的腐熟、运化、输布，以及糟粕的传导、排泄，保障吐故纳新的有序进行。魄门的功能反映了脏腑的气化状况。

## 二、魄门与五脏关系

生理状态下魄门与脏腑功能密切相关，病理状态下相互影响。魄门是人体气机升降出入的主要门户，反映了脏腑气化功能。魄门的启闭及糟粕排泄正常，气机升降有序，则脏腑气化及吐故纳新正常。同时，脏腑主宰魄门的启闭，五脏升降协调，气机通畅，则魄门开阖有度，糟粕排出正常，若魄门启闭异常，则表明五脏气化功能失常，气机升降紊乱。

1. 心与魄门

魄门的启闭赖于心神的主宰。《素问·灵兰秘典论》云："心者，君主之官，神明出焉……主不明则十二官危，使道闭塞不通，形乃大伤。"心主神志，具有协调脏腑的功能，心主神的功能正常，则魄门启闭正常，糟粕定时排出；若心神失常，气机升降失调，魄门失去心神的调控，则出现大便失禁或便秘。同时，魄门启闭异常，亦会影响心神，如阳明腑实，糟粕与燥热结于肠腑，燥热扰心，出现失眠心烦、躁扰不宁等，张仲景以承气汤通腑泄热，使腑实糟粕祛除，心神无扰，吴鞠通针对温热邪气伤津耗液，热入营阴，扰动心神，以牛黄承气汤清营养阴、通腑泄热。

2. 肺与魄门

肺主气，与大肠相表里，大肠的传导功能及魄门的启闭依赖于肺气宣肃的畅通。肺气宣降正常，则大肠传导有力，魄门启闭正常；若肺气亏虚，肃降无力，则大肠传导失常，魄门开启无力，排便无力，而致气虚便秘，当治以补益肺气、恢复宣降，则魄门开启有力；肺为清虚之脏，若六淫邪气侵袭，或病理产物蓄结于肺，致肺气不降，则大肠传导失司，魄门启闭失常，亦见便秘，当治以祛除六淫邪气或病理产物、恢复肺气宣降功能为主。相反，魄门的启闭、肠腑传导功能异常，亦可影响肺的宣肃，若传导失司，糟粕不行，大便不通，则肺失宣降，肺气上逆，导致咳嗽、咳喘，吴鞠通以宣白承气汤通腑泄浊则、宣肺平喘。

3. 脾与魄门

"脾宜升则健"，脾主运化，主升清，将水谷精微输布于全身，胃主受纳腐熟、主降浊，将水谷代谢的糟粕传导于肠腑，排出体外，脾升胃降功能正常，则魄门的启闭有序。

《素问·阴阳应象大论》云："清气在下则生飧泄，浊气在上则生膜胀。"若饮食不节，损伤脾胃，运化失司，清阳不升，脾气下陷，魄门开而不阖，出现飧泄、便溏、完谷不化、下利清谷，应治以健脾益气、升举清阳；若脾胃阳虚，寒湿下注，形寒肢冷，当温中散寒，以理中汤加减；若过食辛辣刺激等品，胃热炽盛，阻滞气机，胃气不降，肠腑传导失司，魄门阖而不开，出现大便秘结、腹部胀满、恶心呕吐，治当泄热通腑，以承气汤通腑泄热。

4. 肝与魄门

肝主疏泄，调畅气机，肝气条达，则气机升降出入有序，大肠传导及魄门启闭正常。若肝气郁结，肝失疏泄，则气机升降失调，大肠传导失司，魄门启闭失调，出现胸胁满闷、腹部胀满、肠鸣腹泻，或大便秘结，治以疏肝理气、调畅气机。《伤寒论》第230条云"阳明病，胁下硬满，不大便而呕，舌上白苔者，可与小柴胡汤。上焦得通，津液得下，胃气因和，身濈然汗出而解"，以小柴胡汤调畅少阳枢机，恢复大肠传导及魄门启闭之职。

5. 肾与魄门

肾开窍于二阴，"为胃之关也"，主司二便，大肠的传导、魄门的启闭与肾密切相关，肾阳温煦、肾精滋润、肾气开阖正常，则魄门启闭有度。若肾阳亏虚，肾气不足，固摄无力，开而不阖，则泄泻无度、形寒肢冷，常以四神丸、四逆汤温阳止泻；阳虚寒凝，气机阻滞，传导无力，阖而不开，则大便秘结、排便困难、小便清长、腰膝酸软，不可单用通腑之品，以免更伤阳气，以大黄附子汤温肾通腑；若肾阴亏虚，肾精不足，肠道失润，大肠传导无力，无水舟停，致大便秘结，以左归丸、增液汤滋补肾精、增水行舟。

### 三、临床意义

"魄门亦为五脏使"，强调了魄门与五脏的关系。生理条件下，五脏主司魄门的启闭，魄门为五脏糟粕排泄的关口，保障五脏气机调畅，是新陈代谢得以顺利进行的必要条件，魄门启闭反映五脏的气化功能。病理条件下，魄门的功能异常，反映了五脏功能失调，故魄门的病变，常从五脏论治，询问大便的正常与否，对外感、内伤疾病的诊断和治疗均具有重要意义。

首先，魄门启闭功能反映了脏腑功能，其受五脏调节，魄门开阖失常，反映了脏腑的功能失调，如《素问·玉机真藏论》谓"凡治病，必察其下，适其脉，观其志意……"在诊治疾病时，观察大便通利与否，以了解脏腑气化功能的状况，详察病机，求其所属，判断疾病的虚实寒热，对推测病情具有重要意义。

其次，魄门启闭失常，出现泄泻、便秘或大便形状的改变，当"谨守病机，各司其属"，针对五脏功能低下或亢旺的不同，调理五脏功能，恢复魄门开阖启闭。如肝失疏泄，克伐脾土，使脾胃运化失司，气机升降失调，魄门开合失度，出现肠鸣泄泻，方以逍遥散或痛泻要方加减化裁等。若阴血不足，肠道失濡，魄门难启，大便干结如羊屎、腹部胀满，治当增水行舟，方以增液汤加减。若久泻不止，中气下陷，魄门有下坠感者，以补中益气汤升阳举陷。若脾阳亏虚，寒湿内生，湿邪下注，水谷夹杂而下，魄门启闭失司，下利清谷，治当温脾祛湿，方以附子理中汤、参苓白术散加减。若肺气虚导致的便秘，治当补肺益气通便，方选黄芪汤。若肾阳亏虚，命门火衰，温煦无权而导致泄泻，治当温补肾阳、涩肠止泻，方用四神丸、四逆汤加减等。

再次，五脏病变，通过调解魄门启闭开阖功能，及时排出糟粕及病理产物，使气机升降出入有序，有利于疾病的恢复。如痰火扰心证，以礞石滚痰丸、承气汤通腑泄热、祛痰开窍；痰热蕴肺，肺气上逆，腑气不通者，以宣白承气汤泄热祛痰等。

综上所述，"魄门亦为五脏使"，魄门的启闭、大便的排泄，依赖于脏腑的主宰，五脏六腑功能协调，气机升降有序，则大肠传导正常，魄门启闭有度，可维持正常新陈代谢。

**病案举例**

### 痞满（肠梗阻术后）案

**提要：**本案乃七旬老人急性肠梗阻术后3个月，魄门启闭失调，闭而不开，出现上腹胀满疼痛，恶心纳差，大便秘结，证属胃阴不足、肝胃不和、本虚标实，本着"间者并行"的原则，以益胃汤、小柴胡汤加减，养阴清热、疏肝行气、标本同治而获效。

岳某，女，70岁，已婚，退休。

初诊：2018年1月3日。

主诉：上腹胀满疼痛，排便困难3个月。

患者3个月前因饮食不慎，致上腹胀满疼痛，连及脐周，恶心欲吐，纳差少食，大便不通，5日1行，矢气频频，确诊为急性肠梗阻，行手术治疗后，仍感腹部胀满疼痛，恶心欲吐，嗳气纳差，无反酸，口干口渴，心情烦躁，神疲乏力，小便黄赤，大便干燥，2日1行，睡眠正常，面色萎黄无泽，形体消瘦，轮椅推入诊室，语声低微，腹部平软，无压痛，肠鸣音正常，舌体瘦小、色暗红、无苔，脉沉细无力。既往有慢性胃炎、胃下垂病史20年，长期服中药调理，血压120/80 mmHg，心电图、上腹部彩超、腹部平片示正常。西医诊断：肠梗阻术后、慢性胃炎、胃下垂。中医诊断：痞满，证属胃阴亏虚、肝热犯胃。治当养阴清热、疏肝和胃，标本兼顾，以益胃汤合小柴胡汤加减。处方：沙参 10 g，麦冬 15 g，生地黄 15 g，玉竹 10 g，竹茹 10 g，柴胡 12 g，黄芩 10 g，川楝子 10 g，延胡索 10 g，郁金 10 g，鸡内金 20 g，神曲 10 g，麦芽 20 g，焦山楂 20 g，生甘草 6 g。3 剂，冷水煎，每日 1 剂，分 2 次温服。嘱其忌食羊肉及辛辣之品。

二诊（1 月 6 日）：

服前方后，恶心嗳气、腹胀腹痛减轻，无呕吐，食欲增加，大便 2 日 1 行，乏力、口干未改善，舌质红、少苔少津。此乃气阴两伤之候，上方减竹茹，加太子参 20 g、五味子 6 g 以益气养阴、扶正祛邪。6 剂，冷水煎服。

三诊（1 月 15 日）：

纳食增加，神疲乏力，大便仍然干燥，排便困难，2 日 1 行，恐惧再次肠梗阻，每次排便必以开塞露纳肛，舌体瘦小、色绛红、无苔，脉沉无力。遵吴鞠通"增水行舟"法，上方去川楝子、延胡索、郁金、鸡内金、神曲、麦芽、焦山楂，加大黄 9 g（后下），芒硝 6 g（后下），玄参 24 g，生地黄 30 g，麦冬加至 24 g。6 剂。冷水煎服。

四诊（1 月 24 日）：

大便通畅，每日 1 行，腹胀完全消失，纳食增加，时有口干乏力，舌质淡红、少苔，脉沉细。上方去攻伐之大黄、芒硝，加黄芪 30 g，继服 7 剂，诸证皆去。

**按**：急性肠梗阻属于外科急腹症，目前多以手术及胃肠减压为主，患者为七旬老人，旧有宿疾，急性肠梗阻术后 3 个月，脏腑功能虚损，胃阴亏虚，运化失司，肝失疏泄，气郁化热，肝气犯胃，气机升降失调，胃气上逆，同时阴津不足，肠腑失润，无水舟停，魄门闭而不开，则见腹部胀满疼痛，恶心嗳气，纳差少食，大便干燥，口干口渴，心情烦躁，小便黄，面色萎黄无泽，语声低微，形体消瘦，舌体瘦小、色暗红、无苔少津，脉沉细无力。证属胃阴不足、肝胃不和、本虚标实，本着"间者并行"的原则，标本同治，以益胃汤合小柴胡汤加减，养阴清热、疏肝和胃、标本兼顾。《伤寒论》第 230 条谓："阳明病，胁下硬满，不大便而呕，舌上白苔，可与小柴胡汤。上焦得通，津液得下，胃气因和，身濈然汗出而解也。"小柴胡汤疏利气机、畅达三焦，津液输布下行，肠道得润，腹胀得解。药后嗳气恶心、腹胀腹痛减轻，食欲增加，乏力口干未改善，大便干结，数日 1 行，整日忧心不已，恐再次手术，此为胃阴亏虚，肠腑热结，无水舟停。《温病条辨·中焦篇》第 17 条云"津液不足，无水舟停，间服增液，再不下者，增液承气汤主之"，本案合用增液承气汤，增水行舟、通腑泄热，药后大便通畅，每日 1 行，腹胀完全消失，纳食增加，略感口干，舌质淡红、少苔，脉沉细。遵仲景"衰其大半而止"的原则，去大黄、芒硝攻伐之品，以益胃汤合增液汤，并加黄芪及生脉散，养阴补气、扶正祛邪，取效较佳。

# "有故无殒，亦无殒"的启发

《素问·六元正纪大论》谓"有故无殒，亦无殒也……大积大聚，其可犯也，衰其大半而止，过者死"，原文指妇女妊娠期间，兼有癥瘕积聚的治疗原则，可以峻烈之药攻邪，只要方证相符，邪去胎安，母婴无损，但强调中病即止，以免损伤胎气。后世医家将其理论推而广之，治疗疑难杂症亦遵循"有故无殒，亦无殒"的原则，以峻猛之药攻逐病邪及病理产物，使邪去正安，对临床有广泛的指导意义。

## 一、"有故无殒，亦无殒"的内涵

中医认为，外感六淫及饮食、情志、劳伤等因素作用于机体，导致脏腑气化功能失调，易产生痰浊、湿热、瘀血等病理产物，郁而不去，致气血运行不畅，气滞血瘀，形成痰核、瘰疬、癥瘕、积聚等病，病久不愈，耗伤正气，治疗时遵循"急则治标，缓则治本"的原则，有是证用是药，借助药物的偏性调节邪正的偏盛偏衰，以药性峻猛之品攻逐邪气及有形的病理产物，使邪去正安，恢复脏腑气化功能。

俗话说"是药三分毒"，任何药物都具有偏性，临床借助药物的偏性纠正脏腑阴阳的偏盛偏衰，祛邪扶正，只要方证相应、药证相符，则可邪去正安，疾病痊愈，《景岳全书》谓"药以治病，因毒为能，所谓毒者，因气味之有偏也……所以去人之邪气"。患者的体质、疾病的状态以及医生辨证水平，都会影响药物疗效的发挥及不良反应的发生，邪实或正虚时，医生若能及时准确判断病机，确立治则，精准用药，则药物作用于机体时，表现的是治疗作用，祛邪不伤正；若辨证有误，虽无毒的上品药，亦会损伤机体。时下，不加辨证，盲目使用补品，不仅治疗无效，反而产生副作用，如口舌生疮、儿童性早熟等，皆因药物过敏所致。

《素问·六元正纪大论》云"有故无殒，亦无殒"，其内涵不单是妊娠积聚的治疗准则，更强调的是药与证之间的关系，以实邪为主的病证，先去其邪，邪去而正安，临床可广泛用于内科多种疾病中，尤其是病机复杂的疑难杂症，在辨证准确的前提下，有是证用是药，有胆有识，不可拘于成见，谈药色变，贻误病机。

在具体应用时，应审时度势，药性峻猛之品不可过用久用，应中病即止，如《素问·五常政大论》谓"大毒治病，十去其六，常毒治病，十去其七，小毒治病，十去七八，无毒治病，十去其九，谷肉果菜，食养尽之，无使过之，伤其正也"。

中医的养生观、疾病观认为人体阴阳调和，五脏六腑气化功能正常，只需要食用谷物、蔬菜、水果等调养生息，适当锻炼，不主张服用带有偏性的药物，如《素问·藏气法时论》云"毒药攻邪，五谷为养，五果为助，五畜为益，五菜为充，气味合而服之，以补精益气"。若饮食、劳倦失宜，损伤正气，六淫邪气侵袭，阴阳失和，脏腑功能失调时，则需要借助药物的偏性或峻猛之性，祛除实邪，扶助正气。

许多患者就诊时常言电视、报纸讲某药有肝毒性、肾毒性等，医生所开具的处方不能加此药，更有甚者，患者畏惧药物的毒副作用，强忍病痛，讳疾忌医，使病情迁延不愈，或出现严重的并发症，医生若是迎合患者的喜恶，治疗必无效验。

笔者临床针对寒湿痹阻筋骨的尪痹，出现关节僵硬变形、疼痛剧烈、活动受限，常以附子、川乌、草乌、细辛等药性峻猛之品温阳祛寒、蠲痹止痛，可以迅速缓解症状；水蛭、蜂房、守宫、虻虫等破血逐瘀、通络止痛等。如治疗甲状腺结节、乳腺增生、子宫肌瘤、恶性肿瘤，常用黄药子、三棱、莪术、土鳖虫等药破血逐瘀、软坚散结，"有故无殒，亦无殒"，临床观察只要辨证准确，药证相符，无副作用及肝肾损害。

### 二、临床启发

"有故无殒，亦无殒"的核心思想是针对病证、病机，以峻猛攻伐类药物治疗，有是证用是药，以求方证相应，临床如何避免或减轻峻猛药物的毒副作用，保障疗效，笔者有以下体会。

1. 详审病机，辨证精确

首先，广泛收集四诊资料，运用中医经典理论，辨别疾病的病因病机，包括病性、病位、病势等，依据患者体质、病史、病机的阴阳表里、寒热虚实等属性，确定治则治法，遣方用药。妊娠、哺乳期妇女及儿童、老人等特殊群体，在辨证无误的基础上，针对病机精确用药，协同增效，"有故无殒，亦无殒"，以保证疗效。不可畏惧药物的偏性，贻误病情。

2. 巧妙配伍，增效减毒

中医以复方治病为特色，药物之间有相须、相使、相畏等关系，通过相关药物的配伍，可以减毒增效，如治疗阳虚寒凝，脏腑功能低下的病证，附子为必用之品，临床应用附子时，应从小量开始，逐步加量，久煎去毒。附子无姜不热，常配伍干姜或生姜，助附子温阳散寒，佐制附子之毒，避免附子中毒，治疗有效后，中病即止，以免克伐正气。

3. 斟酌剂量，中病即止

中药有毒类药物，如马兜铃、关木通、龙胆草、青木香等，单味药应用有肾毒性，临床应严格掌握用药剂量，合理配伍，小剂量、短时间使用，中病即止，不可过用，以免败伤人体正气。

临床用药必须在中医理论的指导下，辨证施治，遣方用药。若不加辨证，仅以现代药理研究指导用药，必然无效。如治疗肺炎，若不辨阴阳表里、寒热虚实，认为炎症是热毒所致，仅以鱼腥草、蒲公英、白花蛇舌草等药清热解毒、抗菌消炎，对于年老体弱的少阴寒化证，等于是雪上加霜，置人于死地，如《伤寒论》所谓"一逆尚引日，再逆促命期"，反复误治，加重病情。

时下随着社会的发展，网络信息的迅速传播，许多人不加辨证，听从网络科普，盲目服用人参、黄芪、三七、玛卡、灵芝孢子粉等药，不仅使中药资源被大量浪费，还出现许多如肝肾功能损害、儿童性早熟等副作用。《素问·至真要大论》云"久而增气，物化之常也，气增而久，夭之由也"，人参、黄芪为渴补之品，适用于气虚、阳虚之人，如阳旺之人食之，势必火上浇油，出现烦躁心悸等证。《素问·阴阳应象大论》云"壮火之气衰，少火之气旺，壮火食气，气食少火，壮火散气，少火生气"，三七为活血之品，适用于瘀血阻滞之人，如单纯气虚、阳虚之人服之，必然耗伤正气，出现神疲乏力等症。可见，任何药物都有其适应证，有是证用是药，不可盲目服用，服之不当，势必产生新的病证。

因此，"有故无殒，亦无殒"强调在辨证论治的前提下，正确认识药物的偏性及中药的毒副作用，有是证用是药，借助药物的偏性，纠正脏腑功能的偏盛偏衰，使其恢复阴阳和调、脏腑气化功能正常的状态。

**病案举例**

## 尪痹（类风湿性关节炎）案

**提要：**本案患者类风湿性关节炎 9 年，四肢关节变形，疼痛剧烈，晨僵时间久，关节活动严重受限，生活不能自理，心烦急躁，因不能耐受免疫抑制剂及激素的副作用，求治于中医。证属寒湿痹阻、湿热内蕴，"不通则痛"，以乌头汤合桂枝芍药知母汤，散寒止痛、除湿清热，遵循"有故无殒，亦无殒"的原则，以附子、川乌、细辛及虫类药，搜风剔络而取效。

李某，女，51岁，已婚。

初诊：2019年1月3日。

主诉：四肢关节疼痛9年，双手指关节变形3年。

患者平素接触冷水较多，9年前出现四肢关节疼痛，呈走窜性疼痛，遇冷加重，疼痛以双侧手指、足趾、双膝关节为著，双手指关节变形，四肢关节晨僵30 min以上，双手、双膝关节屈伸不利，他院确诊为类风湿性关节炎，曾先后服用雷公藤片、雪莲胶囊、来氟米特、泼尼松等药，服药后反复鼻衄、牙龈肿痛、脱发、周身肿胀，故停药。近3年，四肢关节疼痛逐渐加重，双手、双膝关节肿胀变形严重，屈伸不利，晨僵30 min，遇冷加重，关节活动严重受限，不能自行起卧，伴口苦、口干、口渴，牙龈肿痛，心烦急躁，头晕目眩，手足汗出，后背恶寒，睡眠可，小便色黄，大便干，日1行。表情痛苦，面色萎黄无泽，被人扶入病室，坐下起立均困难，需要搀扶，手指变形，呈梭状，压痛明显，语声低微，活动时呻吟不止，舌质暗、边尖红、苔黄白厚腻有瘀斑，脉细滑数。对青霉素、感冒清胶囊过敏。西医诊断：类风湿性关节炎。中医诊断：尪痹，证属寒湿痹阻、湿热内蕴。此为寒湿侵袭，痹阻经脉，气血运行不畅，"不通则痛"，发为痹证，病久不愈，筋骨失养，"久病必瘀"，痰瘀阻滞，关节变形，活动受限。患者平素性情急躁，肝气郁滞，"五志化火"，湿热内蕴，牙龈肿痛，口干口苦，病机为寒湿阻滞，湿热内蕴，寒热错杂，法当散寒蠲痹、祛湿清热，以乌头汤合桂枝芍药知母汤加减，因其内有湿热，加清热祛湿之品。处方：制川乌9 g（先煎），桂枝10 g，白芍30 g，知母12 g，制附子15 g（先煎），杏仁15 g，细辛6 g，威灵仙20 g，栀子10 g，萆薢15 g，龙胆草10 g，生薏苡仁30 g，黄芩10 g，穿山龙15 g，豆蔻6 g（后下），炙甘草6 g。6剂，水煎服，日1剂，分2次温服，煎药时加生姜3片、红枣4枚、蜂蜜2勺，嘱其避风寒，忌食辛辣刺激及生冷之品。

二诊（1月10日）：

双侧指、趾、膝关节疼痛减轻，晨僵30 min，肢体活动受限，手足心热，手足汗出，牙龈肿痛，鼻衄、出血量多、色暗红，口干口渴，心烦易怒，纳食正常，睡眠可，大便正常，小便色黄，舌脉同前。关节疼痛等症状虽然减轻，湿热加重，前方去川乌、桂枝，附子减至10 g，加石膏30 g、黄连10 g以清热除烦，佐制辛温散寒药的温燥之性，7剂，煎法同前。

三诊（1月18日）：

四肢关节疼痛减轻，翻身及起身时受限，仍需他人搀扶，无鼻衄，牙龈肿痛缓解，口角溃烂，心烦急躁，手足心热，汗出怕冷，饮食正常，大便偏干，2日1行，小便黄。舌质边尖红、苔黄白腻，脉弦滑。证属湿热内蕴、腑气不通，前方加茵陈15 g、酒大黄6 g（后下），与方中栀子合为茵陈蒿汤，以清热利湿、通腑泄浊，7剂，煎法同前。

四诊（1月25日）：

关节疼痛缓解，手足心汗出减少，心烦、躁热减轻，口角溃烂已愈，倦怠乏力，少气懒言，纳食正常，二便正常，舌尖红、苔黄白厚腻，脉濡。前方加黄芪20 g以益气扶正。7剂，煎法同前。

五诊（2月3日）：

关节疼痛减轻，神疲乏力，纳差少食，食后胃脘部胀满，二便正常，舌质红、苔白腻，脉濡。内热渐去，寒湿留滞，前方去石膏、黄连、茵陈、大黄、黄芩、栀子、龙胆草等苦寒之品，加砂仁6 g（后下）、鸡内金30 g、制川乌12 g（先煎），附子加至15 g（先煎），加强温经止痛、散寒祛湿之力，7剂，煎法同前。

六诊（2月14日）：

关节疼痛较前减轻，晨僵15 min，双手双膝活动受限，手足汗出，偶有盗汗，汗后怕风，乏力减轻，纳食正常，小便黄，大便正常，舌质红、苔白腻，脉细。效不更方，前方生黄芪加至 30 g，附子加至 20 g，以温经扶阳、固表止汗，7 剂，煎法同前。

七诊（2 月 24 日）：

手足汗出、汗后怕冷、乏力等诸症减轻，膝关节疼痛较前好转，双手食指、中指疼痛剧烈，呈梭状改变，晨僵 15 min，遇寒加重，时有头晕，二便调，舌质暗红、舌尖红、苔白厚腻，脉濡滑。郁热渐去，针对其病史长，风寒湿邪阻滞经脉，关节变形，活动不利，在辨证基础上，加虫类药祛风搜络，剔除经络间的痰瘀等病理产物，同时加养血通络之品。处方：制川乌 10 g（先煎），制附子 20 g（先煎），细辛 6 g，桂枝 15 g，白芍 30 g，威灵仙 20 g，牛膝 15 g，知母 10 g，地龙 10 g，蜈蚣 1 条，土鳖虫 10 g，全蝎 3 g（冲服），乌梢蛇 10 g，熟地黄 15 g，鸡血藤 30 g，炙甘草 6 g。

八诊（2 月 28 日至今）：

关节疼痛较前明显减轻，生活自理，舌质淡红、苔薄白，脉沉无力。以独活寄生汤补益肝肾、舒筋活络，以图治本。治疗后未再使用激素等药，目前仍在治疗中。

**按：**患者年逾五旬，以四肢关节疼痛、僵硬、活动不利为主证，属中医"尪痹"范畴，因不能耐受免疫抑制剂及激素类药的副作用而就诊。患者因工作原因，感受寒湿之邪，痹阻筋脉，"不通则痛"，四肢关节剧烈疼痛，活动受限，得温则减，遇寒加重。《素问·痹论》谓"风寒湿三气杂至合而为痹也。其风气胜者为行痹，寒气胜者为痛痹，湿气胜者为着痹也"，寒湿痹阻为主要诱因。"邪之所凑，其气必虚"，肝主筋，肾主骨，肝肾精血亏虚，是招致寒湿侵袭的内因，随着病情的迁延，兼夹痰浊、瘀血等病理产物，使病机变得更为复杂，伴关节变形、活动受限。

《金匮要略·中风历节病脉证并治第五》谓"病历节不可屈伸疼痛，乌头汤主之" "诸肢节疼痛,身体魁羸,脚肿如脱,头眩短气,温温欲吐,桂枝芍药知母汤主之",张仲景列举寒湿、风湿痹阻筋骨,导致历节病的病机、主证、方药。本案以寒湿痹阻为主,以乌头汤温经散寒、祛湿止痛;因素体蕴热,性情急躁易怒,病久不愈,亦可化热,以桂枝芍药知母汤疏风散寒、祛湿清热,两方合用加强散寒祛湿之力,使寒湿之邪祛除,经脉通畅,痹证可愈。病程中使用大剂量制川乌、制附子、细辛、桂枝等辛温燥烈之品,散寒除湿、蠲痹止痛。其中制川乌、制附子久煎,祛除乌头碱的毒性,加生姜、红枣、蜂蜜,不仅可以矫味,还可以佐制其温燥之性,减毒增效。

初诊时,外有寒湿邪痹阻,内有湿热内蕴,胶结难解,在温经散寒、祛湿蠲痹的基础上,加少量清热祛湿之品,如黄芩、龙胆草、栀子、黄连苦寒清热利湿;杏仁、豆蔻、薏苡仁、绵萆薢等,行气化湿、分消湿热,使气机畅达,利于寒湿的祛除。

本案病机以邪实为主,故以祛邪为主,病程中针对气虚、肾精不足,加黄芪、熟地黄、鸡血藤等药,益气养血、补益肾精;痹证迁延日久,寒湿、瘀血等病理产物痹阻筋骨,加蜈蚣、地龙、全蝎、僵蚕、蜂房等药,借虫类药搜剔筋络、祛瘀通络。寒湿、痰瘀之邪祛除,病证减轻,则以补益肝肾为主,兼以温经散寒、祛湿通络、扶正祛邪。

# 《素问·汤液醪醴论》的启发

《素问·汤液醪醴论》云"其有不从毫毛而生，五脏阳以竭也，津液充郭，其魄独居……平治于权衡，去宛陈莝，微动四极，温衣，缪刺其处，以复其形，开鬼门，洁净府，精以时服，五阳已布，疏涤五藏"，揭示了水肿病的病机关键是"五脏阳以竭"。五脏阳气不足，脏腑气化功能低下，气机升降失调，阳气阻滞，津液化生及输布失常，聚水为肿，治疗时遵循"平治于权衡，去宛陈莝""疏涤五藏"的原则，通过"开鬼门，洁净府"等方法，平调阴阳，扶正祛邪，祛除水湿、瘀血等病理产物，恢复五脏气化功能，使津液代谢及输布正常，则水肿自消。

## 一、"五脏阳以竭"的病机

《素问·经脉别论》云"饮入于胃，游溢精气，上输于脾，脾气散精，上归于肺，通调水道，下输膀胱，水精四布，五经并行"，揭示了人体津液代谢是多个脏腑相互协调、共同完成的。若外邪侵袭，或劳倦内伤，情志失调，五脏阳气亏虚，脏腑功能失调，气化失司，导致水液生成、输布和排泄障碍，阻遏阳气，水液不循常道输布，泛溢肌肤而为水肿病，日久阳气阻遏，血脉瘀阻，血瘀水停，缠绵难愈，常见于慢性肾脏疾病、甲状腺功能减退、慢性心衰等病，证属本虚标实，以五脏阳气亏虚为本、邪气阻滞阳气为标。

水肿病的形成与多个脏腑功能失调有关，尤与肺、脾、肾、膀胱、三焦功能失调有关，其本在肾。《素问·水热穴论》云"肾者，胃之关也，关门不利，故聚水而从其类也。上下溢于皮肤，故为胕肿，聚水而生病也"，肾为水脏，司气化，主二便，是调节水液代谢和排泄废水的关隘，肾气温煦脏腑，蒸化津液，使清阳之气输布于全身，濡养脏腑百骸，浊阴之气下输于膀胱，排出体外。《类经·疾病类》云："肾主下焦，开窍于二阴，水谷入胃，清者由前阴而出，浊者由后阴而出。肾气化则二阴通，肾气不化则二阴闭，肾气壮则二阴调，肾气虚则二阴不禁，故曰肾者胃之关也。"若肾气不足，气化无力，开阖无权，水湿排出障碍，水湿停聚于体内，泛溢肌肤则为水肿。

肺居上焦，主宣发肃降，通调水道，下输膀胱，为水之上源，参与水液代谢。若肺气亏虚，气化不利，通调水道功能失调，津液代谢失常，则水液停聚，泛溢肌肤而为水肿，如《素问·水热穴论》云"其本在肾，其末在肺，皆积水也"。

脾主运化，通过升清作用，将水谷津液输布于全身，若脾气亏虚，脾失健运，水谷不化精微，反生水湿，水液停聚，困阻脾阳，津液输布障碍，发为水肿。《素问·至真要大论》云"诸湿肿满，皆属于脾"，土克水，其制在脾。

《素问·灵兰秘典论》云"三焦者，决渎之官，水道出焉。膀胱者，州都之官，津液藏焉，气化则能出矣"，三焦是水液、阳气运行输布的通路，气化的场所，三焦气化正常，则水道通利，津液输布正常。若三焦不畅，膀胱气化不利，水液输布及排出障碍，水液停聚发为水肿。《灵枢·五癃津液别》云："阴阳气道不通，四海闭塞，三焦不泻，津液不化，水谷并行肠胃之中，别于回肠，留于下焦，不得渗膀胱，则下焦胀，水溢则为水胀。"可见三焦畅通，气化功能正常，津液代谢正常。

水液的输布，依赖于气机升降出入的正常。肝主疏泄，调畅气机，气行则水行，若肝气疏泄失常，则气机不畅，气滞则水停，而形成水肿病。

可见，水液代谢的正常进行，是在多个脏腑相互协调下共同完成的，离不开脏腑的气化及气机的升降出入，若脏腑功能低下，气化失司，气机升降失调，津液循行的道路阻塞，均可导致水肿。

## 二、水肿病的治疗原则

水肿的核心病机为"五脏阳以竭也"，五脏阳气虚损，脏腑气化功能失调，外邪侵袭或病理产物阻滞，阳气阻遏，气机不畅，水液停聚。"水为阴邪，最易伤阳"，加重阳虚，影响阳气运行输布，因此，以"平治于权衡，去宛陈莝""疏涤五藏"为治疗原则，平调脏腑阴阳，畅达气机，恢复脏腑气化功能，在温阳化气的基础上，针对病理产物阻滞的病机，依据水肿的性质、病位，采取"开鬼门""洁净府"等方法，通过发汗、利小便等措施，攻逐水饮、瘀血等病理产物，疏涤五藏，恢复肺、脾、肾、三焦、膀胱运行水液的功能，使水液输布及排泄正常，利于阳气的宣行，恢复五脏气化功能，使津液代谢及输布正常，水肿自消。

《黄帝内经》揭示水肿病形成的病理机制与"五脏阳以竭"密切相关，脏腑虚损，阳气阻遏，气化失司，是水液代谢失调的主要原因，确立了"平治于权衡，去菀陈莝""疏涤五藏"的原则，列举了"开鬼门""洁净府"等具体方法。张仲景在《黄帝内经》理论指导下，提出了水肿的治疗大法，《金匮要略·水气病脉证并治第十四》云"诸有水者，腰以下肿，当利小便；腰以上肿，当发汗乃愈"，创立了多种治疗方法，如发汗、利小便、峻逐、温阳、宣肺、健脾、补肾等具体措施，创制许多治疗水肿的经方，如麻黄汤、越婢汤、十枣汤、苓桂术甘汤、真武汤、五苓散等，为后世诊治水肿病做出了示范，至今仍有效指导临床实践。

## 三、临证心悟

笔者临床治疗水肿，遵循"平治于权衡，去菀陈莝""疏涤五藏"等原则，采用"开鬼门""洁净府"等方法，协调脏腑阴阳，祛除水饮、瘀血等病理产物，畅达气机，恢复脏腑气化功能，常取佳效。

1. 温阳利水

《金匮要略·痰饮咳嗽病脉证并治第十二》谓"病痰饮者，当以温药和之"，水为阴邪，易伤阳气，得温则化，在"五脏阳以竭"的启发下，临床重视温阳利水，调畅气机，恢复脏腑气化功能；《景岳全书》云"温补即所以化气，气化而愈者，愈出自然；消伐所以逐邪，逐邪而暂愈者"。针对肾阳亏虚，气化无力，水湿泛滥者，临床以真武汤合五苓散加减温阳化气，排出多余的水湿；脾阳亏虚，以苓桂术甘汤合防己黄芪汤健脾益气、淡渗利湿等。

2. 协调脏腑

水肿与肺、脾、肾、三焦、膀胱的脏腑功能失调为主，若肺失宣降，不能通调水道；脾失健运，不能运化水湿；肾失开阖，不能化水行气，皆可造成水肿病，《景岳全书》谓"凡水肿等证，乃肺脾肾相当之病，盖水为至阴，故其本为肾，水化于气，故其标在肺，木畏土，故其制在脾"。临床治疗水肿，常以越婢汤、苓桂术甘汤、真武汤加减，宣肺、健脾、温肾诸法同用，协调脏腑功能，恢复气化，分消水饮。

3. 因势利导

脏腑虚损，气化不利，又逢外邪侵袭，水饮停聚，阻滞气机，水液代谢的通路阻滞，日久不去，导致痰饮、水湿、血瘀等病理产物积聚，加重水肿。因此，依据病位的不同，因势利导，及时祛除病理产物，使气机升降出入正常，有利于脏腑气化功能的恢复，"去宛陈莝""开鬼门""洁净府"均属祛邪治法，颜面浮肿常以宣表发汗为主，下肢浮肿以健脾温肾、淡渗利水为主。在具体应用中，还须根据患者体质的差异，脏腑间的相互关系，进行辨证加减，才能达到预期的效果。

4. 活血化瘀

血脉瘀阻既是病理产物，又是水肿的致病因素。《金匮要略·水气病脉证并治第十四》第19条云"男子则小便不利，女子则经水不通；经为血，血不利则为水，名曰血分"，血水同源，若水肿久治不愈，常兼瘀血阻滞，即水停血瘀，反之，瘀血阻滞，气机不畅，脏腑气化功能失常，津液停聚，即血瘀水停，《张氏医通》谓"血积则津液不布"。治疗顽固性水肿，在发汗、利尿、健脾补肾的基础上，加入如桃仁、丹参、益母草等活血化瘀药，化瘀利水，常收到满意的疗效。慢性肾炎、肾病综合征、肝硬化腹水、慢性心衰所致的水肿病，病史较长，病机复杂，常虚实夹杂，寒热并见，需要攻补兼施，寒热同调，不可拘于一法一方。

## 病案举例

### 水肿（特发性水肿）案

**提要：**本案患者为特发性水肿，实验室检查均正常，以颜面及下肢浮肿为主，腰膝酸软，排尿无力，颧骨处有褐色水斑，无外感表证。证属肾精亏虚，虚热内生，气化不利，本虚标实，以知柏地黄汤合五苓散加减，补益肾精，恢复气化而取效。

马某，女，16岁，未婚，学生。

初诊：2018年12月8日。

主诉：颜面及下肢浮肿2个月。

2个月前出现颜面及下肢浮肿，晨起加重，无外感病史，腰膝酸软，无汗，小便色黄，排尿无力，无尿频、尿急、尿痛，口干喜热饮，心情烦闷，神疲乏力，大便正常，颧骨处有少量褐色水斑，舌质红、少苔少津，脉沉细，多家医院相关检查均正常，有遗尿病史。西医诊断：特发性水肿。中医诊断：水肿。证属肾精不足，气化无力，虚火上炎。法当补肾精、清虚火、助气化，以知柏地黄汤合五苓散加减。处方：知母9 g，黄柏9 g，生地黄24 g，山茱黄 12 g，山药 12 g，茯苓 9 g，牡丹皮 9 g，泽泻 15 g，白术 9 g，桂枝 6 g，车前子 15 g（包煎），生黄芪 15 g，防己 9 g，桑叶 10 g，菊花 9 g。7 剂，冷水煎服，每日 1 剂，分 2 次温服，嘱其忌食生冷、羊肉及辛辣之品。

二诊（12 月 16 日）：

服前药后，颜面及下肢浮肿减轻，腰膝酸软减轻，小便色淡黄，大便正常，仍口渴乏力，舌脉同前。上方去防己、桑叶、菊花，加太子参 20 g、麦冬 15 g、五味子 6 g，以益气养阴。7 剂，冷水煎，每日 1 剂，分 2 次温服。

三诊（12 月 24 日）：

颜面及下肢浮肿明显减轻，颧骨处褐色斑减少，小便正常，时有腰膝酸软，舌质淡红、少苔，脉沉。效不更方，前方继服 7 剂。

四诊（1 月 15 日）：

停药半月，已无浮肿，仍有乏力腰酸，颧骨处褐色斑已褪，小便正常，舌脉同前。上方加工为水丸，每次 10 g，每日 3 次以善后，后因他病复诊，未再出现水肿。

**按：** 患者为特发性水肿，多家医院相关检查均正常，然颜面及下肢浮肿，晨起加重，排尿无力，腰膝酸软，神疲乏力，口渴喜热饮，颧骨处有褐色斑，舌质红、少苔少津，脉沉细。此为肾精不足，气化无力，虚热内生，治当补益肾精、恢复气化，以知柏地黄汤、五苓散、防己黄芪汤加减，标本同治。二诊时神疲乏力，口干口渴，又合生脉饮益气生津。三诊时，浮肿减轻，面部色素斑明显减少，乃为气化恢复，水气渐消，水液代谢及津液输布正常，水肿、水斑皆去。

# 《金匮要略》以病为纲，病证结合的启迪

《金匮要略》是我国现存最早的诊治杂病的专书，创立了理、法、方、药为一体的辨证论治体系，以脏腑经络为基础，通过四诊合参，形成了"以病为纲，病证结合，脉证合参"的诊治体系，其与西医辨病、中医辨证、病证结合的概念不同。张仲景以病为纲，辨病与辨证相结合的诊治模式，充分发挥中医"同病异治""异病同治"的诊治优势，采用个体化的诊疗方式，至今仍有效指导临床实践。

## 一、病证结合的必要性

中医认为，"病"有一定的、可重复性的病因、病位、发病形式、脉证及发展变化规律，能全面动态地反映病理变化。"证"则为证候，指疾病发展过程中，某个阶段若干症状、体征、舌、脉等的综合，反映某阶段病性、病位、病机等。

如《金匮要略》中的"虚劳病"，是一种慢性虚损性疾病，久治不愈，涉及多个脏腑的阴阳、气血亏虚、气化功能低下的病证总和。同是虚劳病，涉及脏腑不同，病机及证候表现不同，如虚劳腰痛、虚劳腹痛、虚劳不得眠等，采取"同病异治"的原则。肾虚腰痛，以肾气丸滋补肾精、温补肾阳、恢复气化为主；脾虚腹痛，以小建中汤温中健脾、和里缓急；虚劳不得眠，以酸枣仁汤养血安神等。虽均为虚劳病，治则治法不同，乃"同病异治"。消渴、脚气病、水气病、转胞等病证，若属肾阳亏虚者，皆以肾气丸温补肾阳，此为"异病同治"。

中医病证结合的思维模式，要从整体出发，确定疾病的范围及所处阶段，首先四诊合参，确立病名诊断，增强针对性，减少盲目性，如徐灵胎所言，"欲知病者，必先识病之名"，在辨病的基础上，依据证候、体质、舌脉，判断该阶段的病因、病机，辨病与辨证相结合，以辨证为主，既掌握疾病的一般规律，又要辨识某阶段疾病的具体情况，才能有的放矢，准确施治。

《金匮要略·肺痿肺痈咳嗽上气病脉证并治第七》云"风中于卫，呼气不入；热过于营，吸而不出……"，揭示了肺痈在不同时期，病机的侧重不同，治疗原则亦不同，早期宜辛凉宣透，清透风热之邪；酿脓期，则以清热解毒、活血消痈为治，此亦属"同病异治"。又如《金匮要略·胸痹心痛短气病脉证治第九》第5条云"胸痹心中痞，留气结在胸，胸满，胁下逆抢心，枳实薤白桂枝汤主之；人参汤亦主之"，同为胸痹病，气滞实证者以枳实薤白桂枝汤宣痹通阳、泄满降气，气滞虚证者以人参汤补气行气。可见，同一种疾病，体质、病位、病机不同，治疗截然不同，亦属于"同病异治"的典范。

同样，肾气丸主治病证，见于《金匮要略》多个篇章中，"虚劳腰痛，少腹拘急，小便不利，八味肾气丸主之""脚气上入，少腹不仁，肾气丸主之""夫短气有微饮，当从小便去之，苓桂术甘汤主之；肾气丸亦主之""男子消渴，小便反多，以饮一斗，小便一斗，肾气丸主之""此名转胞，不得溺……宜肾气丸主之"。肾气丸治疗虚劳腰痛、脚气病、短气微饮、消渴、转胞等，不同的疾病，病名、症状不同，但病机符合肾气亏虚者，皆可以肾气丸治疗，此属"异病同治"。

可见，以病为纲、病证结合的辨证模式，执简驭繁，纲举目张，条理清晰，尤其适用于病机复杂的疑难杂病。

## 二、病证结合的临床应用

以病为纲、病证结合的辨证模式，从"病"的层面，以整体的、动态的、功能的角度，认识疾病发生发展及演变规律，从"证"的层面，认识某个阶段病机、病位、病性的特点，临床病证结合，综合分析，辨证论治，以求方证、病证相应，提高临床疗效。

首先，临床诊治疾病时，要详细询问病史，通过对主证、舌脉、体质等因素的归纳，通过外在的表象，综合分析，以外揣内，审证求因，推测内在脏腑经络的病理变化，临床通过消除病因，使疾病痊愈。

其次，将四诊收集的资料进行归纳，辨别疾病的病名及病机的属性，以阴阳为纲，以脏腑经络的表里、寒热、虚实为核心，阐明病机，法随证立，确立相应的治则治法，方随法出，遣方用药，使辨病与辨证有机地结合起来。可见，辨病、辨证是施治的前提和依据，病机的属性决定了治疗原则。病机不同，治法不同，方药亦不同。

以病为纲，病证结合的诊治思路，可以培养中医思维，拓展临床思路，提高临床疗效，尤其对于疑难杂症，病因不清、病机复杂、病情多变，更需要以病为纲，病证结合，脉证合参，常有"柳暗花明又一村"的境遇。临床对于现代医学，不能有门户之见，要本着中西医互补、交叉兼容、结合创新的理念，各取所长，为我所用，最终的目的也是服务于患者，提高疗效。

**病案举例**

## 虚劳（华氏巨球蛋白血症）案

**提要**：本案患者系华氏巨球蛋白血症，化疗 8 次，极度疲惫无力，手足麻木，形体消瘦，午后下肢浮肿，小便不利，病属"虚劳"，证属脾肾两虚，气化不利，经脉失养，治疗以病证结合为主。初诊以六君子汤、黄芪桂枝五物汤合五苓散加减，以健脾益气、温经通脉、恢复气化为主，病证缓解后加补肾温阳之品而取效。

赵某，男，61岁，已婚，装修人员。

初诊：2018年10月4日。

主诉：极度乏力，四肢麻木，下肢浮肿1年余。

2017年7月，患者劳累后出现全身极度乏力，休息后不缓解，四肢麻木，下肢明显，午后下肢浮肿，休息后减轻，1个月内体重下降19公斤，先后服中药10余剂，症状无减轻。后骨穿确诊为华氏巨球蛋白血症，住院化疗8次，口服环磷酰胺、沙利度胺、地塞米松等药。刻下：形体消瘦，极度乏力，四肢麻木，以下肢为甚，午后下肢浮肿，晨起减轻，纳差少食，头部及上半身出汗，视力下降，小便不畅，大便正常，面色晦暗无泽，口唇色淡，少气懒言，语声低微，下肢中度凹陷性水肿，舌质淡暗，苔白腻，脉弦细滑。血常规：白细胞$4.7×10^9$/L，红细胞$3.66×10^{12}$/L，血小板$288×10^9$/L，血红蛋白110 g/L，IgG1.97 g/L，IgA0.06 g/L，IgM49.4 g/L。既往有慢性胃炎病史。西医诊断：华氏巨球蛋白血症、慢性胃炎。中医诊断：虚劳，证属脾气亏虚、经脉失养、气化不利。法当健脾益气、温经通脉、化气利水，以六君子汤合黄芪桂枝五物汤、五苓散加减。处方：陈皮10 g，半夏10 g，生黄芪50 g，党参30 g，茯苓10 g，炒白术10 g，泽泻15 g，砂仁6 g（后下），桂枝6 g，当归10 g，赤芍15 g，细辛3 g，鸡血藤30 g，防风10 g，葛根30 g，升麻6 g，柴胡6 g，炙甘草6 g。6剂，文火煎，每日1剂，分2次温服。

二诊（10月11日）：

服用前方，双下肢浮肿减轻，尿有余沥，排尿不畅，神疲乏力不减，下肢极度无力，纳食尚可，大便正常，舌脉同前。此乃脾肾两虚，脾虚气陷，水谷精微不能布散，肾精不足，气化无力，故前方加熟地黄15 g、车前子30 g（包煎），在健脾化湿、升阳举陷的基础上补肾化气。4剂，化疗期间服用，文火煎，每日1剂，分2次温服。

三诊（10月26日）：

服用上方后，乏力及双下肢浮肿减轻，小便色清，排尿畅利，纳食尚可，大便正常，此次化疗无呕吐、反酸等不良反应，时有口干不欲饮，眼睛干涩，舌质淡红、苔薄白，脉沉。前方加桑叶 10 g、菊花 10 g、枸杞子 15 g，以清肝明目。10 剂，文火煎，每日 1 剂，分 2 次温服。

四诊（11 月 12 日）：

服用前方后，下肢浮肿消失，双目干涩减轻，小便频，排尿有力，小便色淡，大便正常，易反复感冒，仍感周身乏力，昏昏欲睡，下肢无力麻木，时有畏寒怕冷，舌质淡红、苔薄白，脉沉。中焦湿滞已化，虚热渐去，脾肾阳虚显著，前方去陈皮、半夏、砂仁、桑叶、菊花、车前子，加附子 10 g（先煎）、太子参 30 g、黄精 15 g，以温阳益气。10 剂，文火煎，每日 1 剂，分 2 次温服。

五诊（11 月 28 日）：

倦怠乏力，四指麻木略有减轻，畏寒怕冷减轻，舌脉同前。效不更方，前方继服 14 剂，目前还在治疗中。

**按**：患者为华氏巨球蛋白血症，为临床少见的血液病，已化疗 8 次。初诊时极度疲惫乏力，手足麻木，形体消瘦，伴尿频，小便不利，午后下肢浮肿，中医辨病为"虚劳"，此为脾肾两虚，气化不利，经脉失养。脾为后天之本，主运化水谷精微，化生气血，当脾虚失运，气血化生之源，水谷不化精微反生湿浊，困阻脾胃，阻滞气机，气机不畅，气血运行受阻，经脉失养。肾为先天之本，肾气不足，气化失司，开阖不利，则水湿内停，泛溢肌肤。先以六君子汤合黄芪桂枝五物汤、五苓散加减，健脾益气，恢复气化。六君子汤健脾益气、行气化湿，方中大剂黄芪、党参补气健脾，"气旺则血行"；黄芪桂枝五物汤温经通脉；五苓散化气行水；当归补血汤益气生血。经服 30 剂，下肢浮肿、四肢麻木等症均缓解，唯疲惫乏力不解，昏昏欲睡，下肢无力。《伤寒论·辨少阴病脉证并治》云"少阴病，脉微细，但欲寐也"，描述了肾阳亏虚，乏力欲寐的病机；《素问·生气通天论》云"阳气者，若天与日，失其所则折寿而不彰"，强调阳气的重要性，详细询问患者有畏寒怕风、极度乏力之症，原方加附子、熟地黄、枸杞子、黄精温补肾阳而取效，目前尚在治疗中。

本案从脾肾入手，辨病与辨证相结合，兼顾先天、后天之本，加强温阳化气而取效，由此可知"纸上得来终觉浅，绝知此事要躬行"。

# 《金匮要略》"治未病"的临床意义

《金匮要略·脏腑经络先后病脉证第一》云："夫治未病者，见肝之病，知肝传脾，当先实脾，四季脾王不受邪，即勿补之。中工不晓相传，见肝之病，不解实脾，惟治肝也。"张仲景以肝脾的关系阐述了"治未病"的治疗理念，其学术思想源于《素问·四气调神大论》"圣人不治已病治未病，不治已乱治未乱"。张仲景结合阴阳五行理论，对"治未病"的理论进行了阐发，强调早期诊断、早期治疗，既病防传，并创制了大量的经方，为后世中医预防医学的发展，奠定了理论基础。

## 一、未病先防

《素问·至真要大论》谓"食饮有节，起居有常，不妄作劳……虚邪贼风避之有时，恬淡虚无，真气存之，精神内守，病安从来"，人体若能顺应四时阴阳及气候的变化，调养精神情志及生活起居，劳逸结合，则"正气存内，邪不可干"，正气旺盛，可减少疾病的发生。《灵枢·百病始生》谓"两虚相得，乃客其形，两实相逢，众人肉坚"，若正虚邪侵，则百病由生，《金匮要略·脏腑经络先后病脉证第一》谓"若五脏元真通畅，人即安和……若人能养慎，不令邪风干忤经络"，内养正气，外慎风寒，可防患于未然。

## 二、已病防传

人生活在自然界，患病总是难免，《素问·阴阳应象大论》云"邪风之至，疾如风雨，故善治者治皮毛，其次治肌肤，其次治筋脉，其次治六腑，其次治五脏，治五脏者，半死半生也"，早期诊断、早期治疗，截断病程，预防传变，具有积极的临床意义。叶天士云"先安未受邪之地"，若失治或误治，则加重病情。

《金匮要略》论述了杂病的辨治原则，开启了"治未病"的思想。人是一个有机的整体，生理状态下脏腑之间相互联系，又彼此制约，相生相克，维持动态平衡，保障脏腑气化功能正常。《素问·六微旨大论》云"亢则害，承乃制，制则生化，外列盛衰，害则败乱，生化大病"，病理状态下，阴阳失衡，脏腑出现偏胜或偏衰，一脏有病，可影响他脏功能，因此在诊治疾病时应从整体出发，兼顾相关脏腑的病证，未病先防，已病防传，早期治疗，察微知著，防患于未然。

《金匮要略》列举肝实证的治法为"见肝之病，知肝传脾，当先实脾。四季脾旺不受邪，即勿补之。中工不晓相传，见肝之病，不解实脾，惟治肝也"。生理状态下，肝脾关系密切，肝藏血，主疏泄，调畅气机，助脾运化；脾统血，化生水谷精微，以养肝体。病理状态下，肝失疏泄，肝气郁滞，木郁克土，肝脾不和，导致脾失健运，升降失司；反之，脾失健运，水谷不化精微，反生痰湿，湿邪困脾，气血化生无源，肝失濡养，土壅木郁，肝失疏泄，气机阻滞。

从五行生克制化原理来看，肝木克伐脾土，肝病传脾，以肝实证或脾虚证多见，此时除了治疗已病的脏腑，还要治疗未病的脏腑，当分标本缓急。肝实脾虚，重在治肝实脾，实脾包含运脾、补脾、和脾等概念，不能单纯理解为补脾。脾为后天之本，气机升降的枢纽，脾的运化功能恢复，不至肝旺克脾。可见实脾是恢复脾的运化功能。肝的疏泄功能正常，利于脾胃的运化及升清降浊。

依据肝实克脾，张仲景确创立了泻肝实脾的治则，创制了小柴胡汤，治疗少阳枢机不利，肝郁气滞，脾虚失运证。方中柴胡、黄芩疏肝清热、和解少阳、调畅气机，半夏、生姜燥湿祛痰、降逆和胃，人参、大枣、炙甘草健脾益气、恢复脾运，全方肝脾同治，疏肝实脾。

张仲景在论述脏腑之间的关系时，指出"见肝之病，知肝传脾，当先实脾"的一般规律，同时又强调"四季脾旺不受邪，即勿补之"的特殊性，当脾的运化功能正常或脾气旺盛，不受肝的克伐，就不需要调脾、补脾，此时重在治肝。临床诊治疾病，既要遵循一般规律，又要圆机活法，灵活变通，才能达到上工的水平。可见"肝病传脾"是有条件的，邪气实则传，正气虚则受传，即肝气亢盛才能传脾，或脾气虚弱受邪，脾旺则不受邪。

同样，针对肝虚证，张仲景以健脾养肝法治之，"夫肝之病，补用酸，助用焦苦，益用甘味之药调之"。脾虚失运，肝血亏虚，肝体失养，疏泄失司，肝郁化火，扰动心神的不寐证，张仲景以酸枣仁汤肝脾同治，培土荣木，《难经》云"损其肝者，缓其中"，以酸枣仁味酸，养肝血、安心神；川芎为血中之气药，行气疏肝，助肝运；知母味苦，清肝泻热；茯苓、炙甘草味甘，益气健脾、安神定志。

又如四逆散治疗肝气疏泄不及，阳郁厥逆证，《伤寒论》第318条云"少阴病，四逆，其人或咳，或悸，或小便不利，或腹中痛，或泄利下重者，四逆散主之"，后世医家参透"治未病"的学术思想，注重脏腑之间的辨证关系，创立了许多经典方剂，流传至今。张景岳在四逆散的基础上，将泻肝实脾的思想进一步发扬光大，创制了柴胡疏肝散，加强疏肝行气之力。后世医家依据肝气疏泄不及，脾运失司，以逍遥散疏肝解郁、健脾助运，治疗肝郁脾虚证。王清任在四逆散的基础上，加桃红四物汤成为血府逐瘀汤，治疗气机郁滞、瘀血阻滞的胸痹心痛证。

笔者临床诊治疑难杂症，常从协调脏腑之间的关系入手。肝实之证，常兼脾虚或脾运失司，如慢性肝炎、胆囊炎、慢性胃炎等病，遵循"见肝之病，知肝传脾，当先实脾，四季脾旺不受邪，即勿补之"的原则，疏肝健脾，协调肝脾的关系，肝脾同治。又如肝肾为母子关系，乙癸同源，肝血肾精，相互化生，肾精不足，不能滋养肝木，必然导致肝阳亢盛，化火上炎，本虚标实，治当滋补肝肾、疏肝清热、肝肾同调。可见，"治未病"不仅强调早期治疗，预防传变，还要兼顾脏腑之间的关系，临床不仅治疗本脏病证，还要从整体观认识疾病，防患于未然，治疗相关脏腑的病证。

### 病案举例

## 虚劳腰痛（胸腺瘤术后）案

**提要**：本案系胸腺瘤术后合并肾功能衰竭，经手术及化疗后，肾功能受损，性情急躁易怒，腰痛腰酸，神疲乏力，证属肾精亏虚、虚火亢盛，以知柏地黄汤、二至丸、小柴胡汤加减滋补肾精，兼清虚热。

马某，男，52 岁，离异，职员。

初诊：2019 年 1 月 3 日。

主诉：腰膝酸软、神疲乏力 2 年，加重伴心情烦闷 3 个月。

2 年前患者受凉后出现腰部疼痛，呈酸胀疼痛，晨起明显，受凉后加重，症状持续 10 min 左右可自行缓解，天气转暖后症状自行缓解，伴有腰膝酸软、神疲乏力，未予重视。2018 年 9 月体检时发现胸腺瘤（约 2.6 cm×1.3 cm），行胸腺瘤手术，并化疗 25 次，住院期间腹部彩超发现双肾缩小，肾图示：双肾 GFR59.61 mL/min（左肾 32.73 mL/min、右肾 26.88 mL/min），双肾 GFR 减低，左肾肾小球滤过功能轻度受损，右肾肾小球滤过功能中度受损。尿常规：隐血 (+)，肾功能正常，未服相关药物。腰部疼痛时轻时重，腰膝酸软，活动不受限，烦躁易怒，五心烦热，极度乏力，汗出不怕风，饮食正常，口干口渴，小便黄，晨尿呈浓茶样，小便每日 6~7 次，大便正常。神志清楚，面色少华，表情自如，形体偏瘦，步态正常，言语清晰，舌质暗淡、少苔，脉沉弱。西医诊断：胸腺瘤术后、肾功能衰竭。中医诊断：虚劳腰痛。此为肾精不足、肝郁化火所致，法当滋补肾精，兼疏肝清热，方拟知柏地黄汤、二至丸、小柴胡汤加减。处方：熟地黄24 g，山茱萸12 g，炒山药12 g，盐泽泻9 g，牡丹皮9 g，茯苓9 g，知母10 g，黄柏10 g，女贞子15 g，墨旱莲15 g，柴胡10 g，黄芩10 g，川楝子10 g，延胡索10 g。6剂，水煎服，日1剂，分2次温服，嘱其忌食生冷之品。

二诊（1月8日）：

腰膝酸软减轻，仍有轻微疼痛，手足心热，神疲乏力，少气懒言，饮食尚可，睡眠正常，小便黄，大便正常。舌质暗淡、少苔，双侧尺脉弱。效不更方，前方加太子参20 g、白芍30 g、炙甘草10 g，以补气养阴、缓急止痛，继服7剂，水煎服，日1剂，分2次温服。

三诊（1月17日）：

夜间睡眠时腰部酸痛，晨起活动后症状减轻，偶有两侧胁肋部疼痛，乏力症状无明显缓解，饮食可，眠可，二便正常，舌质淡红、少苔，脉沉弱。前方太子参加量至30 g，加黄芪30 g，增强补气之功，继服7剂，水煎服，日1剂，分2次温服。

四诊（1月24日）：

腰痛较前明显缓解，五心烦热减轻，仍神疲无力，饮食可，眠差，睡后易醒，二便调。舌质暗淡、苔薄少、少津，脉沉。原方去知母、黄柏，加党参30 g，加强益气扶正之力。

五诊（1月31日）：

腰膝酸软，神疲乏力减轻，劳作后症状加重，能正常工作，睡眠正常，尿常规正常，舌质淡、苔薄白，脉沉，效不更方。

六诊—三十诊（2月12日至8月24日）：

酸腰痛消失，无乏力，纳可，眠安，二便调，舌质红、苔薄白，脉有力。效不更方，以上方加减调治，目前仍在治疗中。

**按：**《素问·上古天真论》言"丈夫八岁，肾气实，发长齿更……五八肾气衰，发堕齿槁，六八阳气衰竭与上，面焦，发鬓斑白"，肾为先天之本，肾精充盛，肾气充足，脏腑经脉得养，气化功能正常。

患者年过半百，经历手术及多次化疗，正气损伤，肾精渐亏，水不涵木，腰府失养，气化失常，肝失所养，情志不畅，肝郁化火，"壮火食气"，出现腰部疼痛、腰膝酸软、神疲乏力、急躁易怒、五心烦热、小便黄赤，治当滋补肾精、疏肝清热，方用知柏地黄汤、二至丸、小柴胡汤加减。方中六味地黄汤、二至丸滋补肝肾；知母、黄柏滋阴降火；小柴胡汤、金铃子散疏肝清热，黄芪、党参、太子参等补气健脾，补益后天脾气，以养先天肾气。全方以滋补肾精为主，辅以疏肝清热，佐以健脾益气药，扶正祛邪，标本同治，目前病情稳定。

# 《金匮要略》妇人杂病病机的启发

《金匮要略·妇人杂病脉证并治第二十二》第 8 条云"妇人之病，因虚、积冷、结气，为诸经水断绝，至有历年血寒，积结胞门"，论述了妇人杂病的病因病机。张仲景依据精血亏虚、寒邪凝聚、气机郁结的病机特点，确立相应的治则治法，创制多首行之有效的经方，治疗妇科杂病，推而广之，用于杂病的治疗，至今仍有效地指导临床实践。

## 一、精血亏虚为本

气为血之帅，血为气之母，气以行血，血以载气，气血相互化生，相互为用，濡养脏腑百骸，保障脏腑气化功能正常进行。女性一生经历了经、带、胎、产的生理过程，耗伤精血，因此，精血亏虚最为常见，正如《灵枢·五音五味》所云，"妇人之生，有余于气，不足于血，以其数脱于血也"。精血不足，冲任虚损，脏腑清窍失养，出现面色萎黄，神疲乏力，头晕目眩，心慌心悸，腹痛腹胀，多梦易醒，月经量少，或精血亏虚的崩漏，舌质淡红、苔薄白，脉沉细等。张仲景以胶艾汤温经养血、调理冲任，"妇女有漏下者，有半产后因续下血都不绝者，有妊娠下血者……胶艾汤主之"。胶艾汤由熟地黄、当归、川芎、白芍、阿胶、艾叶、甘草组成，治疗冲任虚损的崩漏、妊娠下血。张仲景补益精血的治疗思路，对后世医家产生了深远的影响，四物汤、桃红四物汤、八珍汤、十全大补汤、血府逐瘀汤等名方，均是在胶艾汤的基础上加减化裁，用于治疗阴血亏虚所致内科杂病。

又如《金匮要略·妇人杂病脉证并治第二十二》第 17 条云"妇人腹中诸疾痛，当归芍药散主之"，肝藏血，主疏泄，脾统血，主运化，肝血亏虚，疏泄失司，木郁克土，导致脾运失司，水谷不能化生精微，反生水湿，湿邪困脾，阻滞气机，既有"不荣则痛"，又有"不通则痛"，出现腹痛腹满诸证。张仲景以当归芍药散养血调肝、健脾利湿，治疗肝脾不和的杂病，以当归、白芍、川芎养血活血，茯苓、白术、泽泻健脾利水，肝脾同治。

笔者在治疗妇女虚损性杂病时，注重养血益气、调和气血，如治疗月经量少，周期紊乱，常在四物汤养血活血的基础上，合用小柴胡汤疏肝解郁、调畅气机；治疗气血两虚的眩晕、头痛，常以八珍汤合川芎茶调散益气养血，引诸药直达病所；治疗重症肌无力，气血两虚，脏腑百骸失养，常以四物汤合补中益气汤、四逆汤等，通过补气养血，使气血旺盛，脏腑清窍得养，百病不生。可见，对待女性患者，补益精血为治疗的关键。

## 二、阴寒凝结是诱因

《金匮要略·妇人杂病脉证并治第二十二》第 9 条云："妇人年五十所，病下利，数十日不止，暮即发热，少腹里急，腹满，手掌烦热，唇口干燥，何也？师曰：此病属带下。何以故？曾经半产，瘀血在少腹不去。何以知之？其证唇口干燥，故知之。当以温经汤主之。"妇人经历了经、带、胎、产，损伤精血，冲任虚损，气血不足，寒邪侵袭，血虚寒凝，血行不畅，瘀血阻滞，出现腹胀腹痛，畏寒怕冷，神疲乏力，四肢冰冷，痛经闭经，白带量多，腰膝酸软，舌质淡嫩、苔薄白，脉沉等，张仲景以温经汤养血温经，祛除阴寒之邪，精血充盛，瘀血自去。

"血得温则行，得寒则凝"，笔者针对女性多血虚寒凝，常以当归四逆汤合四物汤加减，治疗痛经、月经不调、神经炎、糖尿病周围神经病变、甲状腺功能减退症、慢性胃炎等病，养血活血、温经散寒，以标本同治。

### 三、气机郁结是主因

随着社会的发展，女性工作及生活压力日渐增大，情志不调，肝郁气滞，疏泄不及，或气郁化火，疏泄太过，均为主要的致病因素。肝藏血，体阴用阳，主疏泄，调节气血运行，《丹溪心法》云"气血冲和，万病不生，一有怫郁，诸病生焉"，女子以肝为用，一生经历了经、带、胎、产，精血亏虚，冲任虚损，血不养肝，疏泄不及，肝郁气滞，加之生活、工作压力增大，情志不畅，气郁化火，导致不寐、胸痹、痞满、胁痛、梅核气、瘿病、焦虑症、抑郁症等多种杂病，如《女科经纶》所云，"百病皆生于气，而于妇女尤为甚……妇人以血为本，妇人从于人，凡事不得行，每致忧思忿怒，郁气思多"。

张仲景常以小柴胡汤疏肝解郁，调畅气机；痰气交阻者，则以半夏厚朴汤化痰降气。"妇人咽中如有炙脔，半夏厚朴汤主之"，梅核气与情志不畅密切相关，情志不调，肝失疏泄，气机升降失司，津气输布不畅，津聚为痰，痰气交阻于咽，咽中如有物梗塞，吞之不下，吐之不出，饮食吞咽无碍。半夏厚朴汤方中半夏、厚朴、生姜辛以散结，苦以降逆，茯苓健脾化饮，苏叶宣气解郁，解郁化痰，顺气降逆，气顺痰消，诸证自愈。

笔者针对女性多肝郁的特点，临床喜用四逆散疏肝理气，治疗多种内科杂病，如抑郁症、焦虑症、精神分裂症等。若肝郁化火，则以小柴胡汤合金铃子散加减疏肝清肝；若兼痰浊阻滞，则以柴胡温胆汤加减疏肝理气。

张仲景《金匮要略》妇科三篇对妇人病的证治有很多创新，总结了妇人病的病机特点，确立了治则及方药，这些治疗大法至今仍有效指导临床实践。

通过学习中医经典，掌握病机与方证、药证之间的关系，更重要的是学习仲景辨证方法及思路，领悟病机的实质、组方的特点，提纲挈领，切中要害，举一反三，圆机活法，灵活变通，拓展经方的适应证，临证才能有的放矢，取得良好疗效。

**病案举例 1**

## 腹痛（人类乳头瘤病毒感染）案

**提要：**本案系人类乳头瘤病毒感染（即 HPV 感染）合并慢性胃炎伴肠化，小腹及胃脘部憋胀疼痛，小便不利，阴道有黄白色分泌物，证属肾精不足，气化不利，气机郁结，以六味地黄汤、五苓散、四逆散等方加减，补益肾精，恢复气化，调畅气机而取效。

刘某，女，59 岁，已婚，退休。

初诊：2019 年 6 月 11 日。发病节气：芒种前 6 天。

主诉：反复小腹、胃脘憋胀疼痛 3 年，加重 1 个月。

3 年前无明显诱因出现小腹憋胀，胃脘及两胁胀痛，反酸嗳气，胃镜检查诊断为慢性胃炎伴肠化、胃息肉、HP（+）。服奥美拉唑等药，症状减轻，但反复发作。2018 年 6 月，因小腹疼痛，阴道分泌物增多，HPV 检查阳性，阴道内使用干扰素治疗 3 个月，未转阴，停止治疗。1 个月前因劳累，小腹憋胀疼痛，得热或矢气后症状减轻，胃脘及两胁胀痛，反酸嗳气，纳食正常，腰膝酸软，耳鸣心烦，阴道有清稀分泌物，小便不利，大便正常，肛门瘙痒，尿常规示潜血（+）。HPV 检查阳性。既往有甲状腺功能减退症、子宫肌瘤、甲状腺结节。形体正常，面色萎黄，语速较快，舌质淡红、苔薄白，脉沉无力。西医诊断：HPV 感染、慢性胃炎伴肠化、HP（+）、胃息肉。中医诊断：腹痛，证属肾精亏虚，气化失司，肝郁气滞。法当补益肾精、恢复气化、疏肝解郁，方拟六味地黄丸、五苓散、四逆散合方加减。处方：熟地黄 24 g，山茱萸 12 g，炒山药 12 g，泽泻 15 g，牡丹皮 9 g，茯苓 9 g，猪苓 9 g，炒白术 9 g，桂枝 6 g，柴胡 10 g，炒枳壳 10 g，白芍 10 g，郁金 10 g，香附 10 g，乌药 10 g，小茴香 10 g。6 剂，冷水煎，每日 1 剂，分 2 次温服，嘱其忌食生冷之品。

二诊（6 月 25 日）：

小腹憋胀及胃脘胀满减轻，嗳气反酸减轻，因过食辛辣之物，阴道分泌物增加、色黄质黏、有腥臭味，小便黄，尿道烧灼，头昏胀痛，眼睛干涩，耳鸣耳聋，舌边尖红、苔黄白厚腻，脉濡。证属肾精亏虚、湿热下注，治宜补益肾精、清热利湿。调整方药如下：生地黄 24 g，炒山药 12 g，山茱萸 12 g，知母 12 g，黄柏 12 g，败酱草 15 g，萹蓄 15 g，瞿麦 15 g，龙胆草 10 g，通草 6 g，蒲公英 50 g，连翘 30 g，三七粉 3 g（冲服），太子参 30 g，甘草 10 g。继服 6 剂，冷水煎，每日 1 剂，分 2 次温服，嘱其忌食生冷之品。

三诊（7 月 25 日）：

服用前方，腰膝酸软、头昏耳鸣减轻，阴道分泌物减少、色黄质黏，午后小腹胀满，下肢沉重，小便黄，尿道烧灼感，大便稀，每日 2~3 行，时有反酸，复查尿常规正常，舌质尖红、苔白腻，脉濡。前方去山茱萸、炒山药、三七粉、通草，加黄连 3 g、吴茱萸 5 g、炒栀子 10 g、车前子 20 g（包煎）、滑石 20 g（包煎），清热祛湿。继服 6 剂，每日 1 剂，分 2 次温服，嘱其忌食生冷之品。

四诊（8 月 20 日）：

服用前方，阴道分泌物减少，仍感反酸，纳差，小便黄，眼睛干涩，舌尖红、苔白腻，脉濡。前方去太子参、龙胆草、栀子，加海螵蛸 15 g、瓦楞子 15 g（先煎）、桑叶 12 g、菊花 12 g，继服 6 剂。

五诊（9 月 19 日）：

服用前方，阴道分泌物减少，色白、有腥味，小便黄，尿频，无尿痛，舌质淡、苔薄白，脉沉。前方去知母、黄柏，加金银花 15 g、白芍 30 g，继服 6 剂。

六诊（9 月日 27）：

反酸减轻，阴道分泌物明显减少、色黄白质清，时有头胀头痛，舌尖红、苔薄白，脉沉。血压 155/95 mmHg，TSH 3.61 μIU/mL，甲状腺彩超示甲状腺囊性结节 0.4 cm×0.2 cm。前方去海螵蛸、瓦楞子，加生薏苡仁 30 g，继服 6 剂，嘱其监测血压。

七诊（10 月 17 日）：

服用前方阴道分泌物减少、色白量少，妇科复查两次 HPV，均为阴性，反酸减轻，舌质淡红、苔薄白，脉沉无力。上方继服 4 剂，嘱其忌食辛辣刺激之品。

**按**：患者初诊时小腹及胃脘部憋胀疼痛，小便不利，阴道分泌物较多、色清稀，得热减轻，既往有 HPV 感染、慢性胃炎伴肠化、HP（+），多处治疗无效。证属肾精不足、气化不利、肝郁气滞，以六味地黄丸补益肾精，五苓散化气行水，四逆散疏肝解郁。服药后症状减轻，又因过食辛辣，导致病情加重，阴道分泌物增多、色黄质黏，小腹疼痛，小便黄赤不利，证属湿热下注，本着"急则治标"的原则，以八正散加减，清利湿热。经多次治疗，症状减轻，两次复查 HPV 及 HP 均为阴性。本案针对中年女性肾精亏虚、气化不利、肝气郁结的特点，标本同治，疗效颇佳。

**病案举例 2**

## 胃痛（慢性萎缩性胃炎、HP+）案

**提要**：本案系慢性萎缩性胃炎并幽门螺杆菌感染、胆汁反流性胃炎，证属脾胃虚寒，肝郁气滞，本虚标实，以小建中汤、良附丸合四逆散，温中散寒、疏肝解郁，标本同治、肝脾同调，疗效较佳。

周某，女，54 岁，已婚，退休。

初诊：2018 年 10 月 8 日。

主诉：反复胃脘疼痛胀满 2 年，加重 1 周。

2年前因饮食不慎，出现胃脘胀痛，得温则减，饭后加重，胃镜检查示慢性萎缩性胃炎、HP（+）、胆汁反流性胃炎，自服温胃舒、气滞胃痛颗粒等药，症状减轻，其后每因受凉、饮食不节或情志不畅，反复发作。1周前胃脘胀满疼痛，自服药物不缓解，面色晦暗无泽，倦怠乏力，胃脘疼痛胀满，夜间加重，眠中痛醒，嘈杂反酸，周身酸困，心烦易怒，纳食减少，时有嗳气，语声低微，小便色淡，大便正常，剑突下压痛，舌质淡嫩、苔白厚腻，脉濡。胃镜（2018年10月5日）示慢性萎缩性胃炎伴肠化、胆汁反流性胃炎、HP（+）。西医诊断：慢性萎缩性胃炎伴肠化。中医诊断：胃痛，证属脾胃虚寒、肝气犯脾。患者平素脾胃气虚，气血化生乏源，"不荣则通"，又因饮食不节，情志不畅，肝郁脾虚，阻滞气机，"不通则痛"，本虚标实，法当温中健脾、疏肝解郁，方拟小建中汤、良附丸合四逆散加减。处方：高良姜6g，香附10g，桂枝10g，白芍20g，柴胡10g，枳实10g，黄连3g，吴茱萸5g，蒲黄10g（包煎），陈皮10g，苍术10g，厚朴10g，砂仁6g（后下），豆蔻6g（后下），杏仁15g，薏苡仁20g，炙甘草6g。4剂，冷水煎，每日1剂，分2次温服，嘱其忌食生冷辛辣之品。

二诊（10月13日）：

服上方，胃脘胀痛、反酸等症减轻，神疲乏力不减，纳食少，舌脉同前，前方加生黄芪30g、焦三仙各15g，以补气消积。6剂，冷水煎服，每日1剂，分2次温服。

三诊（10月20日）：

胃脘疼痛已止，纳食较前增加，午后时有脐周胀满，排气较多，神疲乏力，舌质淡嫩、苔薄白微腻，脉濡。上方继服6剂，冷水煎，每日1剂，分2次温服。

四诊（10月27日）：

胃脘及脐周胀满明显减轻，纳食正常，时有乏力，喜太息，腻苔已消，湿邪已化。前方去陈皮、苍术、豆蔻、砂仁、杏仁、薏苡仁，加郁金 10 g、党参 20 g，补气为主，兼疏肝解郁。继服 6 剂，冷水煎，每日 1 剂，分 2 次温服。

**按**：慢性萎缩性胃炎为临床常见病、多发病，反复胃脘胀满疼痛，夜间加重，得温则减，周身乏力，属"胃痛"，证属脾胃虚寒、肝气犯脾，以小建中汤、良附丸温中散寒，四逆散疏肝解郁，并加化湿行气之品，标本同治。四诊时湿浊已去，脾气亏虚为主，加强健脾益气。

小建中汤、四逆散均为《伤寒论》方，其中小建中汤治疗脾胃虚寒、经脉失养的腹痛、心悸等证；良附丸为时方，温中行气、散寒止痛；四逆散疏肝行气，肝体得养，肝气疏泄正常，不会克伐脾土。方中黄连可以佐制温中药的燥烈之性，杏仁、豆蔻、砂仁、薏苡仁从三焦分消湿浊，湿去则气机畅达，胀满自除。患者本虚标实，依据《黄帝内经》"间者并行"的原则，肝脾同调，标本同治，短期而取效。

# 《珍珠囊》药物归经理论的临床意义

张元素强调脏腑辨证，在《黄帝内经》"气味厚薄"理论基础上，对药物的气味归经、升降浮沉、药性补泻等理论，进行了深入的探讨，创立药物归经及引经报使理论，有效指导临床用药，发挥中药特殊作用，对中药药性理论发展有深远的影响。

## 一、药物归经理论

### 1. 气味厚薄与归经

《素问·阴阳应象大论》谓"阴味出下窍，阳气出上窍。味厚者为阴，薄为阴之阳；气厚者为阳，薄为阳之阴。味厚则泄，薄则通；气薄则发泄，厚则发热……"，《素问·至真要大论》谓"辛甘发散为阳，酸苦涌泄为阴。咸味涌泄为阴，淡味渗泄为阳"，揭示了药物的阴阳属性及气味厚薄不同，升降沉浮的趋向性及主治功效亦不同。

张元素依据药物的气味厚薄、升降沉浮的不同，将药物分为阴阳两大类，阳气主升浮，阴味主沉降，其药效趋势不同，以此探讨药物的归经理论，并在辨证的基础上，依据病证的寒热虚实、病位的表里上下，确立相应的治则治法，选择相应的引经报使药物，使药效直达病所提高临床疗效。

张氏总结了药物与脏腑归经理论，广泛应用引经药，使药效直达病所。《珍珠囊》云"气之薄者，阳中之阴，所以茯苓利水而泄下，亦不离乎阳之体，故入手太阳也……大黄，味之厚者，乃阴中之阴，故经云泄下"，药物的阴阳属性不同，作用趋势不同。"夫药有寒、热、温、凉之性，有酸、苦、辛、咸、甘、淡之味，各有所能，不可不通也……肝苦急，急食甘以缓之，甘草。心苦缓，急食酸以收之，五味子。脾苦湿，急食甘以燥之，白术。肺苦气上逆，急食苦以泄之，黄芪。肾苦燥，急食辛以润之，黄柏、知母"，药物的气味厚薄、寒热温凉等属性不同，归属的脏腑不同，功效亦不同。

2. 五味补泻与归经

张元素结合自己的临床经验，依据气味的不同，将药物归属不同的脏腑，药物补泻理论是建立在脏腑辨证基础上，将五行生克制化理论与药性理论相结合，指导临床用药。《医学启源》云："肝欲散，急食辛以散之，川芎，以辛补之，细辛，以酸泻之，白芍药……"张元素根据脏腑生理特点，依据药物的性味进行补泻归类，如肝为刚脏，主疏泄，顺其性为补，逆其性为泻，川芎、细辛味辛，可疏散气机，顺应了肝木升发的特性，为补肝之义；白芍酸性收敛，逆肝木生发之性，为泻肝之义。吴昆言"肝木喜条达而恶抑郁，散之则条达，故食辛以散之。顺其性为补，反其性为泻，肝木喜辛散而恶酸收，故辛为补而酸为泻也"，依据气味补泻的不同，将药物归属于不同的脏腑。

3. 药物趋向性与归经

张氏依据药物功效的趋向性，总结药物的脏腑归经理论，如脏腑实火证，在辨证的基础上，依据不同脏腑之火，加入相应脏腑的清热药，有的放矢，获得理想的疗效。《医学启源》云"黄连泻心火，黄芩泻肺火，白芍泻肝火，知母泻肾火，木通泻小肠火，黄芩泻大肠火，石膏泻胃火。柴胡泻三焦火，必佐以黄芩；用柴胡泻肝火，须用黄连佐之，胆经亦然。黄柏泻膀胱之火"，药物功效的趋向性，决定了其与相关脏腑具有较大的亲和力，使药效直达病所，药效力专效宏。

4. 引经药与归经

张元素开创了"引经报使"的用药经验，将药物归分属于十二经，如

"头痛，须用川芎，如不愈，各加引经药。太阳蔓荆子，阳明白芷，少阳柴胡，太阴苍术，少阴细辛，厥阴吴茱萸"。治疗头痛，依据其病证的部位，加入引经报使药，是太阳膀胱经病证，病位在上则用羌活，病位在下则用黄柏；阳明胃与大肠病，病位在上则用升麻、白芷，病位在下则用石膏；少阳胆与三焦经病，病位在上则用柴胡，病位在下则用青皮；太阴脾和肺经病，用白芍；少阴心和肾经病，用知母；厥阴肝与心包络经病，病位在上则用青皮，病位在下则用柴胡等。

又如九味羌活汤，治疗外受风寒，内有蕴热，寒热错杂证，症见恶寒发热、无汗身痛、头项强痛、肢体酸楚、口苦口渴，外散风寒、内清里热。方中羌活、防风、苍术祛风散寒除湿；生地黄、黄芩清泄里热；细辛、白芷、川芎、羌活、防风等药，引诸药入不同的经脉，分经论治，其中川芎为血中之气药，引祛风散寒药行于头面官窍，使药物作用的范围更加精准，细辛入少阴经，白芷入阳明经，羌活、防风入太阳经等。后世王清任之血府逐瘀汤，以桔梗载药上行，引行气活血药达于胸中，治疗气滞血瘀的胸痹心痛证。

## 二、个人体会

笔者临床实践中，在辨证的基础上，依据病证涉及的脏腑、六经的部位，结合药物的气味厚薄、升降沉浮等属性，在药物归经及引经报使理论的指导下，用于临床实践，取得较好疗效。

首先明确病证的脏腑归经，确定引经药。以头痛为例，如前额及眉棱骨疼痛，头胀痛如裂，面部烘热，口渴目赤，大便干燥，汗出不怕冷，小便黄，舌质红、苔薄黄，脉滑数，多属阳明经证；颞侧疼痛，耳鸣耳聋，口干口苦，胸胁胀满，舌质红、苔薄白，脉弦，属少阳经证；枕、项、后背疼痛，伴恶寒发热，口不渴，舌质淡、苔薄白，属太阳经证；巅顶疼痛，伴恶心欲呕，口吐涎沫，四肢厥逆，舌质淡、苔白滑，脉弦迟，属厥阴经证；头痛而重，痰多身重，脘腹胀满，舌质淡、苔白腻，脉沉缓，属于阴经证；头痛遇寒加重，周身怕冷，神疲乏力，少气懒言，舌质淡、苔白滑，脉沉弱，属少阴证等。临床依据脏腑寒热虚实，确立治则及方药，在辨证的基础上加入引经报使药，可提高疗效。

其次，依据药物的归经及药效的趋势，选择方剂和药物，以求方证相应。如少阳头痛，以小柴胡汤和解少阳，加入善治少阳颞侧偏头痛的川芎、蔓荆子等药；羌活、荆芥、防风、麻黄、桂枝、藁本善入太阳经，治太阳经枕项部头痛；葛根、白芷、升麻、石膏入阳明经，善治阳明经额头疼痛；附子、细辛、独活入少阴经，善治少阴经头痛；吴茱萸善入厥阴经，善治厥阴经头痛等。在辨证的基础上，加用引经药，使药性直达病所，有的放矢，常取佳效。

再次，在处方用药时，无论对经病、腑病或脏病，恰当运用引经药作为向导，药力直达病所，但是引经药在方剂的组成中居于"使药"地位，临床需在辨证的基础上使用引经药，不能喧宾夺主、混淆主次。因此在配方中，引经药的剂量不宜过大，一般以中小剂量为宜。

**病案举例 1**

## 眩晕（肝胆湿热）案

**提要：**本案为老年女性，头胀痛如裂，以颞侧为甚，急躁易怒，口苦口干，手足麻木，证属肝胆湿热、肝火上炎证，以小柴胡汤合龙胆泻肝汤加减，清利肝胆湿热，方中柴胡、龙胆草、川芎、桑叶、菊花引药入肝经。后期四肢麻木不减，针对气血两虚、瘀血阻络，以黄芪桂枝五物汤加减，益气养血、活血通络而取效。

李某，女，66岁，已婚，退休。

初诊：2019 年 8 月 27 日。

主诉：间断性头昏头胀 3 年，加重伴四肢麻木 2 月余。

3 年前因劳累后出现头昏头胀，休息后可以减轻，长期服强力定眩片。2 个月前外出旅游受凉劳累后，头目眩晕，时有头胀如裂，颞侧痛盛，恶心欲吐，神疲乏力，心情烦躁，急躁易怒，眼前发黑，口干口苦，手足麻木，指尖明显。头颅 CT 提示脑梗死，颈动脉彩超提示动脉硬化。住院治疗后，症状略有减轻，二便正常，入睡困难，眠中易醒，醒后难以入睡，既往有高脂血症、甲状腺功能减退、多关节炎。形体正常，颜面潮红，察其语速快，诊见舌体胖边尖红、苔薄白腻，脉濡。西医诊断：脑梗死、动脉硬化、高脂血症、甲状腺功能减退症。中医诊断：眩晕，证属肝胆湿热、肝火上炎。法当清热祛湿、平肝潜阳，方拟小柴胡汤、龙胆泻肝汤加减。处方：柴胡 10 g，黄芩 10 g，龙胆草 10 g，黄连 6 g，炒栀子 10 g，川芎 15 g，生地黄 20 g，夏枯草 15 g，桑叶 12 g，菊花 12 g，牛膝 15 g，当归 12 g，天麻 10 g，钩藤 10 g，牡蛎 30 g（先煎），龙骨 30 g（先煎），珍珠母 30 g（先煎）。6 剂，冷水煎，每日 1 剂，分 2 次温服，嘱其忌食生冷之品。

二诊（9 月 3 日）：

头晕、头痛明显减轻，睡眠改善，口干口苦，大便略干，2 日 1 行，手足麻木，指尖明显，舌脉同前。去龙骨、牡蛎、珍珠母，生地黄加至 24 g，加山茱萸 12 g、玄参 15 g、麦冬 15 g、丹参 20 g，以滋阴制阳、活血通脉。继服 6 剂，冷水煎，每日 1 剂，分 2 次温服。

三诊（9 月 10 日）：

口干口渴减轻，时有下肢抽筋疼痛，大便呈糊状，日 2 行，去咸寒玄参、甘寒麦冬，加白芍 30 g、炙甘草 10 g，以酸甘化阴、缓急止痛，继服 6 剂，冷水煎，每日 1 剂，分 2 次温服。

四诊（9 月 17 日）：

头晕头胀痛、口苦等症状消失，纳食、睡眠正常，手足麻木，无疼痛，心胸烦闷，舌尖红、苔薄白，脉沉无力。前方去龙胆草、生地黄、山茱萸、白芍、炙甘草，加赤芍 15 g，桂枝 15 g，生黄芪 30 g，地龙 10 g，鸡血藤 30 g，炒栀子 10 g，淡豆豉 10 g，以益气养血、活血通络、清心除烦。继服 6 剂，冷水煎，每日 1 剂，分 2 次温服。

五诊（9 月 24 日）：

手足麻木减轻，无头晕头胀，舌脉同前。丹参加至 30 g，加红花 12 g 以养血活血，继服 6 剂，冷水煎，每日 1 剂，分 2 次温服。本方加减服月余，诸证缓解。

**按**：患者为老年女性，平素性情急躁，因外出旅游受凉劳累，头晕头痛如裂，手足麻木，证属肝胆湿热、肝火上炎，依据"急则治标"的原则，以小柴胡汤合龙胆泻肝汤加减，清热祛湿。肝火伤阴，加入咸寒养阴清热之品。后期肝胆湿热祛除，针对"壮火食气"，气血两虚，瘀血阻络，手足麻木不减，本着"缓则治本"的原则，以黄芪桂枝五物汤加减，益气养血、活血通络。其后因他病看诊，诉坚持服本方 1 月余，手足麻木痊愈。

**病案举例 2**

## 带证（阴道炎）案

**提要**：本案为少女阴道炎，带下量多色黄、气味腥臭，会阴潮湿，此属肝胆湿热，蕴结成毒，下注带脉，以龙胆泻肝汤合易黄汤加减，清热解毒、利湿止带而取效，其后针对脾虚湿盛，以完带汤合六君子汤健脾祛湿，扶正祛邪。

刘某，女，12 岁，未婚，学生。

初诊：2019 年 6 月 20 日。

主诉：会阴瘙痒，白带量多腥臭 1 个月。

患者因父母离异，平素性情急躁，心情烦闷，喜食辛辣刺激之品，1个月前出现会阴瘙痒，白带量多，以黄带为主，腥臭异常，会阴潮湿，小便黄赤，无尿频，大便干燥，3日1行，时有小腹胀痛，因其为少女，无法阴道放药，口服宫炎平无效。形体肥胖，面色黑黄，额头及面颊有多个红色丘疹、有脓头，口臭，小腹压痛，月经正常，无痛经，舌边尖红、苔黄秽腻，脉沉。西医诊断：阴道炎。中医诊断：带下证。此为素体阳盛，喜食辛辣，肝郁化火，肝胆湿热，蕴结成毒，下注带脉所致，法当清热解毒、利湿止带，方拟龙胆泻肝汤合易黄汤加减。处方：龙胆草10 g，黄芩10 g，柴胡10 g，栀子10 g，黄柏10 g，车前子30 g（包煎），萆薢15 g，生薏苡仁20 g，椿皮15 g，金银花15 g，连翘15 g，蒲公英20 g，败酱草15 g，炒山药30 g，生甘草10 g。7剂，冷水煎，每日1剂，分2次温服，嘱其忌食生冷之品。

二诊（7月18日）：

服前方14剂，白带减少、色黄腥臭，会阴潮湿，面部痤疮减轻，大便干燥，3日1行，小便黄赤，舌质鲜红、苔黄秽腻，脉滑。上方去柴胡，加茵陈15 g、酒大黄6 g（后下）、蒲公英30 g，以清热解毒、利湿止带，继服6剂。

三诊（8月1日）：

黄带明显减少，腥臭减轻，会阴潮湿减轻，面部痤疮减少，大便日1行，舌质红、苔黄腻，脉濡。上方去蒲公英、败酱草，加炒白术30 g、茯苓20 g、炒薏苡仁30 g，健脾祛湿，继服7剂。

四诊（9月10日）：

黄白带下明显减轻，会阴无潮湿感，小便黄，大便正常，面部痤疮已消，舌质红、苔黄腻，脉滑。效不更方，原方继服7剂。

五诊（9月21日）：

白带量少、呈白色、无臭味，二便正常，神疲乏力，头昏头晕，上课注意力不集中，舌质淡、苔白腻，脉濡。此乃湿热渐化，脾虚湿困，上方去黄柏、龙胆草、栀子、茵陈、大黄，加生黄芪 15 g、党参 15 g，益气健脾，继服 6 剂。

六诊（9 月 28 日）：

白带正常，无腥臭味，无小腹疼痛，神疲乏力，注意力不集中，纳食正常，舌质淡红、苔白腻，脉沉。乃脾虚湿盛，以完带汤合六君子汤加减。处方：炒白术 30 g，炒山药 30 g，党参 15 g，苍术 10 g，陈皮 10 g，柴胡 10 g，茯苓 20 g，椿皮 15 g，草薢 15 g，半夏 10 g，芡实 15 g，生薏苡仁 30 g，炙甘草 6 g。10 剂善后。

**按：**患者父母离异，情志不畅，脾气暴躁，五志化火，加之长期饮食不节，喜食辛辣刺激食物，酿湿生热，湿热蕴结成毒，下注带脉，出现大量黄带，气味腥臭，会阴潮湿，小腹胀痛，颜面痤疮，可见湿热为病机的关键，因此以龙胆泻肝汤合易黄汤清利肝胆湿热为主，佐以金银花、连翘、蒲公英、败酱草清热解毒，以治其标实证，湿热祛除后，以完带汤、六君子健脾祛湿、扶正祛邪。

随着社会的发展，我们的饮食结构发生很大变化，少女带证多见，因其不能做相关检查，治疗棘手，中医个体化的诊疗模式，有利于辨清疾病的寒热虚实，有的放矢，常取佳效。

# 《脾胃论》脾胃升降理论的启示

脾升胃降理论是脾胃学说的重要组成部分，脾胃居于中焦，胃主受纳腐熟，以降为顺；脾主运化输布，以升为常，脾胃为全身气机升降的枢纽，脾胃斡旋功能正常，精微化生、输布及糟粕的排泄正常，气机升降出入有序，脏腑气化功能正常，若外感或内伤导致脾胃升降失调，则百病丛生。李东垣遵从《黄帝内经》相关理论，补虚泻实，恢复脾胃运化及升降功能，为后世医家从脾胃论治内科杂病提供了理论依据。

## 一、脾胃为气机升降的枢纽

人体脏腑气化功能依赖于气机的升降出入有序，以维持机体的新陈代谢，《素问·六微旨大论篇》云"出入废则神机化灭，升降息则气立孤危。故非出入，则无以生长壮老已；非升降，无以生长化收藏。是以升降出入，无器不有"。脾胃居于中焦，是五脏生理活动的中心，是人体气机升降的枢纽，《素问·经脉别论》云"饮入于胃，游溢精气，上输于脾，脾气散精，上归于肺，通调水道，下输膀胱"，饮食入胃，经胃的腐熟、脾的运化及升清，将水谷精微向上输布于肺，经肺的宣发肃降，将精微输布于全身，濡养脏腑百骸，维持气化功能。通过胃气降浊，将水谷糟粕下传于小肠，经小肠泌别清浊、大肠的传导及膀胱的气化，将糟粕以二便形式排出体外。

饮食水谷的腐熟运化、精微的输布、糟粕的排泄，依赖于多个脏腑功能的协调，如肝气主疏泄、肺主宣发肃降、脾主升清、胃主降浊等。脾胃为五脏的中心、全身气机的枢纽，只有脾升胃降相辅相成，维持动态平衡，才可保证全身气机升降有序。

## 二、脾胃升降失调的病理

气机升降出入是生命活动的基础形式，人体脏腑气化功能正常进行依赖于气机的升降有序，脾胃为全身气机升降的枢纽，脾主升清，胃主降浊，相辅相成，维持动态平衡。《素问·阴阳应象大论》云："清阳出上窍，浊阴出下窍；清阳发腠理，浊阴走五脏；清阳实四肢，浊阴归六腑。"

若素体脾虚，或饮食过用，劳倦过度，内伤情志，伤及脾胃，导致脾胃运化失司，气机升降失调，或升而不降，或降而不升，气机紊乱，则百病丛生。如脾胃气虚，气化功能低下，精微化生不足，脾不升清，清窍及脏腑失养，脾虚运化无力，精微不布，酿生湿浊，湿邪困脾，阻滞气机，清阳不升，浊阴不降，胃气上逆，出现头晕目眩、神疲乏力、少气懒言、纳差少食、恶心呕吐、嘈杂反酸、脘腹胀闷、大便稀溏或排便不畅、舌质淡苔薄白、脉沉无力等。

若过食辛辣，胃火炽盛，或五志化火，肝气犯胃，气机不畅，胃气上逆，则出现脘腹胀满、胃脘疼痛、呃逆嗳气、口干口苦、舌质红、苔白厚腻、脉濡滑等。临床无论正虚邪实、脾虚胃热，均可导致脾胃升降失调，使脾不升清、胃不降浊，如《素问·阴阳应象大论》云"清气在下则生飧泄；浊气在上则生䐜胀，此阴阳反作，病之逆从也"。

由此可见，"内伤脾胃，百病由生"。李东垣临床治疗脾胃病，强调脾升胃降，尤其重视升举清阳，调畅气机，使脾气升清，胃气自然降浊，脾胃之气升降有序，脏腑气化功能自然正常。

## 三、脾升胃降的临床意义

脾胃升降是全身气机运动的枢纽，脾胃内伤，升降失常，会出现一系列病证，或升而不降，或降而不升，《临证指南医案·脾胃》谓"纳食者胃，运化者脾，脾宜升为健，胃宜降为和"，故临床调节脾胃升降具有重要的意义，或升清或降浊，或升清降浊并用。脾胃亏虚，运化无力者，清阳不升，李东垣遵照《素问·至真要大论》"劳者温之，损者益之"的原则，以辛甘温之剂，温补脾胃，升举清阳，创立了许多健脾升阳的方剂，如补中益气汤、升阳益胃汤、升阳散火汤等。脾的升清功能正常，胃气自然降浊，水谷精微输布正常，则脏腑得养，气化功能正常。

《素问·五脏别论》云"六腑者，传化物而不藏也，故实而不能满也""六腑以通为用，以降为和"，若湿热内蕴，阻滞气机，脾胃升降失调，脾气不升，胃气不降，则以中满分消丸分消走泄、清热祛湿，恢复中焦斡旋功能。

总之，脾升胃降是相互为用的，以升清降浊为主，临床通过升举脾气、和降胃气以调畅气机，恢复脾升胃降的功能，使全身气机运行畅达。无论邪气阻滞，或正气不足，积极祛除病因、燮理脾胃升降为治疗的关键。

### 四、临床体会

脾胃升降理论至今仍有效指导临床实践，脾胃为后天之本，脾胃运化功能正常，则气血生化有源。脾胃升降正常，则精微布散全身，脏腑百骸得养，糟粕排出正常，升降出入有序，吐故纳新正常。

若素体脾胃虚损，或久病耗伤脾胃，运化功能低下，气血化生不足，清浊升降失调，产生诸多病证，治疗时注重补益后天脾胃，调节升降，临床喜用香砂六君子汤合四逆散以补气升阳、调畅气机，则气旺清阳得升，浊气自降，气机升降有序，补而不滞。

其次，脾胃升降相因，相辅相成，有升清才有降浊，反之亦然，因此不可盲目升清或降浊。若脾虚胃气不降，常以旋覆代赭石汤加减，脾虚清气不升，常以补中益气汤加减，以恢复气机升降平衡为目的，避免矫枉过正。

再次，针对饮食积滞、寒湿、湿热等病理产物阻滞气机，脾升胃降失调，依据病邪的性质，采取消食导滞、温化寒湿、辛开苦降、清热祛湿等法，以保和丸、平胃散、半夏泻心汤、中满分消饮等方加减，祛除病理产物，使气机畅达，升降恢复，此时应积极祛除病因，不可盲目行气。

最后，慢性病、疑难病涉及多个脏腑功能失调，病机复杂，常虚实并见，寒热错杂或本虚标实，治疗棘手，临床可从脾胃入手，调和脾胃，畅达气机，补虚泻实，寒温并用，随证治之。《素问·玉机真藏论》云"五脏者，皆禀气于胃。胃者，五脏之本也"，脾胃为五脏的中心、气机升降的枢纽，脾胃健运，升降有序，则气血化生有源，全身气机畅达，百病不生。

## 病案举例

### 飧泄（慢性结肠炎）案

**提要**：本案为慢性泄泻久治不愈，大便稀溏，完谷不化，辨证属脾肾阳虚，清阳不升，寒湿下注，本虚标实，以附子理中丸、四逆散合四逆汤加减，温补脾肾、散寒祛湿，恢复升降，取效颇佳。

刘某，女，60岁，已婚，退休。

初诊：2019年1月10日。

主诉：大便稀溏10年，加重伴肠鸣腹痛20天。

10年前因受凉及饮食不节，出现大便稀溏、腹痛腹胀，外院确诊为慢性结肠炎，长期服补脾益肠丸，时作时止。20天前因聚餐受凉，出现肠鸣腹胀，午后加重，时有腹痛，呈隐痛，喜温喜按，大便稀溏，完谷不化，日5~6行，肛门下坠不适，纳食少，头晕乏力，夜寐不安，多梦易醒，无嗳气反酸，自服藿香正气水，症状无缓解。现症见形体消瘦，面色萎黄，行动迟缓，语声低微，舌质淡白、有齿痕，苔薄白，脉沉弱。西医诊断：慢性结肠炎。中医诊断：飧泄。证属脾肾阳虚、寒湿下注，法当温补脾肾、散寒祛湿，以附子理中丸、四逆汤合四逆散加减。处方：干姜10 g，炒白术10 g，党参20 g，黄芪30 g，茯苓10 g，附子10 g（先煎），乌药10 g，炒山药10 g，柴胡12 g，枳壳10 g，白芍10 g，厚朴12 g，天麻10 g，钩藤10 g（后下），茯神20 g，炙甘草6 g。4剂，冷水煎，每日1剂，分2次温服，嘱其忌食生冷之品。

二诊（1月14日）：

腹痛腹胀、肠鸣、头晕均减轻，大便日3行，呈糊状，纳食增加，神疲乏力，睡眠不佳。效不更方，原方继服3剂。

三诊（1月17日）：

神疲乏力、腹痛腹胀消失，大便日2行，呈糊状，夜寐不安，眠中易醒，醒后难以入睡，舌质淡红、苔薄白，脉沉无力。上方去柴胡、枳壳、白芍，加生龙骨20 g（先煎）、生牡蛎20 g（先煎）潜镇安神，4剂，冷水煎，每日1剂，分2次温服。

四诊（1月22日）：

服用上方，大便正常，日2行，无腹痛、腹胀及肠鸣，乏力头晕减轻，无口渴，睡眠较前好转，舌脉同前。本方加减服30剂，诸证皆去。

**按：**慢性结肠炎为内科临床常见病、多发病，每因饮食不节而加重，本案病史多年，反复发作，久治不愈，脾肾阳虚，火不暖土，每因饮食不节或受凉反复加重，缠绵难愈。患者脾肾阳虚，运化无力，水谷不化精微反生水湿，湿邪困脾，加之聚餐受凉诱发加重，寒湿下注，水湿阻滞气机，"不通则痛"，腹痛胀满，午后加重。《素问·阴阳应象大论》云"清气在下，则生飧泄；浊气在上，则生䐜胀"，湿邪困脾，清阳不升，清窍失养，头晕乏力，形体消瘦；心神失养，夜寐不安，多梦易醒；脾阳不升，清气下陷，水谷精微下泄，完谷不化，泄下次数增多，舌脉亦为脾肾阳虚之征。本案以脾肾阳虚为主，兼有寒湿下注，因此治以温补脾肾、散寒祛湿、扶正祛邪，以附子理中丸温脾散寒、四逆汤温肾燠土、四逆散疏肝理气，标本同治，以扶正为主。方中附子、干姜、乌药、黄芪、党参温阳益气、温中散寒；白术、茯苓、山药健脾化湿；柴胡、枳壳、厚朴行气消胀，利于湿邪的祛除，即"气行湿化"；脾虚肝旺，肝气克伐脾土，使脾虚加重，加天麻、钩藤平肝，白芍合炙甘草酸甘化阴，养肝柔肝，同时佐制附子、干姜、黄芪、党参等温性药物的燥烈之性，全方温脾补肾、散寒祛湿，以扶正为主，临床症状迅速缓解。三诊时腹胀腹痛消失，夜寐不安，眠中易醒突出，原方去四逆散，加龙骨、牡蛎潜镇安神。

# 《素问玄机原病式》火热论的启发

火热病证临床极为常见，其形成有外感、内伤之别，前者系感受六淫邪气而成，即"六气皆从火化"；后者由于情志、饮食、劳倦内伤，致脏腑功能失调，气机阻滞，气郁化火，无论外感、内伤，皆因阳气郁滞化热。刘完素遵循《黄帝内经》"火郁发之"的原则，治以辛凉宣透、苦寒泻热，为寒凉学派的鼻祖，为后世温病学派的形成奠定了理论基础。

## 一、六气皆从火化

刘完素针对当时用药多偏温燥的弊端，提出"六气皆从火化"的观点，突出了火热致病的主导地位，六淫邪气侵袭人体，气机不畅，阳气怫郁，皆可化热，如感受寒邪，玄府闭塞，气机不畅，阳气郁闭不能外达，阳气趋于肌表抗邪，加重阳郁，阳郁化热，亦可形成表寒里热证，如《素问玄机原病式》云"由寒主闭藏，而阳气不能散越，则怫热内作故也"。刘完素主张疏散表邪，寒凉清热，以双解散、防风通圣散表里双解。

## 二、五志化火

《灵枢·本神》谓"肝藏血，血摄魂，肝气虚则恐，实则怒……五脏不安。必审五脏之病形，以知其气之虚实，谨而调之"，五脏藏五志，其功能以五脏精气为基础，脏腑虚损，功能失调可致情志异常；"五志化火"，五志过度，气机郁结，阳气郁遏，郁而化火，阳气壅塞，亦可伤及五脏，影响脏腑气化功能。《素问玄机原病式》云："五脏之志者，怒、喜、悲、思、恐也，悲作忧。若五志过度则劳，劳则伤本脏，凡五志所伤皆热也。"刘完素强调"五志过极化火"的理论，气机郁滞，郁而化火，产生内热；朱丹溪认为"五脏各有火，五志激之，其火随起"，五志的过度变化可直接激起五脏之火，"五志化火"是情志致病重要因素之一。

可见，刘完素认为"六气皆从火化""五志皆能化火"，其化火的根本原因是阳气怫郁、气机不通，两者常互为因果。刘完素依据《内经》"火郁发之"的治则，将火郁证分为在表、在里的不同，治疗以辛凉或寒凉清透为主，宣透热邪，宣畅气机，为"火郁证"的论治奠定了理论基础。

### 三、临床意义

首先，《素问玄机原病式·热类》谓"法当辛苦寒药治之，结散热退，气和而已。或热甚郁结不能开通者，法当辛苦寒药下之，热退结散而无郁结也"，治疗上应重视"开发散结"，使"结滞开通，怫热散而和也"，强调寒凉清热为主，配合宣畅气机，使郁热得清，气机畅达。

六淫邪气从外而入，治疗时，辛以透表开郁，凉以清热，辛散开郁，寒温并用，以双解散透表清热，表里双解。透表清热法不仅为后世所推崇，且为温病学派的形成提供了借鉴。

其次，表邪未解，里热炽盛，以辛散开郁、苦寒清热为主，表里同治，以防风通圣散外解表邪，内清里热；若兼腑实之证，常与清、下法合用，攻下里实，釜底抽薪，有利于清除热邪；若热盛伤津，则清热养阴，标本同治。

### 四、临证心悟

"六气皆从火化""五志过极化火"揭示了外感六淫、情志内伤等因素，均可致脏腑气化功能失调，阳气郁闭，郁而化火。现今，"火热致病"仍为主要的致病因素，影响因素有以下几点：

首先，环境污染，全球气候变暖，因寒反热，温热或温疫致病较为多见，《外感温热篇》云"温邪上受，首先犯肺，逆传心包……温邪则热变最速"，风热、温热、湿热、暑热、燥热等致病，皆会出现火热伤津耗气证，临证遵循"火郁发之"的原则，依据病邪性质辨证论治，早用辛凉透表之品，使温热之邪从表而去。

其次，疾病的易感性及演变规律与患者体质有密切关系，阳热亢盛或阴虚火旺者，六淫邪气侵袭人体易从阳化热。如寒邪、湿邪痹阻肌腠，阳气郁阻，邪气可从热化，若病程中误用温补，寒邪从阳化热，出现表寒里热证，随着疾病的演变，可出现火热炽盛证。可见"六气皆从火化"，临证依据患者体质及病邪演化的趋势，辨证施治，慎用辛温之品。

再次，当今工作、生活及家庭压力过大，情志不畅，气机升降失调，阳气阻遏，"五志化火"更为多见，火热扰动心神，使精神类疾病的发病率日渐增高。抑郁症、焦虑症、精神分裂症、失眠等病，与"五志化火"密切相关，临证可依据不同脏腑的病证，辨病用药。

最后，随着饮食结构的改变，过度饮酒、过食辛辣，亦可酿生湿热或火热，《素问·至真要大论》云"夫五味入胃，各归所喜，酸先入肝……久而增气，物化之常也，气增而久，夭之由也"。

此外，随着信息时代的发展，患者从网络或电视等渠道获取片面的养生知识，误服温补类保健品，阳热亢盛或阴虚火旺者服之，助火伤气，正如《素问·阴阳应象大论》所谓："壮火之气衰，少火之气壮。"临床单纯火热证，以清法治疗为主，兼以疏散透发、畅通气机；若兼有湿热、痰热、瘀血等病理产物，需结合化湿、祛痰、活血等法祛除病理产物，清透热邪。临床寒凉攻伐类药物，不可久用，中病即止，以免克伐正气。热邪易伤津耗气，临床依据正邪关系，辅以养阴益气之品，标本同治。

## 病案举例

## 唇风（慢性唇炎）案

**提要：** 本案为慢性唇炎反复发作，口唇溃烂，有黄白色分泌物附着，口唇干裂有血痂，证属胃火炽盛、火热成毒，以白虎汤、黄连解毒汤、泻黄散合方，清热解毒而取效。其后又因饮食不慎，唇风复发，自服前方无效，辨为燥热伤阴，予增液汤、白虎汤加减养阴清热而愈。

张某，女，41 岁，已婚，职员。

初诊：2019 年 4 月 8 日。

主诉：反复口唇溃烂流脓 2 个月。

2 个月前口唇干裂溃烂流血，自涂唇膏，口服六神丸、栀子金花丸、维生素 $B_2$ 等药无效，近日溃烂处流脓，上唇有黄白色脓样物附着，刺痛难忍，下唇瘙痒干裂出血，有血痂，口干口苦，口臭口渴，胃脘部隐痛，纳差少食，心情烦躁，小便黄，大便干燥，2~3 日 1 行，夜寐不安。既往有慢性胃炎病史 8 年。刻下：形体消瘦，面色萎黄，上唇有黄白色脓样物附着，口中有异味，舌质鲜红、苔薄黄，脉滑数。西医诊断：慢性唇炎，慢性胃炎，HP（-）。中医诊断：唇风。此为胃火炽盛，火热成毒，火毒上犯所致，治当清热解毒、引火下行，以白虎汤、黄连解毒汤、泻黄散加减。处方：知母 12 g，生石膏 30 g，黄连 6 g，黄芩 10 g，黄柏 10 g，酒大黄 6 g（后下），栀子 10 g，广藿香 10 g，细辛 3 g，防风 10 g，金银花 15 g，连翘 15 g，寒水石 30 g（先煎），麦冬 15 g，蒲公英 30 g，牛膝 15 g，甘草 3 g。3 剂，冷水煎服，每日 1 剂，分 2 次温服，嘱其忌食生冷之品，另外取颗粒剂黄芩 10 g、黄连 6 g、黄柏 6 g、蒲公英 10 g、大黄 6 g。以少量开水化为糊状，加少量香油涂口唇，每日 3 次。

二诊（4 月 11 日）：

口唇黄白脓样物减少，口唇干燥疼痛，口角溃疡，部分结痂，口干口苦、口臭减轻，胃脘隐痛缓解，大便通畅，日1行，舌质红、苔薄黄，脉弦滑数。证属脾胃实热，前方加升麻12 g、葛根20 g，引药入阳明经，继服6剂。

三诊（4月18日）：

口唇无脓样分泌物，破溃处均已结痂，疼痛略减轻，口唇干燥，局部瘙痒，小便黄，大便正常，心烦急躁，纳差少食，舌质鲜红、苔薄白，脉沉。效不更方，原方继服6剂。

四诊（4月23日）：

口唇溃破处全部结痂，无出血，局部干燥瘙痒，纳食正常，口干口渴，舌尖红、苔薄白，大便日2行。酒大黄减至3 g，继服6剂。

五诊（5月7日）：

口唇结痂已褪，无干裂出血，时干燥瘙痒，口干口渴，小便黄，大便正常，舌质红、苔薄白，脉沉。前方减酒大黄，继服6剂而愈。

六诊（10月17日）：

因饮食不慎，口疮再发，未就诊，自行服五诊方6剂，口唇溃烂不缓解，口唇有血痂，无分泌物，干燥疼痛，口干咽干，小便黄赤，大便正常，舌质红绛、少苔，脉沉。证属燥热伤阴，以增液汤合白虎汤加减，养阴清热为治，处方：麦冬15 g，生地黄15 g，玄参15 g，知母12 g，生石膏30 g（先煎），桑叶12 g，菊花12 g，北沙参15 g，蒲公英30 g，石斛15 g，天冬15 g，升麻12 g，牛膝15 g，黄芩10 g，黄连6 g，生甘草10 g。继服4剂。

七诊（10月24日）：

口干咽燥明显减轻，口唇血痂脱落，局部干燥疼痛，小便黄，舌质红、少苔少津，脉沉。原方继服6剂而愈。

**按**：患者为慢性唇炎反复发作，口唇溃烂，有黄白脓性分泌物附着，局部有血痂，干燥疼痛，影响进食及说话。证属胃火炽盛成毒，火毒炎上，肉腐成脓，郁火内蕴，胸中气机不畅，急躁烦闷，乃火热实证，以白虎汤、黄连解毒汤、泻黄散加减，苦寒清热，直折胃火，同时佐咸寒养阴之品，加入升麻、葛根、藿香、牛膝等引经药，使药效直达病所，唇风较快治愈。其后又因饮食不慎，唇风再发，自行服前方6剂无效，此乃秋季燥热当令，燥热伤阴所致，予养阴清热法治之而愈。可见，同一患者，临床表现相同，不同季节，病邪不同，病机亦不相同，同病异治，方可取效。

# 《丹溪心法要诀》郁证治疗的启发

朱丹溪为金元四大家之一，倡导"六郁"致病学说，《丹溪心法要诀》论述了气、血、热、痰、湿、食郁致病的特点，创制越鞠丸等名方，对后世医家从郁论治杂病产生了深远的影响。

## 一、六郁致病理论

《素问·六微旨大论》云："出入废，则神机化灭；升降息，则气立孤危。故非出入，则无以生长壮老已；非升降，则无以生长化收藏。是以，升降出入，无器不有。"人体以气血为物质基础，气和则升降不失其度，血和则运行不失其常，气机升降出入有序，脏腑气化功能正常，则百病不生。《丹溪心法·六郁》谓"气血冲和，百病不生。一有怫郁，诸病生焉。故人身诸病，多生于郁"，所谓郁者，气血滞而不通。郁证与五脏气化功能密切相关，《素问·六元正纪大论》谓"木郁者，肝病也……火郁者，心病也……土郁者，脾病也……金郁者，肺病也……水郁者，肾病也"，朱丹溪在此基础上，创立了"六郁"致病学说，指出"郁者，结聚而不得发越，当升者不得升，当降者不得降，当变化者不得变化，所以传化失常，而六郁之病见矣"，创制了越鞠丸等方剂治疗郁证。

七情内伤、外感六淫、饮食失节、劳逸过度等因素，均可导致人体气血怫郁而产生郁证，"六郁"致病不是孤立存在的，而是相互联系的，临床以气郁为先，相兼致病。肝为刚脏，体阴用阳，主藏血，寄相火，主疏泄，调畅全身气机的升降及气血的运行。若情志不调，忧思过度，肝失疏泄，则气郁；肝气郁滞，血行不畅，则瘀血阻滞，导致血郁；气郁日久，肝气横逆，五志化火，导致火郁。肝主疏泄，调畅气机升降，脾主升清，胃主降浊，脾胃为气机升降之枢纽。若肝失疏泄，气机升降失调，木郁克土，脾失运化，脾胃升降功能失调，三焦不畅，水谷精微的运化及输布不畅，酿生痰湿，湿郁化热，湿热阻滞气机，影响脾胃腐熟运化功能，必致饮食停滞，导致痰、湿、食郁胶结不去，有形病理产物蓄结，必然加重气机郁滞，气血运行不利，恶性循环，脏腑气化功能失调，久治不愈。

可见，情志失调为"六郁致病"的关键，气机郁滞是其根源，病机以标实为主，病延日久，由实转虚，或虚实兼夹，与疾病的发生发展密切相关。

## 二、解郁调气为先

《素问·六元正纪大论》谓"木郁达之，火郁发之，土郁夺之，金郁泄之，水郁折之"，追本溯源，气机郁滞是"六郁"病机的核心，朱丹溪在《内经》理论基础上，结合自身临床实践，倡导"六郁致病"学说，提出郁证的治疗原则，创立治疗越鞠丸等方剂，以调畅气机为先，气行则痰、湿、火、食、血郁消散，郁散则病愈，《医碥·郁证》谓"丹溪分六郁……大要以理气为主，盖气滞则血亦滞，而饮食不行，痰湿停积，郁而成火，气行则数者皆行，故所重在气，不易之理也"。

越鞠丸又名六郁丸，是治疗郁证的代表方剂，由香附、川芎、栀子、苍术、神曲组成，适用范围为"六郁证"，症见情志不畅，心烦易怒，郁郁寡欢，胸腹胀满，痰多恶心，纳差少食，小便黄赤，夜寐不安，舌质红、苔白腻，脉弦滑等。越鞠丸行气解郁，调畅气机，祛除有形病理产物，兼顾行气、清热、化痰、祛湿、活血、消食等法，以香附为君，辛香入肝，疏肝理气、行气解郁，以治气郁；川芎辛温，为血中之气药，行气活血，以解血郁；栀子苦寒，清热泻火，以解火郁；苍术辛苦性温，燥湿运脾，以解痰湿之郁；神曲甘温，消食导滞，以治食郁，诸郁得解，气机通达，气血运行正常。

朱丹溪强调气机郁滞为万病之始，导致脏腑功能失调，气血不畅，有形病理产物阻滞。越鞠丸药味虽少，但代表了治疗的基本方向，朱丹溪临床根据六郁的轻重进行加减，以使方证相符，切中病机。气郁偏重者，重用香附，酌加木香、枳壳、厚朴、桔梗、青皮等行气解郁；血郁偏重者，重用川芎，酌加桃仁、赤芍、红花、丹参、三棱等活血化瘀；火郁偏重者，重用山栀，酌加黄连、黄芩、黄柏、龙胆草、连翘等清热泻火；食郁偏重者，重用神曲，酌加麦芽、山楂、莱菔子等消食化积；湿郁偏重者，重用苍术，酌加草果、茯苓、泽泻等分消湿浊。

### 三、临证体会

随着社会的发展，工作及生活压力不断增大，情志致病的发病率日渐增高，不良的情绪不仅影响家庭生活，对身体也会造成伤害。如常年加班、起居无常、饮食不节、过食辛辣油腻、过度饮酒应酬，都是加重慢性病的主要诱因。

通过研习朱丹溪"六郁致病"理论，我们对越鞠丸证候、病机实质及其演变规律有了深刻的认识。越鞠丸组方虽然简单，但其制方思路及药物的配伍关系，反映了病机的实质，临床依据"六郁"不同的发展趋势，以丹溪"六郁"致病理论为指导，笔者在越鞠丸的基础上加减变通，治疗多种内科疾病，如慢性胃炎、胆囊炎、冠心病、失眠、焦虑症、抑郁症、乳腺增生症、甲状腺结节等病，圆机活法，异病同治，尤其治疗情志及精神类疾病，以行气解郁为主，兼顾清热、化痰、祛湿、活血、消食等治法，祛除"六郁"的病因，畅达气机，气顺诸郁可解，拓展了越鞠丸的应用范围，提高了临床疗效。

若因工作压抑，情志抑郁，郁郁寡欢，以气郁为主，症见胸膈痞闷，心烦易怒，情志不畅，口苦咽干，舌质淡、苔薄白，脉弦滑，合四逆散或小柴胡汤加减，加强疏肝理气，调畅气机；若气郁化火，情绪激动，烦躁易怒，口干口苦，合金铃子散以疏肝清热；若血瘀明显，胸闷胸痛，或头痛如裂，舌质淡暗或有瘀斑，脉沉细，合血府逐瘀汤加减以行气活血；若痰湿明显，头昏头蒙，视物昏花，恶心纳差，脘痞胀满，舌质淡、苔白厚腻，脉濡，合温胆汤加减以化痰行气；若心情烦闷，口干口苦，小便黄赤，大便干燥，舌质红、苔薄黄，脉滑数，合栀子豉汤加减以清宣郁热；若食纳不佳，嗳腐吞酸，口臭，舌苔厚腻，脉滑，合保和丸加减。

同时，还要辨别脏腑的虚实寒热进行加减，如气虚甚者，见神疲乏力、纳差少食，加六君子汤等健脾益气，使方证相应，药到病除。

## 病案举例

### 心悸（心动过速）案

鲁某，女，40岁，职员。

初诊：2020年5月30日。

主诉：心胸烦闷，心慌心悸2年，加重5天。

既往有阵发性心动过速2年，长期服酒石酸美托洛尔12.5 mg（bid）、稳心颗粒1袋（tid），反复发作，时轻时重，多次住院治疗。5天前，因与家人生气，出现心胸烦闷，心慌心悸，惕惕不安，心烦易怒，情绪紧张，坐卧不宁，口干口苦，头面汗出，纳差多梦，眠中易醒，小便黄，大便正常，舌边尖红，苔白腻，脉滑数。心电图示心率96次/分，血压128/75 mmHg，动态心电图示阵发性心动过速。西医诊断：心律失常、阵发性心动过速。中医诊断：心悸，证属肝郁化火、痰热阻滞。治当疏肝解郁、清热祛痰、安神定志，以越鞠丸合黄连温胆汤加减。处方：香附 12 g，川芎 10 g，苍术 15 g，炒栀子 10 g，淡豆豉 10 g，郁金 10 g，黄连 6 g，黄芩 10 g，陈皮 10 g，半夏 10 g，茯神 15 g，竹茹 12 g，枳实 10 g，龙骨 30 g（先煎），牡蛎 30 g（先煎），炙甘草 6 g。7 剂，冷水煎服。以本方加减治疗月余，复查动态心电图均正常。

**按：** 患者因情志不畅，肝郁化火，火热灼津为痰，痰热阻滞气机，扰动心神，出现心悸诸证，以越鞠丸、黄连温胆汤疏肝解郁、清热祛痰。痰热祛除，气机畅达，心悸可愈。

# 《外感温热篇》"分消走泄法"的启发

叶天士《外感温热篇》第7条云"再论气病不传血分，而邪留三焦，亦如伤寒中少阳病也。彼则和解表里之半，此则分消上下之势，随证变法，如近时杏、朴、苓等类，或如温胆汤之走泄"，叶氏强调湿热邪气弥漫三焦，少阳枢机不利，治当因势利导，从不同渠道分消湿热邪气，畅达气机，恢复脏腑气化功能。"分消走泄法"为后世医家治疗三焦湿热证奠定了理论基础。

## 一、"少阳主枢"的内涵

《素问·阴阳离合论》谓"少阳为枢"，三焦与胆同属少阳，为气机升降出入的枢纽，其中足少阳胆居于半表半里，为表里之枢，内寄相火，藏精汁，疏泄胆汁，参与水谷的运化及输布，协调脾胃的升降。《素问·灵兰秘典论》谓"三焦者，决渎之官，水道出焉"，手少阳三焦经贯通人体上下，为气机升降之枢纽，为阳气及津液气化的场所、运行输布的通道，能将精微物质布散于全身。"上焦如雾，中焦如沤，下焦如渎"，三焦的功能反映了五脏六腑的气化功能。

手、足少阳为表里、上下之枢，既有各自分工，又有相互联系，上下升降有序，表里出入有度，机体的吐故纳新功能正常。若足少阳胆的出入障碍，手少阳三焦升降亦受阻，反之亦然。《通俗伤寒论·六经方药》谓："足少阳胆与手少阳三焦，合为一经。其气化一寄于胆中以化水谷，一发于三焦以行腠理，若受湿遏热郁，则三焦之气机不畅，胆中相火乃炽。"三焦与胆同属少阳，表里出入调达，上下升降通畅；气机上下升降调达，表里出入通畅，二者相辅相成。

## 二、湿热弥漫三焦的病理

手少阳三焦、足少阳胆为气机升降出入的枢机，病理上相互影响。三焦气分湿热证与伤寒少阳证的病机有相似之处，均兼有气机阻滞，只是病因不同，病位不同，前者侧重上下枢机不利，后者侧重表里枢机不利。若湿热邪气弥漫三焦，三焦气化受阻，气机升降不利，导致足少阳胆的出入受阻，疏泄失常，郁而化热，脾胃升降失调，出现发热恶寒，周身沉重，身热不扬，头部昏沉，胸脘痞闷，恶心欲呕，腹部胀满，小便不利，舌质红、苔白腻，脉濡等。反之亦然，邪气侵袭足少阳胆，表里出入不利，导致三焦升降失司，气机阻滞，出现往来寒热，口苦咽干，头晕目眩，胸胁苦满，默默不欲饮食，心烦喜呕，小便不利，舌质红、苔薄白，脉弦等。可见，在病变过程中，手少阳三焦与足少阳胆往往相互影响，出现气机升降或出入失常的病证，临床采用"和解法"治疗，祛除邪气，调畅气机，恢复气机的升降出入。

伤寒少阳病常经腑同病，偏于表里失常，张仲景以小柴胡汤和解表里，以调畅气机为主，少阳表里枢机调畅，则三焦升降之枢畅达，《伤寒论》第230条云"上焦得通，津液得下，胃气因和，身濈然汗出而解"。同样，三焦湿热气分证，湿热弥漫，气机阻滞，升降不利，气化失常，叶天士以温胆汤及杏、厚、苓等药，因势利导，分消走泄。吴鞠通强调开上、畅中、渗下，以三仁汤分消上下，祛除湿热邪气，使三焦通畅，气机畅通，诸证可解。

## 三、"分消走泄法"的源流

叶天士认为手、足少阳的病机，以气机阻滞、升降出入之枢不利为主，病因、病证、病位不同，手、足少阳病的治疗不同。因此，治疗足少阳表里出入失常，胆郁化火的病证，采用和解表里、调畅气机之法，常以小柴胡汤等方加减。若湿热气分病，湿热弥漫三焦，气机升降阻滞，气化不行，水道不通，水谷津液气化输布障碍，叶氏列举"如近时杏、朴、苓等类，或如温胆汤之走泄"，通过"分消走泄法"，宣上、畅中、渗下、行气等，祛除湿热邪气，通利三焦水道，畅达气机。

其中，分消法是采取因势利导的方法，从不同的渠道祛除湿热邪气，如上焦以杏仁等药辛开肺气，宣发湿热从表而去，肃降肺气，通调水道，使湿邪从小便而去；中焦以厚朴等药，辛开苦降，燥湿行气，宣通气机；下焦以茯苓等药，淡渗利湿，使弥漫三焦的湿热之邪，从小便而去。

走泄法为宣畅气机法。湿为阴邪，其性黏滞，难以清除，叶氏在祛除湿热邪气的过程中，配伍走泄行气之品，通过理气行滞，宣通气机，气行湿动，达到清除湿热的目的。叶天士用"分消上下之势"，高度概括了湿热病证的治则，所列温胆汤及杏仁、厚朴、茯苓等药从三焦分消走泄。后世医家将此法不断发扬光大，尤其是吴鞠通，在"分消走泄法"的指导下，创制了三仁汤、杏仁滑石汤、黄芩滑石汤等经典名方，因势利导，开上、畅中、渗下，从不同渠道分消湿热，不仅用于治疗湿热病，还可用于杂病的治疗。

### 四、"分消走泄法"临床意义

湿热弥漫三焦，叶氏以"分消走泄法"祛除湿热邪气，宣畅三焦气机，使湿热从不同渠道分消而去，气行湿动，恢复脏腑气化功能。列举温胆汤分消湿热，方中陈皮、半夏、竹茹、枳实辛开苦降，清热燥湿，宣通气机；茯苓、甘草益气健脾，淡渗利湿，导湿浊下行，为分消走泄法的代表方。

后世医家临床在分消走泄法的基础上不断细化，如湿热邪气滞留三焦，病位又有偏于上焦、中焦、下焦之分，祛邪时要根据其病位，分别选用不同的方法，采取宣上、畅中、渗下、行气等法治疗，不断丰富分消走泄法。

依据湿热病初期，湿重于热，病位偏于上焦的病机特点，重视宣通肺气，以杏仁等药辛宣苦降，轻开上焦肺气，通过肺的宣发功能，使湿邪从表而出，同时，通过肺的肃降及通调水道之功能，使湿邪下行膀胱，进而通过小便排出体外。后世医家在此理论指导下，以藿香、白芷、苏叶、香薷、淡豆豉、青蒿等辛香芳化之品，辛温宣透，芳香化湿，宣通肺气，通调水道，称之为"宣上"，适合治疗湿热病初期，病位偏于上焦，湿重于热者。

湿浊偏于中焦，则辛开苦降，行气燥湿，宣畅中焦气机，使脾胃升降有序，湿浊可化。若以湿为主，以厚朴为例，辛开苦降，后世医家以苍术、白术、半夏、陈皮、豆蔻、大腹皮、槟榔、苏梗、草果等辛温开郁、苦温燥湿、宣畅气机，此为"畅中"。

湿浊偏于下焦，治疗以淡渗利湿为主，使湿邪从小便而去，列举茯苓健脾利湿，后世常用猪苓、泽泻、车前子、滑石、通草、生薏苡仁等淡渗利湿，此为"渗下"。

"分消走泄法"不仅适用于湿热病，还可广泛用于湿热所致的内伤杂病，从不同渠道分消湿热邪气，同时宣畅气机，此为治疗的重点。湿热邪气祛除，气机畅达，则脏腑气化功能恢复。

### 五、临证心悟

《素问·六微旨大论》云："故非出入，则无以生长壮老已；非升降，则无以生长化收藏。是以升降出入无器不有。"气机的升降出入是机体吐故纳新的前提，分消走泄法的实质是从不同的渠道祛除湿热邪气，使三焦畅达，气机升降出入有序，脏腑气化功能正常。

笔者临床常以"分消走泄法"治疗外感及内伤杂病。病属湿热弥漫三焦者，从不同渠道祛除湿热邪气，针对湿热的性质变通应用，患者体质不同，可出现从阳化热、从阴化寒的不同，有湿重于热、热重于湿、或湿热并重之别，临床依据病证特点，采用辛温芳化、苦温燥湿、苦寒清热等法相配，同时宣畅气机、健脾助运，常取佳效。

湿热寒化，阻滞气机者，针对湿性黏滞的特点，采取宣化、芳化、燥湿、淡渗等法，依据湿邪部位不同，以三仁汤、平胃散、五苓散等加减，分消湿浊，畅达三焦，辅助宣畅气机之品，气行湿化。如吴鞠通注释"惟以三仁汤轻开上焦肺气，盖肺主一身之气，气化则湿亦化也"，充分体现了宣上、畅中、渗下的原则。湿为阴邪，易伤阳气，此时当以分消湿浊、宣通阳气为主，不可行温阳之法，以免助热，《外感温热篇》第9条云"热病救阴犹易，通阳最难，救阴不在血，而在津与汗，通阳不在温，而在利小便，然较之杂证，则有不同也"，湿祛阳通，三焦气机通畅，气机升降有序。

热重于湿或湿热并重者，以清热祛湿法，苦寒清热，兼辛燥祛湿行气，常以茵陈蒿汤、半夏泻心汤、蒿芩清胆汤加减，从不同渠道分消湿热，其中黄芩、黄连、龙胆草、栀子等药既清热又祛湿，但此类药苦寒败胃，不可久用，中病即止。

湿热病临床常以脾胃为中心，缠绵日久，困阻脾胃，影响脾胃运化功能，水谷不化精微，反加重湿热，阻滞气机，不利于湿热邪气的祛除，因此在分消走泄的基础上，重视健脾运湿，行气开郁，宣畅气机，临床合用香砂六君子汤，顾护脾胃，健脾化湿，恢复其运化功能，以免恶性循环。

总之，分消湿热法是治疗三焦湿热的基本法则，不外乎辛宣芳化、辛开苦降、淡渗利湿、健脾行气等，用之得法，湿热分消，三焦畅达，气机升降出入有序，脏腑气化功能恢复，可广泛用于内科杂病的治疗。

**病案举例**1

## 胃痛（慢性萎缩性胃炎伴肠化、HP+）案

**提要：**本案为胃脘胀满疼痛，久治无效，证属肝胃郁热，湿热中阻，气

机阻滞，手、足少阳枢机不利，"不通则痛"，以大柴胡汤、金铃子散、左金丸、茵陈蒿汤合方治疗，疏肝和胃、清热化湿、调畅气机而取效。

杨某，男，43岁，已婚，职员。

初诊：2018年2月12日。

主诉：胃脘疼痛胀满3年，加重10天。

患者常年应酬、饮酒无度，饮食无规律，喜食辛辣，3年前出现胃脘部疼痛胀满，疼痛无规律，反酸嗳气，诊断为慢性萎缩性胃炎，间断服用奥美拉唑、硫酸铝凝胶、果胶铋等药物，症状时轻时重，每因饮食不节而加重。10天前因应酬饮酒，胃脘疼痛胀满加重。胃镜示：慢性萎缩性胃炎伴糜烂、HP+；病理示：局灶性肠化。服奥美拉唑、丽珠胃三联、气滞胃痛冲剂等药无效。刻下：胃脘及两胁胀满疼痛，泛酸嗳气，头昏头胀，烦躁不安，口干口苦，口渴口臭，纳差少食，小便黄赤，大便黏滞不畅，2日1行，剑突下至脐上压痛，肠鸣音正常，面色晦暗，语声低沉，舌质红、苔黄厚腻，脉滑数。西医诊断：慢性萎缩性胃炎伴肠化、HP+。中医诊断：胃痛。证属肝胃郁热，湿热中阻，手、足少阳枢机不利，"不通则痛"，治以疏肝和胃、清热化湿、调畅气机，以大柴胡汤、金铃子散、左金丸、茵陈蒿汤加减。处方：醋柴胡10 g，黄芩10 g，枳实10 g，川楝子10 g，延胡索10 g，白芍30 g，黄连6 g，吴茱萸5 g，酒大黄3 g，栀子10 g，茵陈15 g，龙胆草10 g，郁金10 g，蒲黄10 g（包煎），砂仁3 g（后下），炙甘草6 g。6剂，冷水煎，每日1剂，分两次温服。

二诊（2月19日）：

胃脘胀痛、反酸嗳气、口干口苦、烦躁减轻，纳差，神疲乏力，小便黄，大便不畅，舌脉同前。上方加生黄芪30 g、焦三仙各15 g，6剂，冷水煎，每日1剂，分两次温服。

三诊（2月27日）：

胃脘疼痛消失，饭后时有胃脘痞闷，晨起口臭，仍感神疲乏力，精力不足，嗳气无反酸，小便黄，大便正常，舌质淡红、苔白微腻，脉濡。郁热渐去，脾虚湿盛，阻滞气机，健脾益气兼化湿浊，方以香砂六君子汤加减，处方：黄芪30 g，党参20 g，陈皮10 g，半夏10 g，白术15 g，茯苓15 g，木香10 g，砂仁6 g（后下），藿香10 g，豆蔻6 g（后下），厚朴12 g，枳实12 g，炙甘草6 g。6剂，冷水煎服，每日1剂，分两次温服。

四诊（3月10日）：

胃脘痞满、神疲乏力、嗳气减轻，纳食增加，舌质淡红、苔薄白，脉沉弱。效不更方，上方继服14剂，巩固疗效。

**按：**慢性萎缩性胃炎伴肠化，合并幽门螺旋杆菌感染，现代医学以质子泵抑制剂、抗生素及对症治疗为主，属于中医"胃痛""痞满"范畴。患者平素应酬及饮酒多，喜食辛辣，生活饮食无规律，损伤脾胃，脾失健运，水谷不化精微，反生湿热，湿热蕴久，阻滞气机，脾气不升，胃气不降。加之工作繁忙，性情急躁，肝失疏泄，郁而化火，肝胃不和，手足少阳枢机不利，气机阻滞，"不通则痛"，病机的核心在于肝胃郁热，湿热中阻，气机不畅，以疏肝和胃、清热祛湿、调畅气机为主，遵循"甚者独行""急则治标"的原则，以大柴胡汤、金铃子散、左金丸疏肝清热，和降胃气、行气止痛；茵陈蒿汤清热祛湿，分消湿热使气机畅达。三诊时郁热已去，肝气条达，仍有脾虚湿滞，故以香砂六君子汤健脾祛湿理气，体现了"间者并行"的原则，标本同治，取效颇佳。

**病案举例2**

### 便血（慢性结肠炎、混合痔）案

**提要：**患者间断性脐周及左下腹疼痛，便下鲜血，确诊为慢性结肠炎、混合痔，因拒绝手术治疗而就诊，证属湿热成毒，热迫血行，损伤肠络，以白头翁汤、葛根芩连汤、桂枝加芍药汤加减，清热解毒、祛湿凉血而取效。

李某，女，69 岁，已婚，退休。

初诊：2019 年 9 月 19 日。

主诉：间断性便血腹痛 2 年，加重 1 个月。

2 年前无明显诱因，出现腹部疼痛，以左下腹及脐周痛为主，便后腹痛减轻，大便日 1 行，便后有少量鲜血，有里急后重感，确诊为慢性结肠炎、结肠多发性息肉、痔疮。口服美沙拉嗪，乳酸菌素胶囊，多次中药灌肠，角菜酸酯栓剂纳肛，便血等症减轻，然反复发作，先后多次住院治疗。1 个月前因饮食不慎，大便日 3 行，呈糊状，便后有鲜血，有少量黏液，左下腹疼痛，牵及小腹，夜间加重，手足冰冷，周身乏力，焦虑不安，小便赤黄，夜寐不安，晨起口苦，口干纳食正常，恐患癌，焦虑烦躁，复查肠镜示慢性结肠炎，便常规示潜血阳性。既往高血压病史 20 年。刻下：形体消瘦，焦虑不安，面色晦暗，性情急躁，言语重复，口苦口臭，左下腹压痛，舌边尖红赤、苔黄腻满布，脉弦滑数。西医诊断：慢性结肠炎、高血压。中医诊断：便血，证属肠腑湿热，内蕴成毒，迫血妄行。法当清热祛湿、凉血止血，方拟白头翁汤、葛根芩连汤、桂枝加芍药汤加减。处方：白头翁 20 g，黄芩 10 g，黄连 6 g，黄柏 6 g，秦皮 10 g，葛根 30 g，仙鹤草 30 g，蒲公英 30 g，生地榆 30 g，吴茱萸 6 g，桂枝 10 g，白芍 20 g，炒山药 20 g，茯苓 20 g，炒白术 20 g，牡蛎 20 g，炙甘草 6 g。中药颗粒剂 4 剂，开水冲服，每日 1 剂，分 2 次温服，嘱其忌食生冷之品。

二诊（9 月 24 日）：

服用前方 4 剂，大便日 2 行，呈糊状，已无鲜血，少量黏液，有里急后重感，肛门灼热，肛周干燥，时有左下腹疼痛，便后减轻，舌质鲜红、苔黄厚腻，脉弦滑数。湿热内蕴较重，故前方中白头翁加至 30 g，秦皮加至 20 g，炒山药加至 30 g，继服 10 剂。

三诊（10 月 8 日）：

无便血及黏液，左下腹疼痛，排便后减轻，大便成形，2 日 1 行，无里急后重感，腰酸怕冷，入睡困难，小便黄，3 日前感冒，时有头痛，咳嗽，咯少量白痰，舌质边尖红、苔微黄腻少津，脉濡滑弱。前方加干姜 9 g、龙骨 20 g、牡蛎 20 g。7 剂。

四诊（10 月 15 日）：

大便成形，日 1 行，无腹痛，肛门有下坠感，肛周干燥不适，舌边尖红、苔微黄腻少津，脉濡滑。请门诊肛肠科会诊，确诊为混合痔，患者拒绝手术治疗，以前方继服 6 剂。

五诊（10 月 22 日）：

受凉后口苦，眼干涩，肛门灼热加重，左下腹隐隐胀痛，遇寒加重，大便正常，日 1~2 行，成形，舌边尖红、苔黄腻，脉濡滑。前方去黄柏，白芍加至 30 g，合炙甘草以酸甘化阴、缓急止痛，6 剂。

六诊（10 月 29 日）：

腰酸怕冷减轻，因家庭聚餐，饮食繁杂，大便黏滞不畅，腹痛隐隐，便后有少量鲜血，肛门干燥灼热，坠胀不适，无里急后重，舌质淡红、苔白腻，脉濡。前方去干姜，蒲公英加至 40 g，加生薏苡仁 30 g、地榆炭 20 g，祛湿清热、凉血止血，6 剂。

七诊（11 月 5 日）：

晨起便后少量鲜血，便前脐周腹痛，便后腹痛减轻，有饥饿感，不喜饮，肛周有湿疹瘙痒，心情烦躁不安，舌边尖红、苔白腻，脉濡滑。证属肠腑湿热、热灼血络，调整方药：黄芩 10 g，黄连 6 g，葛根 30 g，仙鹤草 30 g，白头翁 30 g，秦皮 20 g，黄柏 12 g，蒲公英 40 g，白芍 20 g，桂枝 12 g，生薏苡仁 30 g，地榆炭 20 g，白及 10 g，三七粉 3 g，栀子 10 g。6 剂。

八诊（11月12日）：

大便成形，日2行，便后少量鲜血，腹痛减轻，纳食正常，肛门湿疹已去，无瘙痒，小便正常，舌质红、苔薄白腻，脉沉无力。上方加生地黄20 g、广藿香10 g，以清热凉血、芳香化湿，6剂。

九诊（11月19日）：

肛门湿疹已愈，便后少量淡红血液，无腹痛，舌边尖略红、苔薄白微腻，脉滑数。前方蒲公英减至20 g，白头翁减至20 g。继服6剂。

十诊（11月26日）：

便血明显减少，晨起便有少量淡红血，左下腹隐痛减轻，大便日3~4行，睡眠改善，小便正常，纳食正常，舌边尖红、苔白腻，左关浮滑、右脉弦细。处方：黄芩10 g，黄连6 g，黄柏12 g，葛根30 g，仙鹤草30 g，白头翁30 g，秦皮20 g，蒲公英40 g，白芍30 g，桂枝12 g，炒山药30 g，茯苓20 g，炒白术30 g，地榆炭10 g，生地黄20 g，生薏苡仁30 g，栀子10 g，炙甘草6 g。6剂。

十一诊（12月10日）：

便血已止，无腹痛，大便成形，日1行，复查便常规正常，舌质红、苔薄白，脉沉。前方去黄芩、黄柏、黄连、栀子，继服3剂，停药观察，电话随访，患者目前再无便血、腹痛。

**按：**患者反复脐周及左下腹疼痛，便鲜血，大便夹有黏液，里急后重，确诊为慢性结肠炎、结肠息肉、混合痔，拒绝手术治疗，口服中西药物、中药灌肠，栓剂纳肛等治法无效，证属湿热蕴结成毒，结于肠腑，胶结黏腻，阻滞气机，肠腑传导失司，热迫血行，治当清热祛湿、凉血止血、行气活血，《伤寒论》第371条谓"热利下重者，白头翁汤主之"，373条谓"下利欲饮水者，以有热故也，白头翁汤主之"，第92条谓"太阳病，桂枝证，医反下之，利遂不止。脉促者，表未解也，葛根芩连汤主之"，方以白头翁汤、葛根芩连汤清热祛湿、凉血解毒；桂枝加芍药汤缓急止痛；并加大剂蒲公英、生地榆、生地黄等药清热解毒、凉血止血。湿热祛除，气机畅达，肠腑传导正常，则便血诸证均去。可见，辨识病机是辨证论治的精髓所在，不识病机，则久治不愈。

# 柴胡加龙骨牡蛎汤临证心悟

柴胡加龙骨牡蛎汤证出自《伤寒论》第107条，"伤寒八九日，下之，胸满烦惊，小便不利，谵语，一身尽重，不可转侧者，柴胡加龙骨牡蛎汤主之"，张仲景以柴胡加龙骨牡蛎汤治疗伤寒误用下法后，邪陷少阳，少阳枢机不利，郁而化热，热扰神明，致胸满烦惊；少阳气机不畅，三焦气化失司，水道失常，致小便不利等病证。笔者通过反复研读相关条文，认识到本方的病位涉及手、足少阳胆与三焦，病机以少阳枢机不利、气郁化火、热扰心神为核心，兼有三焦决渎失司，临床根据胆与三焦的生理特点，以柴胡加龙骨牡蛎汤加减，和解少阳、清利三焦、潜镇安神，治疗抑郁症、焦虑症、自闭症、神经衰弱、更年期综合征等疾病，收到满意的疗效。

## 一、病机特点

手、足少阳为全身气机升降出入的枢纽。《素问·灵兰秘典论》谓"胆者，中正之官，决断出焉……三焦者，决渎之官，水道出焉"，足少阳胆主疏泄，主决断，藏精汁，寄相火，调畅全身气机，为表里出入之枢；手少阳三焦为阳气、津液气化的场所及输布的通路，气机升降之枢。手、足少阳功能正常，升降出入正常，则气血、水谷精微的输布及糟粕的排泄功能正常。

随着社会的发展，人们工作压力变大，生活起居不规律，情志抑郁，影响少阳气机的输布，使胆气不舒，气郁日久，五志化火，少阳郁火不去，扰动神明，出现胸胁满闷、心烦焦虑、心神不宁、惊恐不安、疑神疑鬼、夜寐多梦、纳差少食、白天精力不济、工作及学习效率减低，严重者抑郁厌世，有自杀倾向，临床以精神症状为突出表现；同时，三焦决渎不畅，气机升降失常，水谷精微输布不畅，糟粕排出障碍，水湿、痰湿等病理产物停聚，进一步阻滞手足少阳的气机，决渎失司，水道不通，出现小便不利、周身沉重，使疾病久治不愈。

## 二、制方思路

仲景针对外感病误用下法后，正气亏虚，少阳胆气不舒，枢机不利，郁而化火，郁火扰心，心胆不宁，三焦气化不利，出现胸胁满闷、心烦惊悸、小便不利、身体沉重，甚至谵语等症，以柴胡加龙骨牡蛎汤和解少阳、通利三焦、重镇安神。

原方由柴胡、黄芩、半夏、生姜、人参、大枣、桂枝、茯苓、大黄、龙骨、牡蛎、铅丹组成，其中小柴胡汤和解少阳；大黄清热除烦；桂枝、茯苓通阳化气，淡渗利水，畅达三焦；龙骨、牡蛎、铅丹潜镇安神。张仲景制方虚实并治，寒热同调，颇具匠心，全方合用，使郁火得清，气机畅达，升降有序，三焦通达，心神安宁。因铅丹有毒，笔者临床常以珍珠母、磁石代替。

## 三、临证心悟

柴胡加龙骨牡蛎汤治疗少阳枢机不利、郁火扰心、三焦津液代谢失常的病证，通过疏解少阳、清泻郁火、通阳利水，使郁火得去，少阳气机畅达，三焦通利，水湿等病理产物随之而解，心神得养。

当前生活及工作压力过大，情志致病日益增多，肝气不舒，气机不畅，气郁化火，或"五志化火"，扰动心神，导致抑郁症、焦虑症、精神分裂症、神经衰弱等病多发，临床依据柴胡加龙骨牡蛎汤的组方思路，师其法不泥其方，圆机活法，针对病机变化，以本方加减变通，常取佳效。

如肝胆火盛，心情烦闷，急躁易怒，胸胁满闷，口干口苦，舌边尖红、苔薄黄，脉弦数，常合金铃子散以疏肝解郁，兼清解郁火；母病及子，心肝火盛，扰动心神，心中懊恼，烦闷不已，舌质红赤、苔薄黄，脉数，合栀子豉汤清宣郁热；心情烦闷，小腹憋胀，小便黄赤，大便不畅，女子月经不调或痛经，经血色暗或有血块，舌质绛红、苔黄，脉沉，合桃核承气汤泄热逐瘀；木郁克土，肝脾不和，情绪低落，郁郁寡欢，纳差少食，神疲乏力，舌质淡红、苔薄白，脉濡，合六君子汤健脾益气，如《金匮要略》云"见肝之病，当先实脾"；兼有痰热内蕴，上蒙清窍，头晕目眩，头重如裹，胸胁满闷，恶心欲吐，大便黏滞，舌质红、苔黄腻，合黄连温胆汤清热祛痰；若平素心虚胆怯，胆小怕事，心神不宁，易受惊吓，眠中易醒，舌质淡红、苔薄白，加磁石、龙齿、珍珠母等以重镇安神。

临床治疗情志病，以和解少阳、疏利气机为主，使少阳枢机畅达，气机升降出入有序，心神无扰，病证缓解，然情志致病尚需寻找病因，心理疏导必不可少。

### 病案举例

## 郁证（焦虑症）案

**提要：**本案系青年学生，悲观厌世，焦躁易怒，神疲乏力，情志异常，月经不调，确诊为中度焦虑症、抑郁症，辨证属肝气郁结，气郁化火，扰动心神，同时，瘀热互结于下焦，以柴胡加龙骨牡蛎汤、栀子豉汤、金铃子散、桃核承气汤合方，疏肝解郁、安神定志、清热活血而取效。

陈某，女，17岁，未婚，学生。

初诊：2019年8月27日。

主诉：悲观焦虑，烦躁不安4年余，加重5个月。

患者自小性格内向，不善言谈，未行相关检查，4年前出现悲观焦虑，烦躁不安，或怒或悲，闷闷不乐，学习压力大或受刺激后加重，锻炼后有所缓解，自诉厌世，多次有轻生念头。5个月前突然坐立不宁，烦躁不安，四肢不自主抖动，砸摔物品，精神病医院诊断为中度焦虑症、抑郁症。口服舍曲林、奥氮平、丙戊酸镁等药物对症治疗，曾在北京某中医研究院服中药，服药期间患者症状略有缓解。近期悲观焦虑，情绪低落，急躁易怒，四肢时有抖动，坐立不安，沉默寡言，口干口渴，小腹胀满疼痛，排卵期阴道有褐色分泌物1周，末次月经8月18日，痛经，月经量少色暗、有血块，夜寐不安，纳食欠佳，小便正常，大便秘结，1周1行，便鲜血2次，量少，无痔疮史。其母患焦虑症、抑郁症。观形体适中，表情呆滞，手足抖动，缄默少语，舌边尖红、苔黄白厚腻，脉滑。西医诊断：焦虑症、抑郁症。中医诊断：郁证，证属肝郁化火、瘀热互结。法当疏肝解郁、泻热逐瘀，方以柴胡加龙骨牡蛎汤、栀子豉汤、金铃子散、桃核承气汤合方。处方：柴胡10 g，黄芩10 g，郁金10 g，生龙骨30 g（先煎），生牡蛎30（先煎），黄连6 g，炒栀子10 g，淡豆豉10 g，川楝子10 g，延胡索10 g，香附10 g，桃仁10 g，桂枝10 g，酒大黄6 g（后下），芒硝6 g（后下），珍珠母30 g（先煎），磁石30 g（先煎）。3剂，冷水煎，每日1剂，分2次温服，嘱其忌食辛辣及荤腥之品。

二诊（8月29日）：

服用前方3剂，睡眠改善，烦躁减轻，大便正常，日2行，无便血，口干口渴减轻，阴道褐色分泌物减少，手足抖动，神疲乏力，夜寐不安。前方去黄连，酒大黄、芒硝减至5 g，加生黄芪30 g、党参30 g、茯神15 g，以健脾益气、安神定志，继服6剂。

三诊（9月5日）：

烦躁抑郁减轻，能正常上课、写作业，考前焦虑，眠中易醒，大便正常，阴道分泌物明显减少，纳食正常，舌脉同前。继服原方6剂。

四诊（9月12日）：

大便略稀，每日2行，心烦减轻，手足抖动明显减轻，睡眠改善。前方酒大黄、芒硝减至3 g，去川楝子、延胡索，继服6剂。

五诊（9月19日）：

本次月经来潮量少腹痛，有少量血块，心烦减轻，手足抖动已止，舌质红、苔黄腻。前方去栀子、淡豆豉，加当归15 g、丹参20 g、益母草15 g，以养血活血，继服6剂。

六诊（10月10日）：

近日因吃火锅、干果，大便干燥，2日1行，排便不畅，时有烦躁，乏力明显，睡眠尚可，舌脉同前。前方酒大黄、芒硝加至6 g，生黄芪加至40 g，继服6剂。

七诊（10月17日）：

仍感乏力，午后面颊潮红，面部发热，时有烦躁。前方去当归、香附、茯神，加升麻10 g、葛根15 g，引药入阳明经，阳明经行于面部，继服6剂。

八诊（10月24日）：

近日因期中考试，时有焦虑，心烦易怒。前方去珍珠母、磁石、益母草，加炒栀子10 g、淡豆豉10 g、黄连6 g，以清心除烦，继服6剂。

九诊（11月5日）：

面颊潮热减轻，夜间睡眠不佳，眠中易醒。前方去升麻、丹参，加珍珠母20 g以重镇安神，继服6剂。

十诊（11月14日）：

近日病情稳定，正常上学，晨起口苦，白带量多色黄，舌质红、苔薄黄，脉沉。前方加龙胆草10 g，以清利肝经湿热，继服6剂。

十一诊（11月21日）：

其祖父去世，情绪略有波动，心情烦躁欲哭，手足抖动，大便干燥，2日

1行，夜寐不安，紧张恐惧，胸闷气短，心悸胆怯，舌质边尖红、苔黄微腻，脉沉。调整处方：柴胡10g，黄芩10g，郁金10g，川楝子10g，延胡索10g，香附10g，黄芪40g，党参30g，龙骨30g（先煎），珍珠母30g（先煎），牡蛎30g（先煎），栀子10g，龙胆草10g，黄连6g，大黄6g（后下），芒硝6g（后下），桃仁10g，桂枝10g。6剂。

十二诊（11月28日）：

心烦抑郁减轻，睡眠改善，手足抖动减轻，纳食差，大便正常，舌脉同前。前方加鸡内金30g，7剂，其后以柴胡加龙骨牡蛎汤加减，间断服药，2020年考入大学，正常学习。

**按：** 患者为高中学生，性格内向，不善言辞，长期抑郁焦虑、烦躁厌世，家长未予重视，多次有自杀念头。5个月前病情加重，精神病医院确诊为中度焦虑症、抑郁症。服抗抑郁药5个月，病情有所控制，但神疲乏力，心情烦躁，郁郁寡欢，手足抖动，夜寐不安，胸胁苦满，不能正常学习生活，大便干燥，便鲜血，痛经，月经来潮时有血块，排卵期阴道有褐色分泌物，舌质红、苔白黄腻，脉沉。辨证为肝郁化火。郁火扰心，心神不宁，烦躁不安，肝阳化风，四肢抖动；气机郁结，血行受阻，瘀热互结于下焦，大便干燥，便鲜血，少腹疼痛，痛经，阴道褐色分泌物，均为瘀热互结之证。以柴胡加龙骨牡蛎汤、金铃子散、栀子豉汤疏肝解郁、清心除烦、安神定志；桃核承气汤泄热通腑、活血化瘀，使瘀热从下焦而去。治疗期间，依据证候的变化合用益气养血、养心安神、重镇安神等治法，标本同治，灵活加减。目前尚在治疗中，患者病情稳定，能正常学习生活。

# 五苓散临证心悟

　　五苓散源于《伤寒杂病论》，治疗太阳蓄水证，太阳表邪不解，循经入腑，膀胱气化失司，水液停聚不行，导致水液的输布、排泄障碍，津液不能上承，尿液排出异常，出现小便不利，尿频、尿少或排除不利，口干口渴，心下痞满，眩晕心悸等证。《素问·汤液醪醴论》云"其有不从毫毛而生，五脏阳以竭也"，笔者理解五苓散的病机不拘于外感表邪入里，当以阳气不通、膀胱气化不利为主，以五苓散通阳利水，恢复气化，使津液输布及浊水排出正常，临床治疗慢性肾脏疾病、慢性心衰、特发性水肿、前列腺疾病、慢性胃炎等多种内科病证，疗效较佳。

## 一、五苓散的病机

　　《素问·经脉别论》云："饮入于胃，游溢精气，上输于脾，脾气散精，上归于肺，通调水道，下输膀胱，水精四布，五经并行。合于四时五脏阴阳……"人体水液代谢与肺、脾、肾、三焦、膀胱密切相关，五脏六腑各司其职，共同完成水液代谢。水液入于胃，经过脾胃的腐熟运化，脾气散精上归于肺，肺为水之上源，通调水道，经三焦下输于膀胱，肾主水，司开阖，在肾与膀胱的气化作用下，将一部分水液气化为津液，输布上承，布散于周身，另一部分则变为尿液排出体外。《素问·灵兰秘典论》云"三焦者，决渎之官，水道出焉；膀胱者，州都之官，津液藏焉，气化则能出矣"，三焦是阳气、水液气化的场所和运行的通道，三焦畅通，肺、脾、肾、膀胱气化功能正常，人体津液的代谢及输布正常。任何一脏功能失调，气化失司，终将导致水液代谢失常，水液停聚为病。

《伤寒论》论述了太阳病失治误治后，太阳病表邪不解，循经入腑，膀胱气化不利，津液不能上承，小便排出障碍，外有表证，内有蓄水，病在膀胱，形成太阳蓄水证，《伤寒论》多个条文记录了五苓散的证候，如第71条云"太阳病，发汗后，大汗出，胃中干……若脉浮，小便不利，微热，消渴者，五苓散主之"，第156条云"本以下之，故心下痞，与泻心汤，痞不解，其人口燥烦，小便不利者，五苓散主之"；《金匮要略·痰饮咳嗽病脉证并治》第31条云"假令瘦人脐下悸，吐涎沫而癫眩，此水也，五苓散主之"，386条云"霍乱，头痛发热，身疼痛，热多欲饮水者，五苓散主之；寒多不用水者，理中丸主之"，诸多条文揭示了水液代谢异常，膀胱蓄水，出现小便不利、发热、口干烦渴、渴而不欲饮、饮水则吐、心下痞满、心悸、呕吐、眩晕等症，无论外感热病及内伤杂病，证属膀胱气化不利，皆可以五苓散治疗。

## 二、五苓散的适应证

久病不愈或年老体弱，脏腑功能低下，三焦失畅，气化不利，津液代谢失常，水液停聚，津液既不能上承，浊水不能排出体外，出现口渴，渴欲饮水，饮不解渴，水入则吐，小便不利，少腹拘急不适，脐下悸动，心下痞满，头晕目眩，脉浮或浮数等证，为太阳蓄水证，以下窍不通为主，水邪上逆，其病机以膀胱气化不利为主，与三焦、脾、肾、肺气的功能密切相关，张仲景以五苓散通阳化气、淡渗利水，外疏内利，表里两解。

五苓散由泽泻、茯苓、猪苓、白术、桂枝组成，其中泽泻、茯苓、猪苓淡渗利水，祛除水湿之邪，畅达三焦；白术健脾燥湿，恢复脾气运化及升清的功能；桂枝通阳化气。《外感温热篇》第9条云"通阳不在温，而在利小便"，诸药合用，通阳化气，消除水邪停聚，下窍得通，三焦畅达，气机升降有序，脏腑气化功能恢复，津液输布正常，"水津四布，五经并行"，诸证得解。

可见，五苓散广泛应用于外感或内伤杂病的治疗中，尤其以水液代谢失常最为多见，临床需寻求膀胱气化不利的原因，依据病机的变化，在五苓散的基础上加减变通，不断扩大其临床适应证。

### 三、临证心悟

笔者临床喜以五苓散加减治疗多种内科杂病，如慢性肾脏疾病、慢性心衰、前列腺疾病、慢性胃炎、甲状腺功能减退症、特发性水肿等症，以口渴，烦渴，不欲饮水，或饮不解渴，小便不利，尿有余沥，头晕目眩，心下痞满等为主，辨识病机，只要符合膀胱气化不利、三焦不畅、水湿停聚者，皆以五苓散加减。

笔者临床治疗慢性肾脏疾病，无论原发性或继发性肾脏疾病，出现颜面浮肿、小便不利、小便有泡沫、腰膝酸软、神疲乏力，证属肾精不足、气化不利者，以参芪地黄汤合五苓散加减补益肾精，淡渗利水，恢复气化；若肾阳亏虚，气化失司，开阖不利，形寒肢冷，小便不利，腰膝酸软，则以肾气丸、二仙汤合五苓散加减，温补肾阳、化气行水。

冠心病、肺心病、高血压等病引起慢性心衰，出现心悸胸闷、气短乏力、难以平卧、头晕目眩、小便不利、下肢浮肿、按之凹陷、畏寒怕冷、舌质淡嫩、苔薄白水滑。证属肾阳亏虚、气化不利、水湿泛滥，以五苓散合真武汤温补肾阳、化气行水。

慢性膀胱炎、尿道综合征、前列腺炎、前列腺增生等病，出现尿频尿急，或小便淋漓不尽，小便色淡，口干口渴，会阴潮湿，舌质淡、苔水滑，脉沉。证属肾气亏虚、气化失司、开阖不利，以五苓散合缩泉丸加减，固精缩尿、淡渗利湿、恢复气化。

脑供血不足、高血压、低血压、颈椎病等，出现头晕头昏，动则加剧，恶心欲呕，口吐清涎，舌质淡、苔薄白水滑。此为下窍不利，水饮上犯，清窍被扰，以五苓散合泽泻汤、苓桂术甘汤健脾化饮、淡渗利水。

慢性胃炎、胃潴留、肠系膜上动脉综合征、急性及慢性结肠炎等，出现胃脘痞满、胃内有振水音、口干不欲饮、恶心欲吐、纳差少食、肠鸣下利、小便不利等，证属脾胃虚寒、水饮内停、胃气不降，以五苓散合理中汤温中健脾、淡渗利水。

甲状腺功能减退症、特发性水肿，表现为颜面及下肢浮肿、周身沉重、畏寒怕冷、神疲乏力、小便不利、舌质淡胖、苔薄白或水滑、脉沉，常以五苓散合防己黄芪汤加减以益气固表、化气行水。

可见，临床需从病机角度认识五苓散，启迪思维，扩大适应证，不可拘于伤寒外感病。五苓散质温性燥，阴虚火旺、湿热内蕴、火热炽盛者禁用。

### 病案举例

## 癃闭（糖尿病合并前列腺结节状增生）案

**提要：** 本案为 2 型糖尿病合并前列腺增生，症见口干口渴、小便不利、尿有余沥、腰膝酸软、神疲乏力，属肾精不足，膀胱气化失司，开阖不利所致，以六味地黄汤合五苓散加减，滋补肾精，恢复膀胱气化而取效。

徐某，男，63 岁，已婚，退休。

初诊：2019 年 10 月 8 日。

主诉：口干口渴 3 年，加重伴小便不利 2 个月。

2016 年 3 月因口干口渴、体重下降，确诊为 2 型糖尿病，服二甲双胍片，空腹血糖控制在 6~7 mmol/L，餐后血糖 8~9 mmol/L，通过锻炼、控制饮食，自行停药，未监测血糖。2 个月前小便不利，尿频尿急，尿线细而无力，尿有余沥，无尿痛，小便黄，有泡沫，夜尿 4 次，口干口渴，体重下降 4kg，神疲乏力，大便正常，自测空腹血糖 10 mmol/L，餐后 2 h 血糖 16.5 mmol/L，口服二甲双胍片 500 mg（tid），格列苯脲片 2 mg（qd），尿常规示 Glu（+++）。随机血糖 15.3 mmol/L，加服阿卡波糖 50 mg（tid），症状不缓解。既往有前列腺结节状增生病史 10 年，形体消瘦，面色晦暗，神疲乏力，语速缓慢，舌质红、少津少苔，脉沉。西医诊断：2 型糖尿病、前列腺结节状增生。中医诊断：消渴病癃闭。此为肾精不足，膀胱气化失常，开阖失司所致，法当补益肾精、恢复气化，方拟六味地黄汤合五苓散加减。处方：生地黄 24 g，山药 12 g，山茱萸 12 g，泽泻 18 g，牡丹皮 12 g，茯苓 12 g，白术 12 g，猪苓 12 g，萹蓄 15 g，瞿麦 15 g，蒲公英 30 g，薏苡仁 30 g，滑石 20 g（包煎），车前子 30 g（包煎），甘草 3 g。3 剂，冷水煎服，每日 1 剂，分 2 次温服，嘱其忌食生冷之品。

二诊（10 月 10 日）：

服用前方后，小便泡沫减少，小便无力，尿有余沥，夜尿 4 次，时有腰膝酸软，口干口渴，会阴坠胀，大便正常，空腹血糖 8.8 mmol/L，餐后 2 h 血糖 12.1 mmol/L，舌脉同前。调整降糖药，阿卡波糖 100 mg（tid），监测血糖，适当运动。效不更方，原方继服 5 剂。

三诊（10 月 17 日）：

服前方，小便较前畅通，尿有余沥，大便日 2~3 行，稀糊状，时有肠鸣，舌脉同前。前方去生地黄，加熟地黄 24 g 以温补肾精，继服 6 剂。

四诊（10 月 24 日）：

小便通利，色淡黄，尿不尽，无烧灼感，神疲乏力，眠中易醒，醒后难以入睡，大便正常，舌质淡红、少苔，脉沉，空腹血糖 8 mmol/L，餐后 2 h

血糖 10 mmol/L。格列苯脲片加至 4 mg（qd）；前方去蒲公英，加桂枝 10 g、黄芪 30 g、党参 20 g、龙骨 30 g（先煎）、牡蛎 30 g（先煎），以益气安神，继服 6 剂。

五诊（10 月 31 日）：

小便不利减轻，尿线细而无力，会阴坠胀，夜尿 2~3 次，大便正常，神疲乏力，睡眠改善，空腹血糖 7 mmol/L，餐后 2 h 血糖 10.2 mmol/L，尿常规结果正常。效不更方，原方继服 6 剂。

六诊（11 月 7 日）：

小便畅通，小便黄，夜尿 2 次，大便正常，口干口渴减轻，神疲乏力，腰膝酸软，睡眠改善，舌质淡红、少苔，脉沉。湿浊渐去，前方去薏苡仁、滑石，继服 6 剂。

七诊（11 月 14 日）：

神疲乏力减轻，睡眠正常，小便通利，色淡黄，会阴坠胀感减轻，时有腰酸，活动不受限，空腹血糖 5~6 mmol/L，餐后 2 h 血糖 8~9 mmol/L，格列苯脲片减至 2 mg（qd），阿卡波糖减至 50 mg（tid），原方继服 6 剂。

八诊（11 月 21 日）：

睡眠明显改善，神疲乏力减轻，小便正常，时有腰酸，舌质淡嫩、少苔，脉沉。前方去龙骨、牡蛎，加独活 15 g、桑寄生 15 g，继服 7 剂，目前尚在治疗中。

**按：**患者为 2 型糖尿病合并前列腺结节状增生，未按时监测血糖，未规律服用降糖药，导致血糖居高不下，体重下降，口干口渴，小便不利，夜尿频多，尿有余沥，尿液粘脚，腰膝酸软，神疲乏力，舌质红少苔，脉沉，证属肾精亏虚，开阖失司，膀胱气化无力，水液排出障碍，以本虚为主，治疗以六味地黄汤合五苓散加减，滋补肾精，恢复膀胱气化功能，佐以淡渗利尿之品，使肾精充盛，气化正常。临床正确认识中西医不同的治疗思维，各取所长，血糖控制不佳，亦会影响全身脏腑的代谢，使小便不利加重，甚则出现泡沫或混浊，应及时调整降糖药，改善临床症状，预防糖尿病并发症，提高生存质量。也有许多患者，血糖、尿糖、糖化血红蛋白均达标，但临床症状不缓解，此时发挥中医中药的特色，辨证施治常取佳效。

# 葛根芩连汤临证心悟

葛根芩连汤出自《伤寒论》第34条，云："太阳病，桂枝证，医反下之，利遂不止。脉促者，表未解也，喘而汗出者，葛根芩连汤主之。"原文指太阳病桂枝汤证，本应以桂枝汤解肌祛风、调和营卫，误用下法后，表邪内陷，入里化热，热邪下迫肠道，表现为下利不止、汗出气喘、脉数，此为太阳病误治后的变证，因其既有胃肠热盛的下利，又有表证不解的汗出、喘促等症，后世医家称其为"协热下利证"，张仲景以葛根芩连汤清热止利，兼以透散表邪。笔者研习葛根芩连汤的病机及组方思路，临床不拘于太阳病或误治的变证，以本方加减治疗湿热内蕴的多种内科杂病，如慢性结肠炎、溃疡性结肠炎、克罗恩病、肠易激综合征、痢疾、痔疮、气管炎等，疗效较佳。

## 一、病因病机

葛根芩连汤治疗阳明里热下迫，兼有表证的"协热下利证"，病位在阳明胃肠，热邪下迫大肠，传导失司。肺与大肠相表里，里热通过经脉上犯于肺，肺失肃降，肺气上逆，可兼咳喘等证，以方测证，尚有额头及眉棱骨疼痛、口干口渴、大便臭秽、肛门灼热等。

葛根芩连汤由葛根、黄芩、黄连、炙甘草组成，药味虽少，但体现了清热祛湿、疏解表邪的制方思路，方中葛根甘辛而凉，入阳明经，解肌透热以发表、升发清阳而止利，使表解里和；黄芩、黄连味苦性寒，清热燥湿，湿热祛除，下利可止，大肠传导及肺气肃降功能正常；甘草调和诸药。全方外疏内清，表里同治，表解里和，下利、汗出及喘促而愈。

## 二、临证心悟

葛根芩连汤治疗正气未伤，肠腑湿热证，可兼有表证或肺气上逆证。患者平素喜食辛辣油腻之品，湿热蕴结肠腑，又感受外邪，或外感热病，饮食不慎，邪热内陷，脏腑热盛，表里同病，表现为发热恶寒、咳喘、下利等症，临床亦可见于不兼表证的杂病，如慢性结肠炎、溃疡性结肠炎、克罗恩病、肠易激综合征、痢疾、痔疮、气管炎等，出现泄泻、痢疾、咳喘、腹痛等，病机以湿热或火热炽盛，肠腑传导失司，出现下利肠鸣，大便黏滞臭秽，肛门灼热重坠，腹痛腹胀，小便短赤，口干口渴，口苦心烦，发热恶寒，额头及眉棱骨疼痛，汗出喘促，舌质红、苔黄或黄腻，脉数等。依据主证，详审病机，异病同治，依据"急则治标，缓则治本"的原则，以葛根芩连汤清热止利。

临床单纯湿热兼表的病证，以葛根芩连汤加减治疗，若虚实并见，寒热错杂，本虚标实者，则以清热利湿为主，圆机活法。如兼热郁胸膈，见心情烦闷，口干口苦，口舌生疮，小便黄赤，舌质红赤、苔薄黄，脉滑数等，加栀子厚朴汤清宣郁热、行气除满；如湿热蕴结成毒，热毒炽盛，伤及血络，见大便臭秽、兼有鲜血或脓样物，舌质红、苔黄腻，脉滑数，合白头翁汤、地榆散以清热解毒、凉血止血；若有宿食内停，见口中异味，嗳腐吞酸，呃逆频频，舌质淡红、苔白腻腐秽，脉滑数，加保和丸消食导滞等。

笔者依据汉代度量衡，折算出葛根芩连汤中各药物剂量比例为：葛根24 g，黄芩9 g，黄连9 g，炙甘草6 g。依此剂量进行加减，疗效较佳。

**病案举例**

## 泄泻（肠易激综合征）案

**提要**：本案系肠易激综合征，肠鸣腹痛反复发作，大便稀溏，秽臭难闻，里急后重，腹部胀满，心烦急躁，口干口臭，疲乏无力。中医辨证属"泄泻"，证属湿热内蕴，下迫肠腑。以葛根芩连汤合栀子厚朴汤加减，清热利湿、行气宽中。

余某，女，39岁，已婚，铁路职员。

初诊：2018年10月27日。

主诉：反复肠鸣腹痛，大便稀溏2年，加重10天。

2年前因长期倒班，饮食不规律，加之家庭变故，情志不畅，出现肠鸣腹痛，大便稀溏，臭秽难闻，里急后重，日2~3行，自服诺氟沙星等药，症状可以缓解。每因饮食不节，过食辛辣，或情绪不佳而反复发作，他院诊断为肠易激综合征、脂肪肝。常服复方乳酸菌素片。10天前因聚餐，寒温杂进，出现腹痛腹胀，肠鸣腹泻，大便秽臭，排便不利，里急后重，排便后腹痛腹胀可减轻，胃脘嘈杂，口干口渴，汗出质黏，颈项以上为甚，不畏寒，心烦乏力，夜寐不安，多梦易醒。便常规正常，肠镜正常，自服藿香正气水无效。面色淡暗，形体消瘦，口唇干红，口臭，脐周有压痛，肠鸣音活跃，舌边尖红、有点状红刺、苔薄白，脉细滑。此乃饮食不节，损伤脾胃，脾胃不化精微，反生湿浊，蕴久化热。加之情志不畅，气郁化火，湿热蕴结，热郁胸中，则心烦胸闷、口苦口臭等；湿热上蒸，但头汗出，身无汗；下迫肠道，水谷及糟粕清浊不分，下利不止。西医诊断：肠易激综合征、脂肪肝。中医诊断：泄泻，证属湿热内蕴，气机阻滞。治当清热利湿、行气宽中，方以葛根芩连汤合栀子厚朴汤加减。处方：葛根24 g，黄芩9 g，黄连9 g，炒栀子10 g，淡豆豉10 g，厚朴15 g，枳实15 g，秦皮10 g，蒲公英15 g，茯神15 g，生龙骨 20 g（先煎），生牡蛎 20 g（先煎），炙甘草 6 g。6 剂，冷水煎服，每日 2 次。

二诊（11 月 4 日）：

心烦汗出，口干口渴，腹痛肠鸣减轻，大便日 1~2 行，排便不畅，睡眠改善，乏力不减，舌质红、苔少，脉细数。湿热内蕴，耗气伤津，原方加太子参 20 g 以益气生津，10 剂，冷水煎服，每日 2 次。

三诊（11 月 24 日）：

服前方后，心烦汗出、口臭口渴减轻，大便日 1~2 行，排便不利，肛门坠胀，时有腹胀，睡眠改善，舌质红、苔薄白腻，脉沉。上方加木香 10 g、藿香 10 g 以行气化湿，10 剂，冷水煎服，每日 2 次。

四诊（12 月 5 日）：

二便正常，心烦诸症皆除，唯夜寐不安，眠中易醒，予健脾安神之剂善后。

**按：**肠易激综合征为肠道功能紊乱性疾病，常与饮食不节、情志不畅等因素有关。患者为铁路货运处职员，长期倒班，生活及饮食不规律，喜食辛辣，脾胃损伤，湿浊内生，郁久化热。又遭遇家庭变故，情志不畅，郁郁寡欢，肝郁化火，湿热下迫肠腑，阻滞气机，出现泄泻、里急后重、心烦口臭等症。《伤寒论》第 34 条云"……利遂不止，脉促者，表未解也，喘而汗出者，葛根黄芩黄连汤主之"，治疗以葛根芩连汤清热利湿为主，使湿热之邪从二便解，湿热祛除，气机通畅，腹痛肠鸣、下利自止；第 79 条云"伤寒下后，心烦腹满，卧起不安，栀子厚朴汤主之"，湿热阻滞，热扰心神，气机不畅，出现心烦不寐、嘈杂腹胀，合栀子厚朴汤，以清热除烦、行气消满。腹痛下利缓解后，针对神疲乏力，口干口渴，火热耗气伤津，加入益气生津之品，标本同治。湿热下利之证，以清热祛湿为要，切莫过早使用收敛固涩药，以防闭门留寇，后患无穷。

# 酸枣仁汤临证心悟

《金匮要略·血痹虚劳病脉证并治》第 17 条云"虚劳虚烦不得眠，酸枣仁汤主之"，张仲景以酸枣仁汤治疗肝血不足的虚烦不得眠证，后世医家对其病机认识不尽相同。笔者通过研习相关条文，结合肝的生理、病理特点，分析其制方思路及方药配伍规律，认为酸枣仁汤的病机为肝血不足，神魂失养，血不养肝，肝郁化火，虚热扰神，以本方加减治疗多种内科杂病，如失眠、更年期综合征、抑郁症等，疗效颇佳。

## 一、血虚肝旺的病机

《黄帝内经》多篇论述了寐寤的生理机制，生理状态下，人体阴阳消长与自然界的物候变化相应，即日出而作，日落而息，天人相应。《灵枢·营卫生会》云"壮者之气血盛，其筋肉滑，气道通，营卫之行，不失其常，故昼精而夜瞑。老者之气血衰，其肌肉枯，气道涩，五脏之气相搏，其营气衰少而卫气内伐，故昼不精，夜不瞑"，强调年轻人身体强壮，气血充盛，营卫运行正常，神魂得养，脏腑气化功能正常，夜间睡眠安稳，白天精力充沛；年老体弱，或病久不愈，气血亏虚，营卫运行涩滞，神魂失养，脏腑气化功能失常，夜晚阳不入阴，神魂不藏，而致夜不寐、昼不精。

肝为刚脏，内寄相火，体阴而用阳。肝藏血舍魂，肝主疏泄，调畅气血运行，对人的睡眠起调控作用，《灵枢·本神》云"肝藏血，血舍魂……心藏神，脉舍神"，《素问·五脏生成》云"人卧血归于肝"，揭示了肝血充盛，肝体得养，疏泄正常，相火不亢，气血运行畅达，心神得养，入夜则神魂潜藏，夜寐无梦，睡眠安稳。若肝血不足，神魂失养，肝气郁滞，疏泄失常，虚火亢旺，心神被扰，神魂不藏，阳不入阴，可致不寐。

可见，肝血亏虚，神魂失养，虚热扰神是病机的关键。《成方便读》云："夫肝藏魂，有相火内寄。烦由心生，心火动则相火随之，于是内火扰乱，则魂无所归。故凡有夜卧魂梦不安之证，无不以治肝为主。"

## 二、酸枣仁汤组方思路

《金匮要略心典》云："人寤则魂寓于目，寐则魂藏于肝。虚劳之人，肝气不荣，则魂不得藏，魂不得藏故不得眠。"肝血不足，肝体失养，肝郁化热，神魂失养，或心神被扰，临床表现多为入睡困难，辗转反侧，眠中易醒或早醒，醒后难以入睡，或噩梦不断，白天昏昏欲睡，记忆力减退，精力不集中，工作效率低，心情烦闷，舌质红、苔薄白，脉沉数，严重影响工作及生活。

《金匮要略·脏腑经络先后病脉证并治》谓"夫肝之病，补用酸，助用焦苦，益用甘味之药调之……肝虚则用此法，实则不在用之"，张仲景采取酸甘焦苦并用法，以酸枣仁汤治疗血虚肝旺，神魂失养，心神被扰所致的不寐证，以酸味药养血柔肝、安神定志为主，苦、甘药清热健脾为辅。

原方由酸枣仁、川芎、知母、茯苓、甘草组成，药味虽少，但体现了酸甘焦苦并用的治则。"酸乃肝之本味"，酸枣仁味酸性平，养肝血，补肝体，宁心安神；川芎味辛善行，血中之气药，以助肝用，疏泄肝气，畅行气血；肝血虚者，必生内热，在酸甘化阴的基础上，佐少量知母，苦寒滋润、养阴清热；茯苓、甘草甘淡性平，健脾益气，安神定志，体现了"见肝之病，知肝传脾，当先实脾"的治疗原则，肝血亏虚，肝失疏泄，必然克伐脾土，通过健脾助运，以养肝血。全方药味虽少，但治则治法全面，覆盖了多个病机。

酸枣仁汤的制方思路，为后世治疗虚烦不寐奠定了理论和实践的基础。

### 三、临证心悟

随着社会的发展，工作压力增大，虚烦不眠的患者越来越多，涉及各年龄阶段，病机日益复杂多变。在临床工作中，针对患者体质及病机，以酸枣仁汤加减，治疗内科杂病，取效颇佳。

酸枣仁汤治疗肝血亏虚，疏泄不利，肝郁化火，神魂失养，心神被扰的虚烦不眠证，覆盖了病机的多个方面，临床针对肝血亏虚，血不养神，面色萎黄，头晕目眩，神疲乏力，月经量少，舌质淡红、苔薄白，脉沉细等，加入柏子仁、当归、熟地黄、白芍、龙眼肉等药，补益肝血、养心安神；若情志不畅，肝失疏泄，气郁化火，急躁易怒，焦虑不安，胸胁胀满，头痛如裂，舌边尖红、苔薄黄，脉弦滑，加小柴胡汤、金铃子散，以疏肝解郁、清热除烦；若肝火炽盛，心烦易怒，口舌生疮，小便黄赤，舌质红赤、苔薄黄，加龙胆泻肝汤以清泻肝火；若素体阴虚，相火亢旺，心烦急躁，口干口苦，舌质红赤、苔少，脉细数，加百合地黄汤、黄连阿胶汤，以养阴清心、安神定志；若周身酸困，头重如裹，胸脘痞闷，舌质红、苔白腻或黄腻，脉濡滑，合黄连温胆汤，以清热祛痰、安神定志等。

临床在辨证论治的基础上，以酸枣仁汤加重镇安神之品，如龙骨、牡蛎、珍珠母、磁石、琥珀等，有利于潜阳入阴，不仅治疗肝血亏虚，疏泄失司，心神失养，神魂失藏所致的失眠，尚可治疗更年期综合征、焦虑症、抑郁症等病证。临床详加辨证，方证相应才能取效。

### 病案举例

### 梦魇（自主神经功能紊乱）案

**提要：** 患者夜间噩梦连连，频频呼喊而不自知，肢体躁动不安，遵《黄帝内经》"肝之声为呼"的理论，辨为肝血亏虚，相火妄动，气阴两伤，以酸枣仁汤、百合地黄汤、生脉散加减，滋养肝血、清泻肝热、益气养阴，标本同治，就诊 3 次而愈。

权某，女，77 岁，丧偶，退休。

初诊：2019 年 8 月 24 日。

主诉：夜间梦魇呼喊，肢体躁动 2 月余。

2 个月前无明显原因出现夜间噩梦连连，不停呼喊，声音洪亮，肢体躁动，患者不自知，家人唤醒后，可以很快入睡，白天神疲乏力，身体震颤，周身酸懒，手抖心悸，头晕目眩，口干口渴，心情烦闷，动则汗出，小便黄赤，夜尿 3 次，大便正常，既往有糖尿病、高血压病史 10 年，服二甲双胍 0.5 g（tid），阿卡波糖 50 mg（tid），坎地沙坦 12 mg（qd），空腹血糖 7.4 mmol/L，血压 120/75 mmHg，头颅 CT、脑电图等相关检查均正常。形体消瘦，面色晦暗，轮椅推入诊室，语声低微，舌质红、少津少苔，脉沉细。西医诊断：自主神经功能紊乱、2 型糖尿病、高血压。中医诊断：梦魇。此为肝血亏虚，神魂失养，相火妄动，扰动心神，气阴两虚，心肾不交所致，法当滋养肝血、清泻肝热、益气养阴，方以酸枣仁汤、百合地黄汤、生脉散、交泰丸加减。处方：生地黄 20 g，百合 20 g，知母 12 g，酸枣仁 20 g，茯神 20 g，沙参 10 g，五味子 12 g，麦冬 20 g，黄连 3 g，肉桂 3 g，柏子仁 20 g，生黄芪 30 g，炙甘草 6 g。3 剂，水煎服，每日 1 剂温服。嘱其忌食生冷之品。

二诊（9 月 6 日）：

服药 3 剂，眠中呼喊频率减少，肢体躁动减轻，时有梦魇，口干口渴明显减轻，晨起睁眼则汗出，白天郁郁寡欢，时有胸背部潮热，头昏乏力，纳差，夜尿 1~2 次，舌红、少津少苔，脉沉无力。效不更方，上方加珍珠母 20 g（先煎）、龙骨 20 g（先煎）、牡蛎 20 g（先煎）、磁石 30 g（先煎），以潜阳入阴、重镇安神，继服 6 剂，水煎服，每日 1 剂温服。

三诊（9月15日）：

眠中已无呼喊躁动，口干口渴减轻，汗出减轻，仍感乏力懒言，纳食量少，夜尿1次，舌质淡、少苔，脉沉弱。血虚内热已改善，上方去百合、生地黄、黄连、肉桂，加党参30 g、鸡内金30 g益气健脾，继服6剂，水煎服，每日1剂温服。后因他病就诊，言共服15剂，夜间再无呼喊躁动之证，睡眠正常。

**按：** 本案系老年患者，眠中大声呼喊，身体躁动而不自知，自述夜寐噩梦连连，白天汗多手抖，神疲乏力，虽经多处检查未见明显异常，《素问·五脏生成》云"人卧血归于肝"，《灵枢·本神》云"肝藏血，血舍魂"，人体睡眠与肝密切相关，肝体阴而用阳，肝肾乙癸同源，肝血充盛，心神得养，寐寤正常，夜间睡眠安静，昼日精力充沛。

患者年事已高，肝血不足，肾精亏虚，血虚不养心神，夜间神魂不安，噩梦连连，大声呼叫，躁动不安，清代张秉成《成方便读》谓"夫肝藏魂，有相火内寄。烦由心生，心火动则相火随之，于是内火扰乱，则魂无所归。故凡有夜卧魂梦不安之证，无不皆以治肝为主"。同时，血虚肝旺，虚火亢旺，扰动神明，则见口干口渴、心情烦闷；肝风内动，则见头晕目眩、手抖心悸、身体震颤、小便黄；"壮火食气"，津气两伤，则见白天神疲乏力、周身酸懒、动则汗出等。

本案病机为肝血亏虚，肝失疏泄，相火妄动，耗气伤津，本虚标实，以阴血亏虚为主，受《黄帝内经》"肝在声为呼"的启发，从肝论治，治疗遵《金匮要略》肝虚证的治法，"补用酸，助用焦苦，宜甘味之药以调之"，以酸枣仁汤、百合地黄汤、生脉散、交泰丸加减。酸枣仁汤养肝血，清肝热，助肝用；百合地黄汤养阴清热；交泰丸中黄连泻心火，以祛肝火，心为肝之子，"实则泻其子"；肉桂入肾经，引火下行，合则交通心肾，水火既济，心神得养，又加龙骨、牡蛎、磁石、珍珠母潜阳入阴，使阴平阳秘，精神乃治。

《素问·阴阳应象大论》谓"壮火食气……壮火散气"，无论虚火、实火，皆为阳邪，易伤津耗气，气虚不顾，汗出不止，加黄芪及生脉饮益气生津。虽服药 15 剂，夜间呼叫等证皆去。

本案因夜间噩梦连连，频频呼喊而不自知，肢体躁动不安，遵《黄帝内经》"肝之声为呼"的理论，辨为阴血亏虚、相火妄动，以滋养肝血、清泄肝热，标本同治，就诊 3 次而愈。

# 桃核承气汤临证心悟

《伤寒论》第106条云："太阳病不解，热结膀胱，其人如狂，血自下，下者愈。其外不解者，尚未可攻，当先解其外，外解已，但少腹急结者，乃可攻之，宜桃核承气汤。"太阳病不解，化热入里，瘀热互结于下焦，形成膀胱蓄血证，张仲景以桃核承气汤泻热逐瘀，后世医家多有发挥，如叶天士以桃核承气汤加减，治疗妇人热入血室、噎膈、反胃证。笔者研读《伤寒论》相关条文及仲景制方思路，临床以桃核承气汤治疗多种瘀热互结的病症，如不完全性肠梗阻、肠痉挛、肠系膜淋巴结炎、盆腔炎等，常取佳效。

## 一、桃核承气汤组方思路

桃核承气汤的病机为瘀热互结于膀胱，热重于瘀，热邪不去，扰动心神，则心神不宁，心情烦闷，出现如狂或发狂等精神症状；瘀热互结于下焦，气机阻滞，气滞血瘀，"不通则痛"，则少腹拘急疼痛。以方测症，尚有口渴口苦，大便干燥，腹部胀满，疼痛拒按，小便黄赤，大便干燥，舌质红或有瘀斑，脉象沉实等。治当泻热逐瘀，祛除有形病理产物，瘀血祛除，热邪无所依附，上则无扰心神，下则气血通畅。

桃核承气汤由大黄、芒硝、甘草、桃仁、桂枝组成，方中大黄苦寒，泻热逐瘀，《神农本草经》谓其"主下瘀血、血闭、寒热，破癥瘕积聚，留饮宿食，荡涤肠胃，推陈致新……"；芒硝咸寒，泻热软坚，《本草疏证》谓其"主治五脏积聚，久热、胃闭，除邪气，破留血，腹中痰实结搏，通经脉，利大小便及月水，破五淋，推陈致新"；桃仁苦平，破血逐瘀；桂枝辛甘温，通行血脉；甘草调和药性。全方寒温并用，因势利导，泻热逐瘀，祛除病理产物，属于中医"消法"范畴。

后世医家依据瘀热互结的病机特点，在泻热逐瘀原则的指导下，不断发展创新，吴鞠通依据温病蓄血证的特点，结合自己的临床经验，创制桃仁承气汤，治疗温热病后期，瘀热互结，见发热、昼轻夜重、腹满腹痛、大便不通等症。《温病条辨·下焦篇》第21条谓"少腹坚满，小便自利，夜热昼凉，大便闭，脉沉实者，蓄血也，桃仁承气汤主之，甚者抵挡汤"，桃仁承气汤由大黄、芒硝、桃仁、当归、白芍、牡丹皮组成，清热凉血、活血化瘀，瘀热清除，诸证得解。

### 二、临证心悟

临床应用桃核承气汤时，抓主证、识病机最为根本，针对瘀热互结，病位在下焦，气滞血瘀，"不通则痛"及热扰心神的病机，以腹部及精神症状为主线索，探求病机，若少腹拘急疼痛或胀满，大便秘结，小便黄赤，急躁易怒，坐卧不安，烦躁少寐，口干目赤，闭经，或经血紫暗、有血块，舌红紫暗或有瘀斑，脉沉弦或沉涩，见于月经不调、痛经、盆腔炎、抑郁症、不寐、不完全性肠梗阻等病证，证属瘀热互结，皆可以桃核承气汤加减治疗，泻热逐瘀。

临证依据患者体质及兼证进行加减，若急躁易怒，胸胁胀满，口干口苦，舌尖红赤，合栀子豉汤、金铃子散加减，清宣郁热、清肝疏肝；若会阴潮湿怕冷，白带清稀腥臭，腹痛得温则减，腰膝酸软，舌质红、苔白腻，脉濡，合薏苡附子败酱散以泻热逐瘀、温阳祛湿等。

桃核承气汤属于中医"消法"范畴，以泻热逐瘀为主，中病即止，不可过用，以免克伐正气，久病体虚者慎用。

## 病案举例

### 便秘（肠功能紊乱）案

**提要：** 本案大便干结，小腹坠胀疼痛，下肢浮肿，心烦意乱，月经色暗、有血块，实验室检查无异常，证属阳明蓄血证，湿热与瘀血互结，"不通则痛"，以桃核承气汤、栀子豉汤、小柴胡汤合方，祛除瘀血、湿热等病理产物，使气机畅达而愈。

强某，女，38岁，已婚，职员。

初诊：2018年10月11日。

主诉：大便干燥，小腹坠胀，浮肿腰酸1个月。

1个月前出现大便干燥，2~3日1行，时有小腹坠胀疼痛，自服便通胶囊，并行艾灸、理疗，症状不缓解，每日小腹坠胀疼痛，痛苦难耐，月经先期5天，现正值经期，月经量少色暗、有血块，大便干燥，2~3日1行，心烦意乱，头昏头胀，口干口苦，小便黄，双下肢浮肿，腰膝酸软，神疲乏力，入睡困难，面色晦暗，双侧颧骨处有少量黄褐斑，口唇色红，舌边尖红、苔黄腻，脉弦滑。肠镜、腹部彩超及妇科检查均无异常。西医诊断：肠功能紊乱症。中医诊断：便秘。此乃阳明蓄血证，素有肠腑湿热，久而不去，阻滞气机，气滞血瘀；又值经期，瘀血阻滞，瘀热互结，法当通腑泻热、活血化瘀，以桃核承气汤、栀子豉汤、小柴胡汤加减。处方：大黄9g（后下），芒硝6g（后下），桃仁10g，桂枝10g，栀子10g，淡豆豉10g，柴胡10g，黄芩10g，黄连6g，车前子20g（包煎），防己10g，杏仁15g，豆蔻6g（后下），生薏苡仁20g，生甘草5g。4剂，冷水煎，每日1剂，分2次温服，嘱其忌食生冷、羊肉及辛辣之品。

二诊（10月15日）：

服前方后大便通畅，色黑量多，心烦意乱明显减轻，下肢浮肿减轻，腰膝酸软不减，舌质淡红、苔薄白，脉沉。此乃湿热、瘀血渐去，由于月经失调日久，尚有冲任亏虚，肾精不足，气化不利，故前方去大黄、芒硝、桃仁、栀子、淡豆豉，加熟地黄 24 g、山茱萸 12 g、桑寄生 15 g、独活 15 g 以补肾填精。6 剂，冷水煎，每日 1 剂，分 2 次温服，嘱其忌食生冷、羊肉及辛辣之品。

三诊（10 月 22 日）：

服上方大便通畅，下肢浮肿明显减轻，仍有腰膝酸软，休息后减轻，舌脉同前，以上方继服 6 剂，冷水煎服，每日 1 剂，分 2 次温服。

**按**：患者系青年女性，大便干结，小腹坠胀，下肢浮肿，腰膝酸软，心烦意乱，痛苦难忍，正值经期，月经量少、血块多，多项理化检查均正常，属功能性疾病，中医辨证为阳明蓄血证，此乃瘀血与湿热胶结不去，气血运行不畅，"不通则痛"，以桃核承气汤、栀子豉汤、小柴胡汤合方，祛除湿热、瘀血等病理产物，使气机畅达而愈。桃核承气汤原方治疗太阳蓄血证，出现如狂、发狂，少腹急结，证属瘀热互结于下焦，《伤寒论》第 106 条谓"太阳病不解，热结膀胱，其人如狂，血自下，下者愈。其外不解者，尚未可攻，当先解其外；外解已，但少腹急结者，乃可攻之，宜桃核承气汤"。栀子豉汤治疗热郁胸膈证，心中懊侬，第 76 条谓"……发汗、吐、下后，虚烦不得眠，若剧者，必反复颠倒，心中懊侬，栀子豉汤主之"；小柴胡汤治疗少阳胆腑郁热不解，三焦气机不畅，第 96 条谓"伤寒五六日中风，往来寒热，胸胁苦满，嘿嘿不欲饮食，心烦喜呕……小柴胡汤主之"。

患者情志不畅，五志化火，湿热蕴结，气血瘀滞，瘀热互结于下焦，"不通则痛"，因此祛除病理产物至关重要，针对湿热、瘀血互结的病机，以三个经方合用，通腑泄热，祛湿活血，并加防己、车前子、杏仁、砂仁、豆蔻、薏苡仁，使湿邪从二便分消而去，病理产物祛除，气血通畅，通则不痛，诸证皆去。

# 旋覆花汤临证心悟

旋覆花汤出自《金匮要略》，原方治疗瘀血阻络的肝着病，组方简洁，开创行气活络、温通阳气法的先河，叶天士在此基础上，提出"久病入络"的病机，创立"辛润通络"法，为络病学的发展奠定了理论基础，至今仍有效指导临床实践。

## 一、肝着病的病机

肝为刚脏，体阴用阳，主疏泄，主藏血，为气血运行之枢。当情志不畅或外邪侵袭，肝失疏泄，肝气郁滞，气机不畅，肝脉循行部位气血郁滞，初病气结在经，胸胁痞闷疼痛，痛处不固定，走窜攻冲，善太息，少腹疼痛，以手推揉、按压，或饮热使肝气条达，气血通畅，胸胁疼痛可暂时缓解，临床常以四逆散疏肝理气、缓急止痛；久病不愈，瘀血入络，病位较深，虽得揉按而无效，胸胁痞闷胀痛刺痛，少腹疼痛，或痛经，部位固定不移，入夜尤甚，舌质瘀暗或有瘀斑，脉沉涩，即《金匮要略·五脏风寒积聚病篇》谓"肝着，其人常欲蹈其胸上，先未苦时，但欲饮热，旋覆花汤主之"，肝络气血郁滞，着而不行，其病在血，宜用旋覆花汤疏肝理气、活血通络。《妇人杂病脉证并治第二十二》谓"寸口脉弦而大，弦则为减，大则为芤，减则为寒，芤则为虚，寒虚相搏，此名曰革，妇人则半产漏下，旋覆花汤主之。"半产漏下后，妇人阴血亏损，血脉不充，瘀血阻络，以旋覆花汤行气活血。

## 二、旋覆花汤制方思路

旋覆花汤由旋覆花、新绛、葱茎组成，药味虽少，体现了行气活血，引药入肝经的制方思路，肝着的病机为气滞血瘀，血脉不畅，瘀血阻络。旋覆花，微咸性温，入肝经，咸以软坚，温则宣通气机，善行肝络之气，为治疗肝经气血郁滞的主药，《神农本草经》谓其"主结气，胁下满，惊悸，除水，去五脏间寒热，补中下气"。葱茎，辛散温通，通阳行气；新绛为染料，药房不易得，后世医家常以茜草或红花代之，茜草凉血止血、活血行瘀，为治疗肝经血瘀的要药，《本草纲目》谓其"味酸入肝而咸走血，专于行血活血"。《金匮要略心典》评价此方，谓"旋覆花咸温下气散结，新绛和其血，葱叶通其阳，结散阳通，气血以和，而肝着愈"，可见肝着病的病机为气滞血瘀、阳气痹阻，全方重在行气活血、温通阳气。

## 三、临床心悟

叶天士在旋覆花汤的基础上提出了"久病入络"理论，《临证指南医案》谓"初病气结在经，久则血伤入络""凡久羔必入络，络主血，药不宜刚"，创"辛润通络"法，以旋覆花汤加入质润不燥的当归、桃仁、柏子仁、郁金、泽兰等药，治疗络脉瘀滞不通的疑难杂症，辛以通其络，润不伤其津，调气血而无伤正之弊，气血调和，络脉通畅，痼疾自除。吴鞠通宗其意，提出"宣通肝络法"，以本方加减治疗肝郁血滞、络脉瘀阻的虚劳、胁痛、胃痛、闭经、崩漏、癥瘕积聚等病证。

笔者理解肝着病，应为肝经病证，病证与足少阳经、足厥阴经循行的部位有关，常与情志密切相关，时轻时重，胸胁胀满疼痛，少腹疼痛，部位固定不移，夜间或情志不佳时加重，善太息，口干口苦，心烦意乱，舌质红或有瘀斑，脉弦，临床见于慢性肝炎、肝硬化、慢性胆囊炎、胆石症、肝胆肿瘤、乳腺疾病等，旋覆花汤解其瘀滞、行其气血。

旋覆花汤药味虽少，体现了活血通络、疏肝行气、温通阳气的思路，笔者临床依据病机的变化进行加减，治疗多种内科杂症，如瘀血阻滞较重，合桃红四物汤，加强养血活血之功；气机阻滞重者，合四逆散或柴胡疏肝散疏肝理气；阳虚寒凝，小腹疼痛，合天台乌药散温阳散寒；兼癥瘕积聚者，合大黄䗪虫丸软坚散结、活血通络等。

曾治一原发性肝癌术后患者，伴乙型肝炎、肝硬化、脾大，症见右侧胁肋胀满，神疲乏力，纳差少食，大便稀溏，舌质淡嫩、苔薄白，脉沉弱者，以四君子汤、四逆散健脾疏肝，治疗月余，神疲乏力、大便稀溏等症状消失，右侧胁肋胀满不减，无口干口苦，加用小柴胡汤，则大便次数增多，肠鸣不已，考虑胸胁为肝经所过，证属肝经气滞血瘀，在原方基础上合旋覆花汤，用旋覆花、茜草、葱茎，以疏肝理气、活血通络、温通阳气，并加鳖甲、郁金、香附、川芎、当归、土鳖虫、蜂房、水蛭等药，加强疏肝理气、软坚散结、活血通络之功，胸胁胀满疼痛等症迅速缓解。

笔者临床体会肝着病的病机为肝失疏泄，气滞血瘀，瘀血阻络，阳气不通，以肝的经病证为主，无明显的脏腑证候，旋覆花汤制方简洁，以行气活血、通络止痛、温通阳气为主。由于病情复杂多变，常需要依据病机变化进行加减。临床在运用旋覆花汤时要注意以下几个方面：若方证相应，沿着旋覆花汤病机演变方向进行加减，即疏肝理气、活血化瘀、温通阳气；若病机复杂，虚实并见，寒热错杂者，在原方的基础上，依据兼夹证及患者体质进行加减；肝为刚脏，体阴用阳，行气活血药物不可过于温燥，临床配伍养血柔肝之品，制约行气活血药的温燥之性；活血化瘀药尽量逐级使用，病情较轻，可选入肝经的植物类活血化瘀药，如旋覆花、茜草、桃仁、红花、当归等，病及血分，久病入络，可加虫类药物，搜剔经络，破血逐瘀，如土鳖虫、水蛭等。旋覆花汤以行气活血为主，若禀赋不足或久病体虚者应慎用，或配合补气养血、健脾补肾等扶助正气的药物，以免克伐太过；对于肝胆肿瘤、肝硬化等，病机复杂，既有正气不足，又兼有痰浊、水湿、瘀血等病理产物阻滞，旋覆花汤行气活血力量弱，可合用大黄䗪虫丸、鳖甲煎丸等方，加强行气活血、软坚散结、祛痰利水之力，祛除病理产物，扶助正气，标本同治，不可一味攻伐，病必不除。

# 大黄䗪虫丸临证心悟

　　《金匮要略·血痹虚劳病脉证治篇》谓"五劳虚极羸瘦，腹满不能饮食。食伤、忧伤、饮伤、房室伤、饥伤、劳伤、经络营卫气伤，内有干血，肌肤甲错，两目黯黑。缓中补虚，大黄䗪虫丸主之"，大黄䗪虫丸为治疗虚劳干血之要方，为张仲景活血化瘀法的代表方，笔者通过研习大黄䗪虫丸的相关条文，对其组方思路有了深刻的认识，临床应用大黄䗪虫丸治疗多种"因虚致瘀"的内科杂病，因方中有多味破血逐瘀的虫类药，药房难以配齐，临床在辨证论治的基础上，合用市售大黄䗪虫丸，治疗肝硬化、肿瘤术后、甲状腺结节、乳腺增生等病，取效颇佳。

## 一、因劳致瘀的病机

　　虚劳乃五劳七伤所致，先天禀赋不足，伴后天饮食不节、七情劳伤，久病失于调养，病机复杂，多个脏腑气化功能低下，气血阴阳俱虚，气血运行不畅，气机升降失调，气滞血瘀，产生瘀血等病理产物，瘀血不去，新血不生，导致"内有干血"，此为因虚致劳，因劳致瘀，虚劳为因，瘀血为果，虚实夹杂，本虚标实。清代李珥臣谓"盖血脉周流不息，灌溉一身也。一有劳极诸伤，则血虚不实，滞血不行，此干血所由积也"，脏腑气化功能低下，气血不足，运行不畅，"久病必瘀""久病入络"，因虚致瘀，可停留于局部脉络或脏腑，形成癥瘕积聚等，难以祛除。

## 二、大黄䗪虫丸制方思路

大黄䗪虫丸由大黄、䗪虫、桃仁、干漆、虻虫、水蛭、蛴螬、杏仁、芍药、干地黄、黄芩、甘草组成，治疗虚劳血瘀证，张仲景针对因虚致瘀，"内有干血"的病机，依据"补不足，损有余"的原则，以大黄䗪虫丸化瘀缓消、养血扶正、标本同治。方中大黄量少，活血化瘀，䗪虫咸寒入血，破血逐瘀，共为君药；干漆、水蛭、虻虫、蛴螬，攻逐瘀血、消散积聚，《本经逢原》谓"干漆灰，性善下降而破血"，《神农本草经百种录》谓"水蛭最喜食人之血，而性又迟缓善入，迟缓则生血不伤，善入则坚积易破"，《神农本草经》谓"虻虫，主逐瘀血，破下血积……通利血脉及九窍"，《长沙药解》谓"蛴螬，能化瘀血，最消癥块"，唐容川《血证论》谓"干血与寻常瘀血不同，瘀血尚可以气行之，干血与气相隔，故用噬血诸虫以蚀之"，一般草木类活血药难以取效，须以虫类药攻逐瘀血、消散积聚；瘀血久滞于内，而成干血，必润之方可化，以桃仁、杏仁、干地黄、芍药养血润燥；黄芩清热；甘草调和药性。诸药合用，破血逐瘀、养血清热，药性峻猛，故以丸剂缓中补虚、消散瘀血，药力和缓，破瘀血不伤新血。《金匮要略心典》评价此方"润以濡其干，虫以动其瘀，通以去其闭，而仍以地黄、芍药、甘草和养其虚，攻血而不主专于血"。

## 三、临证心悟

大黄䗪虫丸治疗虚劳"内有干血"，证属因虚致实，本虚标实，以标实为主，脏腑功能失调，瘀血阻滞，血脉不通，脏腑百骸失于濡养，以破血逐瘀为主，将植物类、果仁类及虫类活血药集于一方，加强破血逐瘀之力，祛除体内瘀血等病理产物，瘀血去新血生，兼顾养血、清热诸法。

慢性病、疑难杂症，病史较长，久治不愈，出现虚极羸瘦、腹满不能饮食、肌肤甲错、两目黯黑、手足麻木、舌质瘀暗或有瘀斑、脉沉涩等，多为虚劳干血证，活血祛瘀为第一要法。因病史较长，病机复杂，虚实并见，本虚标实，虽有瘀血阻滞的病机，但仍需权衡正虚、邪实的主次及程度，确立扶正及活血的主次。

瘀血阻滞日久不去，单纯植物类活血化瘀药难以祛除瘀血，必须合用破血逐瘀的虫类药物，虫类药为血肉有情之品，可以搜剔经络脏腑的瘀血，但虫类药性燥，须佐养血润燥之品。现代药理研究发现虫类药富含蛋白质，过敏体质患者需慎用。虫类药物虽有较好的活血通络之性，但多数有毒性，在病情减轻时，应及时减量或中病即止，即《素问·五常政大论》所谓"大毒治病，十去其六……"大黄䗪虫丸破血逐瘀，张仲景采用丸剂，减少每日服药量，长期服用，峻药缓攻，以图缓效。

临床在辨证的基础上，合用大黄䗪虫丸破血逐瘀，治疗多种疑难杂症，取得了良好的效果。如乳腺结节、甲状腺结节、肿瘤等，属于"癥瘕""积聚""瘿瘤""乳癖"等病，病机以瘀血或痰瘀阻滞为主，在辨证的基础上皆可使用。曾有肝癌术后合并肝硬化者，证属脾虚肝郁、气滞血瘀，以市售大黄䗪虫丸合鳖甲煎丸、柴胡桂枝干姜汤加减，目前病情稳定。

若兼有肝郁气结，胸胁满闷，郁郁寡欢，合小柴胡汤或逍遥散以疏肝解郁；痰浊阻滞，脘腹痞闷，食少纳差，合温胆汤以祛痰化湿等。

张仲景原文提到虚极羸瘦、腹满不能饮食、肌肤甲错、两目黯黑等症，提示病证中必兼正气不足的病机，因此，临床根据脏腑阴阳气血不足的特点，有针对性地扶助正气，采用温阳补气、养血益阴等法治之。"正气存内，邪不可干"，只有正气充盛，才有助于祛邪外出，临床根据正虚的不同，常合六君子汤、四物汤、十全大补汤、补中益气汤、肾气丸等方，扶正以祛邪。

# 鳖甲煎丸临证心悟

鳖甲煎丸出自《金匮要略》，治疗疟病久治不愈，正气渐虚，疟邪假血依痰，结于胁下形成癥瘕、疟母，以实邪阻滞为主，兼有气血不足。张仲景创制鳖甲煎丸以软坚消癥、活血行气、祛湿化痰、补气养血，将多种治法集于一方，对后世医家以"消法"治疗疑难杂症，产生了深远的影响。笔者通过研习鳖甲煎丸的病因病机及制方思路，临床治疗不拘于疟母，临床只要符合痰湿、瘀血阻滞，正气亏虚的病机，如肿瘤、瘿瘤、闭经、乳癖等疑难杂病，皆可以此方加减治疗。

## 一、癥瘕形成的病机

《金匮要略·疟病脉证并治》云"病疟，以月一日发，当以十五日愈，设不瘥，当月尽解；如其不瘥，当云何？师曰：此结为癥瘕，名曰疟母，急治之，宜鳖甲煎丸主之"，揭示了癥瘕、疟母的病机及治疗方药。疟病日久不愈，正气渐衰，抗邪无力，病邪不去，疟邪与气、血、痰、湿等病理产物相结，形成癥瘕疟母，结于胁下，证属虚实并见，以邪实为主，正虚为次，互为因果。痰瘀等病理产物不去，损伤正气；同时，正气不足，痰瘀等病理产物难以祛除，恶性循环。张仲景遵循《素问·至真要大论》"坚者削之，客者除之，结者散之，留者攻之"的原则，将软坚散结、行气活血、祛湿化痰、补气养血等多种治法集于一方，旨在消除癥瘕、疟母。《金匮要略·脏腑经络先后病脉证》谓"虚虚实实，补不足，损有余"，根据虚实夹杂的病机特点，创制鳖甲煎丸，以活血消痰、软坚散结为主，佐以益气养血，标本同治，瘀血、痰浊等病理产物祛除，正气恢复，疟母可愈。本方药物虽然庞杂，但体现了通补兼施、虚实并治的理念。

## 二、鳖甲煎丸制方思路

鳖甲煎丸行气活血、祛湿化痰、软坚散结、补益气血，以消法为主，兼以扶正。方中鳖甲咸寒入肝经，软坚散结、滋阴清热，《神农本草经》谓"鳖甲味咸平，主心腹癥瘕坚积、寒热、去痞、息肉、阴浊、痔、恶肉"，合赤硝加强软坚散结之力，使有形的癥瘕得以祛除；大黄、凌霄花、桃仁、牡丹皮、白芍活血化瘀；瘀血、痰浊、水湿相结形成癥瘕积聚，非草木类活血药所能及，"虫以动其瘀"，故合入虫类药如土鳖虫、蜣螂、鼠妇、蜂房等，破血逐瘀，软坚消癥，开创了用虫类药治疗络病的先河；半夏、射干、葶苈子祛痰散结，瞿麦、石韦利水祛湿，加强化湿祛痰之功；厚朴、柴胡调畅气机，气行血行，利于活血化瘀；气郁日久易热化，柴胡配黄芩，疏肝解郁，清除郁热；干姜、桂枝温经通脉，气血得温则行；人参、阿胶补气养血、活血化瘀；灶下灰、清酒活血通经，引药入血分。全方寒热同调，攻补兼施，扶正不碍邪，祛邪不伤正。陈修园云："若有疟母，先急除其有形之癥瘕，再培其无形之元气。"

## 三、临证心悟

汉代疫病流行，医疗条件差，疟病多见，失治误治，迁延日久，疟邪假血依痰形成疟母。现今生活条件改善，少有疫病流行，但生活及工作压力过大，情志失调，饮食不节，起居无节，导致脏腑气化功能失调，如先天禀赋不足，正气亏虚者，致病因素乘虚而入，气机升降失常，气血运行不畅，痰浊、水湿、湿热、瘀血搏结，留于体内，正虚无力祛邪外出，日久形成癥瘕积聚，常见于不同部位的良恶性肿瘤、肝硬化、甲状腺结节、乳腺结节、子宫肌瘤、卵巢囊肿等病，多属"癥瘕积聚"的范畴。

张仲景依据《素问·至真要大论》"结者散之，坚者削之""虚者补之，实者泻之"的原则，以鳖甲煎丸软坚散结，活血消癥，祛湿化痰，补益气血，攻补兼施，标本同治，寒热同调，祛邪不伤正。

笔者应用鳖甲煎丸加减治疗多例肝硬化、肝癌术后等病，疗效较佳，原方蜣螂、鼠妇、灶下土，药房难以配齐，常以地龙、水蛭代之，以活血通络、软坚散结。临床辨别疾病不同时期正虚邪实的主次，决定扶正祛邪的先后，若正虚为主，先扶助正气，再议祛邪之法，不可盲目攻邪。同时，虫类药辛燥，价格昂贵，需配合养血濡润之品，中病即止。

### 病案举例

## 胁痛（肝癌术后）案

**提要：**本案患慢性乙肝、肝硬化、肝癌，虽经手术治疗，极度乏力，右胁胀痛，辨证属于肝郁脾虚、瘀血阻滞，治当疏肝行气、健脾益气、活血化瘀，以柴胡桂枝干姜汤合鳖甲煎丸、大黄䗪虫丸加减，后期加旋覆花汤活血化瘀而取效。

刘某，男，56岁，已婚，职员。

初诊：2018年10月4日。

主诉：右胁胀满疼痛，极度乏力1年余。

25年前体检时诊断为乙型肝炎（小三阳），因无特殊症状，未治疗。5年前确诊为肝硬化，口服恩替卡韦0.5 mg，qd，未定期复查。2017年6月，因右胁胀满疼痛，北大医院确诊为原发性肝癌、肝硬化代偿期、脾大。在北大医院行肝左外侧叶切除术，2018年6月行肝动脉栓塞术（TAE）。乙肝相关检查示：乙肝 DNA 正常，肝功能正常，肿瘤标志物正常，生化正常。右胁胀满疼痛，神疲乏力，纳差少食，大便稀溏，呈糊状，每日 3 行，无肠鸣腹痛，小便正常，形体略瘦，爪甲瘀暗，语声低沉，舌体胖大，舌色淡瘀暗、苔薄白，脉沉。西医诊断：原发性肝癌术后、肝硬化代偿期、慢性乙肝、脾大。中医诊断：胁痛。此为肝郁脾虚、气滞血瘀所致，法当疏肝健脾、行气活血，方拟柴胡桂枝干姜汤合鳖甲煎丸加减。处方：柴胡 10 g，桂枝 10 g，干姜 10 g，龙骨 20 g（先煎），天花粉 15 g，黄芩 10 g，鳖甲 15 g（先煎），土鳖虫 10 g，蜂房 12 g，半夏 10 g，牡丹皮 10 g，桃仁 10 g，赤芍 10 g，炙黄芪 40 g，党参 30 g，炒白术 30 g，炒山药 30 g，地龙 10 g，水蛭 3 g，炙甘草 6 g。6 剂，冷水煎，每日 1 剂，分 2 次温服，口服大黄䗪虫丸，每次 1 丸，每日 2 次，嘱其忌食生冷之品。

二诊（2018 年 10 月 11 日）：

右胁胀满疼痛减轻，神疲乏力减轻，纳差食少，大便稀溏，舌脉同前。效不更方，原方继服 7 剂。

三诊—四诊（2018 年 10 月 18 日至 11 月 4 日）：

右胁胀满疼痛明显减轻，时有隐痛，夜间加重，纳食增加，乏力减轻，小便正常，大便成形，每日 2 行，舌质淡嫩，苔薄白，脉沉。前方加蒲黄 10 g（包煎），活血通络，继服 14 剂。

五诊—十二诊（2018 年 11 月 18 日至 2019 年 1 月 3 日）：

右胁胀满疼痛明显减轻，乏力减轻，时有嗳气，无反酸，大便正常。考虑为肝失疏泄、横逆犯胃、胃气上逆所致，上方去黄芪、党参、白术、山药，加旋覆花 10 g（包煎）、陈皮 10 g、茜草 10 g、青皮 10 g，以行气活血，共服 56 剂。

十三—十八诊（2019 年 1 月 10 日至 2 月 20 日）：

右胁不适，无胀满疼痛，纳食正常，二便正常，舌质淡瘀暗、苔薄白，脉沉细。前方加当归 10 g 养血活血，肝为刚脏，体阴用阳，肝血充盛，疏泄正常，共服 38 剂，目前尚在治疗中。

**按：**患者为中年男性，患慢性乙型肝炎 25 年，未予重视，逐渐发展为肝硬化、肝癌，虽经手术治疗，仍有右胁肋胀满疼痛，夜间加重，极度乏力，纳食减少，大便稀溏，证属肝郁脾虚、瘀血阻络，"久病入络"，本虚标实，治当疏肝健脾、行气活血、软坚散结、标本同治。以柴胡桂枝干姜汤疏肝健脾，鳖甲煎丸疏肝行气、活血软坚。五诊时合旋覆花汤，加强活血化瘀之力，引药入肝经，使气血通畅，"通则不痛"，患者症状明显改善，目前尚在治疗中，远期疗效有待进一步观察。

# 补中益气汤临证心悟

《脾胃论》是李东垣的代表作，开创了补益脾胃治疗内伤杂病的先河，补中益气汤是其代表方，治疗脾胃气虚、中气下陷的多种内伤杂病，反映了东垣"甘温益气，升阳举陷"的学术思想，至今仍有效指导临床实践。

## 一、内伤脾胃，百病由生

脾胃为后天之本，腐熟运化水谷精微，为气血化生之源，濡养脏腑百骸；脾胃为气机升降的枢纽，脾气升清，胃气降浊，保障脏腑气化功能有序进行。若久病体虚、饮食不节、劳逸过度、情志失畅，则损伤脾胃，导致脾胃运化失司，气血化生无源，气机升降失调。清阳不升，脾气下陷，则阴火内生，百病丛生，出现面色苍白，神疲乏力，头晕目眩，身体沉重，少气懒言，纳差少食，大便溏泻，小便清长，长期低热，或手足心热，早晨明显，舌质淡嫩，脉洪大无力等。李东垣《脾胃论》谓："故脾证始得，则气高而喘，身热而烦，其脉洪大，头痛，或渴不止，其皮肤不任风寒而生寒热。盖阴火上冲，则气高而喘，为烦热、为头痛、为渴，而脉洪。脾胃之气下流，使谷气不得升浮，是春升之令不行，则无阳以护其荣卫，则不任风寒，乃生寒热，此皆脾胃之气不足所致也。然而与外感风寒所得之证颇同而实异。内伤脾胃，乃伤其气；外感风寒，乃伤其形。伤其外为有余，有余者泻之；伤其内为不足，不足者补之。内伤不足之病，苟误认作外感有余之，而反泻之，则虚其虚也。实实虚虚，如此死者，医杀之耳。然则奈何？惟当以辛甘温之剂，补其中而升其阳，甘寒以泻其火则愈矣。"可见，中气亏虚，清阳不升，元气下陷，阴火上乘是病机的根本所在。

## 二、甘温益气，升举清阳

李东垣针对中气不足、清阳不升、阴火上乘的病机，遵循《素问·至真要大论》"劳者温之……损者益之"的原则，补益中气，升阳举陷，并依据药物的升降沉浮理论，创制了补中益气汤，补益元气，清阳得升，阴火自降，甘温除热。

补中益气汤重用黄芪补益中气、升阳举陷，配伍人参、白术、甘草健脾益气，气充阳自升；血为气之母，气虚血亦虚，以当归配黄芪，补气生血，气旺血行；陈皮理气和胃，使诸药补而不滞；配伍少量升麻、柴胡升阳举陷，扭转中气下陷之势。可见，补益中气、升阳举陷是治疗的核心。后天脾胃运化功能正常，气血化生有源，脏腑百骸得养，诸证可愈。

## 三、临证心悟

临床实践证明补中益气汤可广泛用于内科杂病的治疗，用之得当，常起沉疴。

### 1. 抓病机，不拘病名

临床抓住脾胃气虚的病机，以补中益气汤加减治疗多种病证，如清阳不升、清窍失养者，症见面色萎黄、头晕耳鸣、少气懒言、神疲乏力、舌质淡嫩苔薄白、脉虚软无力；气虚不固者，症见易反复感冒、汗出怕风、动则加重、鼻流清涕等；气陷不升者，症见头晕目眩、脘腹胀满、纳差少食、泄泻、脱肛、子宫脱垂等；气虚不摄者，症见大汗淋漓、皮肤紫癜、便血或尿血、崩漏、带下量多清稀等；气虚发热者，症见长期持续低热、恶风怕冷、劳累后加重等。因此，无论何种疾病，若辨为中气亏虚，清阳不升，皆可以补中益气汤加减，异病同治。

2. 补中气，补而不滞

脾胃气虚，运化失司，气血化生乏源，脏腑百骸失养，同时，气血相互化生，气虚血亦虚，气血两虚者，在补中益气汤的基础上合用四物汤，补气养血；脾气亏虚，清阳不升，浊阴不降，胃气上逆，常合旋覆代赭汤、四逆散，调畅气机升降，使清阳得升，浊阴自降；脾虚运化无力，水谷不化精微，反生水湿痰浊，困阻脾气，常合平胃散、香砂六君子，化湿行气；脾肾两虚，脾气下陷，下利清谷，完谷不化，合附子理中汤、四逆汤，温阳止泻；气虚发热，兼营卫不和之证，常合桂枝汤，补中益气，调和营卫；气虚卫表不固，反复感冒，汗出怕风，常合玉屏风散，益气固表等。临床依据主证及病机的变化，加减化裁，以求方证相应。本方为补气升阳之品，阴虚火旺或火热炽盛者禁服。

## 病案举例

### 痿证（重症肌无力）案

提要：本案为重症肌无力，因对新斯的明过敏而求治于中医，全身极度乏力，活动受限，生活不能自理，证属脾肾两虚，依据"治痿独取阳明"的原则，以补中益气汤、四逆汤加减，从温补脾肾入手，佐以风药，升阳、胜湿而取效。

王某，女，49 岁，已婚，退休。

初诊：2018 年 1 月 12 日。

主诉：全身极度乏力，肌肉酸困 2 个月。

2 个月前无明显诱因出现全身进行性乏力，周身肌肉酸困，午后加重，晨起减轻，抬头困难，右侧手腕处疼痛，双下肢无力，无呼吸困难，住院行相关检查，确诊为重症肌无力，注射新斯的明，出现过敏性哮喘而停药。近日全身极度疲乏无力，全身肌肉酸痛，日常生活不能自理，双侧手腕部疼痛麻木，以右侧为主，伴有双上肢无力，情绪急躁易怒，健忘头痛，以巅顶及颞侧疼痛为主，无头晕头昏，时有恶心，无呕吐，睡眠 5~6 h，大小便正常。3年前宫颈癌，手术根治，腰椎间盘突出症 10 年，过敏性哮喘 8 年。神志清楚，面色萎黄无泽，轮椅推入病室，周身无力，言语无力，触之肌肉松软，下肢无水肿，口唇淡暗，舌质淡白嫩、有齿痕、苔薄白，脉沉无力。西医诊断：重症肌无力、宫颈癌术后、过敏性哮喘。中医诊断：痿证。此为脾肾阳虚、气血亏虚、清阳不升所致，法当温补脾肾、升举清阳，方拟四逆汤、补中益气汤、当归补血汤加减。处方：制附子 10 g（先煎），干姜 10 g，生黄芪50 g，党参 15 g，炒白术 15 g，茯苓 15 g，葛根 30 g，柴胡 6 g，升麻 6 g，陈皮 10 g，当归 10 g，防风 10 g，麦冬 10 g，五味子 5 g，炙甘草 6 g。3 剂，冷水煎服，每日 1 剂，分 2 次温服，嘱其忌食生冷之品。

二诊（1 月 17 日）：

肌肉酸困，神疲乏力，手腕疼痛减轻，口干口渴，四肢无力麻木。考虑温阳益气之品燥热伤津，故前方去附子、干姜，调整剂量：生黄芪 60 g、党参 40 g、柴胡 10 g、升麻 10 g、炙甘草 10 g，加黄精 20 g、黄芩 6 g、炒山药15 g、羌活 10 g、独活 10 g、鸡血藤 20 g，以补气升阳、祛风活络，继服 6 剂。

三诊（1 月 28 日）：

四肢无力麻木略有减轻，大便稀，日 3 行，眼目干涩，时有头痛，舌质淡嫩、有齿痕、胖大、少津，脉沉无力。前方去陈皮、独活、麦冬、五味子，炒山药加至 30 g，加桑叶 10 g、菊花 10 g、威灵仙 20 g，继服 6 剂。

四诊（2 月 10 日）：

双目干涩，视力下降，神疲乏力，四肢麻木，懒言少动，纳食正常，二便正常，舌脉同前。上方加密蒙花 10 g 清肝明目，继服 6 剂。

五诊（2月20日）：

神疲乏力，四肢麻木，双眼干涩减轻，纳食正常，治以益气升阳、养血通络、清肝明目。处方：生黄芪60 g，党参40 g，炒白术15 g，茯苓15 g，葛根30 g，柴胡10 g，升麻10 g，当归10 g，防风10 g，黄精20 g，黄芩6 g，炒山药30 g，羌活10 g，鸡血藤20 g，威灵仙20 g，桑叶10 g，菊花10 g，密蒙花10 g，炙甘草10 g。7剂。

六诊（3月10日）：

神疲乏力，四肢麻木，健忘懒言，双眼干涩，视力下降减轻，舌脉同前。前方去密蒙花、桑叶、菊花，加细辛3 g，继服6剂。

七诊（3月20日）：

神疲乏力减轻，肌肉酸困减轻，四肢麻木，指尖无知觉，舌质淡嫩、边有齿痕、苔薄白，脉沉。加熟地黄15 g、通草3 g，以养血通络，继服6剂。

八诊（4月8日）：

周身乏力减轻，能自行就诊看病，生活渐能自理，记忆力减退，纳食正常，舌脉同前。效不更方，继服原方6剂。

九诊（4月17日）：

四肢酸软乏力减轻，肢体麻木午后减轻，能做饭打扫卫生，十指末端麻木减轻，舌质淡嫩、苔薄白，脉沉无力。前方去通草，加川芎10 g，继服7剂。

十诊（4月26日）：

神疲乏力明显减轻，指端麻木减轻，情绪平稳，时有腰膝酸软、下肢沉重，舌脉同前。前方去细辛，鸡血藤加至30 g，加炒杜仲12 g、桑寄生15 g、丹参20 g，以补肾强筋、活血通络，继服6剂。

十一诊（5月6日）：

腰膝酸软减轻，神疲乏力减轻，生活自理，能自行就诊看病，时有口干口渴，小便正常，记忆力减退，无头痛头晕，舌质淡嫩胖大、苔薄白，脉沉。前方加芦根 20 g 以养阴生津，继服 6 剂。

十二诊（5 月 13 日）：

夜间睡眠欠佳，时有小腿抽筋，四肢麻木明显减轻，精力恢复，纳食正常，二便正常，舌脉同前。前方加木瓜 15 g 以舒筋活络，继服 6 剂。

十三诊（5 月 27 日）：

生活自理，四肢麻木减轻，午后乏力，无肌肉酸痛，无腰膝酸软，舌质淡嫩胖大、边有齿痕、苔薄白，脉沉无力。处方：生黄芪 60 g，党参 40 g，炒白术 15 g，茯苓 15 g，葛根 30 g，柴胡 10 g，升麻 10 g，当归 10 g，川芎 10 g，防风 10 g，黄精 20 g，羌活 10 g，熟地黄 24 g，制附子 10 g（先煎），干姜 10 g，细辛 3 g，炙甘草 10 g。继服 6 剂。其后患者停服中药 1 年。

十四诊（5 月 28 日）：

患者停药 1 年，又觉疲乏无力，双下肢疼痛，双手无力，右侧为甚，巅顶及颞侧头痛，恶心，情志不佳，记忆力减退，睡眠尚可，二便正常，口唇发绀，舌质淡嫩、胖大、有齿痕、苔薄白，舌下脉络正常，脉沉弱无力。依前法温阳补气，升举清阳。处方：生黄芪 60 g，党参 40 g，制附子 10 g，干姜 10 g，炒白术 15 g，茯苓 15 g，当归 15 g，熟地黄 24 g，白芍 15 g，黄精 15 g，葛根 30 g，柴胡 10 g，升麻 10 g，防风 10 g，炙甘草 6 g。继服 6 剂。

十五诊（6 月 11 日）：

四肢疼痛无力减轻，汗出，动则加重，汗后怕冷，头痛减轻，舌质淡嫩、齿痕、胖大，苔薄白，脉沉无力。上方加龙骨 30 g、牡蛎 30 g（先煎）、浮小麦 50 g（先煎），继服 6 剂。

十六诊（7 月 23 日）：

受凉感冒 1 周，咳嗽，咳黄痰，喉间痰鸣，无发热恶寒，神疲乏力，左侧肘部湿疹，瘙痒难忍，舌质淡嫩瘀暗、有齿痕、苔微腻，脉沉无力。证属风热犯肺，治当疏风透热、宣肺止咳。处方：金银花 10 g，连翘 10 g，桑叶 10 g，菊花 10 g，桔梗 10 g，杏仁 10 g，白前 10 g，前胡 10 g，紫菀 10 g，枇杷叶 10 g，浙贝母 10 g，薄荷 10 g（后下），射干 10 g，鱼腥草 20 g，生黄芪 50 g，党参 30 g，生甘草 6 g。继服6剂。

十七诊（9月24日）：

咳嗽咳痰已愈，汗出减轻，神疲乏力，四肢酸懒麻木，无疼痛，舌质淡嫩、边有齿痕、苔薄白水滑，脉沉弱。处方：生黄芪 60 g，党参 40 g，制附子 10 g，干姜 10 g，炒白术 15 g，茯苓 15 g，当归 15 g，熟地黄 24 g，白芍 15 g，黄精 15 g，葛根 30 g，柴胡 10 g，升麻 10 g，防风 10 g，丹参 20 g，炙甘草 6 g。继服 7 剂。

十八诊（10月22日）：

乏力明显减轻，左侧手腕处疼痛 15 天，受凉后加重，舌边尖、有齿痕、色红少苔，脉沉缓滑。上方去丹参、干姜，附子加至 15 g，加细辛 6 g、鸡血藤 30 g、威灵仙 20 g、羌活 10 g，继服 7 剂。目前尚在治疗中。

**按：** 患者为中年女性，因全身极度乏力、肌肉酸痛就诊，病属"痿证"范畴。脾为后天之本，气血生化之源，脾肾阳虚，脏腑经脉失于濡养，筋肉痿软，全身极度乏力，活动受限，生活不能自理。《素问·痿论》谓"论言治痿者，独取阳明何也？……阳明者，五脏六腑之海，主润宗筋……"治疗痿证当补益后天脾胃为主，使气血化生有源，以补中益气汤补气健脾、升举清阳，《素问·生气通天论》谓"阳气者，若天与日，失其所则折寿而不彰……阳气者，精则养神，柔则养筋"，阳气在人体生理功能、病理变化中起着不可忽视的作用，肾为先天之本，内藏元阴元阳，肾阳充盛，可温煦五脏六腑，合用四逆汤温补肾阳、振奋脾阳。

然温补脾气、温助肾阳之品过于温燥，不宜久服，当佐养血之品，养血柔筋，佐制温补药的偏性，以达阴阳平衡。依据东垣风药理论，加用羌活、荆芥等风药，祛风胜湿，升举阳气，祛除脏腑经络内外之湿，有利于气血、气机的运行，一举多得。同时，慢性病、疑难病守方极其重要，患者停药 1 年，病证反复，以前法治疗仍有效。因此，症状及病情缓解后，制成丸剂长期服用，有利于药效的巩固。

# 止嗽散临证心悟

止嗽散源于《医学心悟》，本方温而不燥、润而不腻，善治"诸般咳嗽"，外感、内伤咳嗽均可以之加减，尤其外感咳嗽迁延不愈或反复外感，余邪未尽者，疗效颇佳。

## 一、肺失宣肃为病机的关键

肺主气，为清虚之脏，不耐寒热，肺主皮毛，开窍于鼻，六淫邪气，从口鼻、皮毛而入，侵犯肺卫，肺经不利，肺失宣降，肺气上逆，发为咳嗽，伴发热恶寒、头痛鼻塞、咽喉不利等症状。《素问·咳论》谓"皮毛者，肺之合也，皮毛先受邪气，邪气以从其合也"，此时发散外邪是治疗的关键，不能见咳止咳，以免闭门留寇，"故初治必须发散，而又不可以过散，不散则邪不去，过散则肺气必虚，皆令缠绵难愈"，六淫邪气祛除，肺气宣降正常，则咳嗽自止。

内伤咳嗽，常因外感咳嗽失治误治，迁延不愈，或因情志、饮食失调，伤及五脏，脏腑功能失调，他脏病变累及于肺，肺失宣降，发为咳嗽，即如《素问·咳论》所云，"五脏六腑皆令人咳，非独肺也"。脏腑之间存在寒热虚实及兼夹证候不同，故"外感之邪，初病在肺，肺咳不已，则移于五脏，肺咳不已，则移于六腑"。

## 二、止嗽散组方思路

无论外感及内伤咳嗽，皆由肺气上逆所致。肺为娇脏，不耐寒热，《医学心悟》云"盖肺体属金，畏火者也，过热则咳，金性刚燥恶冷者也，过寒亦咳。且肺为娇脏，攻击之剂既不任受，而外主皮毛，最易受邪，不行表散则邪气留连而不解"。外感咳嗽常以疏散表邪为主，邪气祛除，宣发肃降正常，咳嗽自止；内伤咳嗽，则以协调脏腑的关系，祛除病理产物，恢复宣降功能为主。若外邪已去，宣降功能未复，治疗以宣降肺气为主，遵循"温润平和"的原则，以程氏止嗽散治疗，原方由紫菀、百部、白前、桔梗、荆芥、陈皮、甘草组成，具有疏风宣肺、肃降止咳之功。全方温而不燥、润而不腻，散寒不助热，解表不伤正，如程氏所言，"温润和平，不寒不热，既无攻击过当之虞，大有启门驱贼之势，是以客邪易散，肺气安宁"，看似平淡无奇，"药极轻微，而效甚广"，可达"药不贵险峻，惟期中病而已"的目的，临床效果显著，为后世医家治咳的基本方剂。

程氏依据邪气的性质、累及脏腑不同，以止嗽散加减治疗多种咳嗽，因证施治，灵活加减。对于外感咳嗽，发散祛邪为要，邪祛咳止，不可盲目止咳，以免壅遏肺气，闭门留寇。《医学心悟》云："风寒初起，头痛鼻塞，发热恶寒而咳嗽者，用止嗽散，加荆芥、防风、苏叶、生姜以散邪；若暑气伤肺……用止嗽散，加黄连、黄芩、花粉以直折其火。若湿气生痰……用止嗽散，加半夏、茯苓、桑白皮、生姜、大枣以祛其湿。若燥火焚金……用止嗽散加栝蒌、贝母、知母、柏子仁以润燥。此外感之治法也。"

内伤咳嗽与脏腑功能失调有关，他脏病证累及于肺，肺失宣降，发为咳嗽。《医学心悟》谓："又以内伤论前症，若七情气结、郁火上冲者，用止嗽散，加香附、贝母、柴胡、黑山栀。若肾经阴虚，水衰不能制火，内热，脉细数者，宜朝用地黄丸滋肾水，午用止嗽散，去荆芥，加知母、贝母以开火郁，仍佐以葳蕤胡桃汤。若客邪混合，肺经变生虚热者，更佐以团鱼丸。若病势深沉，变为虚损，或尸虫入肺，喉痒而咳者，更佐以月华丸。若内伤饮食，口干痞闷，五更咳甚者，乃食积之火，至此时流入肺经，用止嗽散，加连翘、山楂、麦芽、卜子。……此内伤之治法也。"

可见，程氏以止嗽散为主"治诸般咳嗽"，体现其宣降润化之法，临证必须结合具体病机进行加减化裁，或散风热，或清肺热，或化痰浊，或泄郁火等。同时，程氏认为止嗽散为治标之方，若因五脏六腑虚损，继发咳嗽者，当以治本为主，如其对外邪已解、咳嗽如故，或久咳不已、肺脾气虚者，以异功散加减，培土生金法等。

### 三、临证心悟

笔者反复研习止嗽散的病机、组方思路，临床以止嗽散加减治疗咳嗽，体会颇深。

首先，肺为清虚之脏，只容清气，不容六淫邪气，外感咳嗽以邪气侵袭肺卫为主，宣肃失常为其病机，因此，祛除病邪最为关键，还肺以清虚之体。止嗽散祛邪之品较少，临床针对病邪性质进行加减，若感受温热之邪，出现咳嗽无痰、咽喉不利、舌质淡红、苔薄白，常合桑菊饮加减、疏散风热、宣肺止咳；感受风寒之邪，出现恶寒发热、周身疼痛、咳痰色白、舌质淡、苔薄白，常合柴胡桂枝汤解表散寒、宣肺止咳；感受湿热之邪，依据湿及热的不同，常合三仁汤、蒿芩清胆汤加减，清热祛湿，恢复宣肃；燥热伤肺，肺气不利，常合沙参麦冬汤加减，清肺润燥。

其次，内伤咳嗽常见于年老体虚或久咳不愈者，常兼脏腑虚损，脏腑功能紊乱，临床依据患者体质，在止嗽散的基础上，根据脏腑虚实寒热的不同进行加减，如肺气亏虚，反复感冒，汗出怕风，合玉屏风散加减，益气固表；脾气亏虚，纳差少食，咳嗽痰清，合六君子汤，健脾益气、理气化痰；肾气不足，咳喘不已，动则加重，合肾气丸，补肾纳气、标本同治，以治本为主。

再次，根据痰饮等病理产物的性质不同进行加减，如咳痰量多、清稀如蛋清，多为寒痰水饮所致，合小青龙汤温肺化饮；痰湿偏盛，咳痰色白、脘腹痞闷，合二陈汤或温胆汤，燥湿化痰；痰热偏盛，咳嗽痰黄、口干口苦，合清肺化痰丸，清肺化痰等。

咳嗽一证，病因病机繁杂，无论外感或内伤咳嗽，皆可以程氏止嗽散加减，临床审病证、求病因、探病机，针对病邪的性质及脏腑寒热虚实，加减变通，知常达变，方可取效。

### 病案举例

## 外感咳嗽（慢性气管炎）案

**提要：**患者素有咳嗽宿疾，因外感风寒邪气，咳白黏痰量多，胃脘痞满，服抗生素及抗病毒药物无效，证属脾虚湿盛，外感风寒，表里同病，肺失宣肃，肺气上逆，治以解表散寒、宣肺止咳为主，辅以健脾化痰，标本同治，以柴胡桂枝汤、止嗽散合二陈汤加减而取效。

孙某，男，71岁，已婚，退休。

初诊：2019年1月16日。

主诉：反复咳嗽咳白黏痰20年，加重伴流清涕15天。

20年前因受凉出现咳嗽、咳痰，确诊为慢性气管炎，经治疗咳嗽减轻，其后反复发作，每至冬季咳嗽、咳痰加重，多次住院治疗。15天前因劳累受凉后出现咳嗽，咳白色黏痰量多，咳痰不利，流清涕，打喷嚏，恶寒无发热，口苦无咽痛，右侧项背部疼痛，胃脘痞满，饭后加重，纳食正常，眠中易醒，小便黄，大便正常，自服阿莫西林、蒲地蓝消炎片等药，症状未改善，面色晦暗无泽，语声重浊，咳痰不利，舌质淡暗、苔白腻，左脉滑数，右脉濡数。胸部X线片示气管炎，血常规结果正常。既往有慢性气管炎病史20年。西医诊断：慢性气管炎。中医诊断：咳嗽。此乃脾虚湿盛，痰浊内蕴，风寒外束，肺失宣肃所致，"急则治其标"，法当解表散寒、宣肺止咳、健脾化痰，方拟柴胡桂枝汤、止嗽散合二陈汤加减。处方：柴胡 10 g，黄芩 10 g，桂枝 10 g，白芍 10 g，荆芥 10 g，防风 10 g，紫苏子 10 g，杏仁 10 g，紫菀 10 g，百部 10 g，桔梗 10 g，白前 10 g，前胡 10 g，浙贝母 10 g，陈皮 10 g，半夏 10 g，茯苓 15 g，炙甘草 10 g。3 剂，冷水煎，每日 1 剂，分 2 次温服，嘱其忌食生冷之品。

二诊（1 月 19 日）：

流清涕、打喷嚏、恶寒等症状减轻，咳嗽痰黏，不易咳出，胃脘痞满，饭后加重，舌脉同前。此乃表寒渐去，湿浊困脾，气机不畅，故前方去外散风寒的荆芥、防风、羌活，加厚朴 10 g、枳实 10 g 以行气消滞，继服 7 剂。

三诊（1 月 27 日）：

咳嗽减轻，咳痰减少，胃脘痞满减轻，神疲乏力，纳差，睡眠不佳，舌质淡、苔薄白，脉沉弱。前方加生黄芪 30 g、党参 20 g，10 剂，冷水煎服。其后因他病来诊，咳嗽已愈。

**按：**患慢性支气管炎 20 年，反复发作，逐年加重，平素脾虚湿盛，痰浊内蕴，因外感风寒而诱发加重，外感引动宿痰，痰浊犯肺，肺失宣降发为咳嗽。"脾为生痰之源，肺为贮痰之器"，脾虚水谷不化精微，反生痰浊，痰湿困脾，气机不畅；脾气亏虚，卫表不顾，易受外邪侵袭，感受风寒，外邪引动痰浊，痰随气行，痰浊蕴肺，肺失宣降，肺气上逆，出现咳嗽咳痰、色白量多、流清涕、打喷嚏、恶寒等表里俱寒之证，本着"急则治标，缓则治本"的原则，以疏散表寒为主，兼以健脾化痰，辅以益气固表，主次分明，标本同治，表证祛除后，以辅助正气为主，预防复发。

治疗本证的启发：首先，对于反复发作的咳嗽，有明显的季节性，急性发作期，因外感而诱发，以标实为主，必须分辨表邪的寒热属性，以祛除外邪为要，若兼痰饮、瘀血、水湿等病理产物，在解表透邪的基础上，祛痰活血、温化寒饮。其次，对于气管炎、肺部感染、上呼吸道感染等病，需要辨清病机的寒热属性，不可盲目使用清热解毒类药，以免更伤正气。再次，在疾病缓解期，要以扶正祛邪为主，培土生金，"正气存内，邪不可干"，通过扶助正气，避免外邪的侵袭，对预防疾病的复发有积极的临床意义。

# 银翘散临证心悟

银翘散是吴鞠通从《临证指南医案》记载的病案中选取并加以命名的处方，治疗温热病早期，邪自口鼻而入，侵袭上焦，卫表不利，肺失宣肃的卫分证。吴鞠通依据叶氏"在表初用辛凉轻剂"的理论，采取疏风透热法，以辛凉平剂银翘散，祛除风热之邪，本人通过学习，深有启发，在银翘散的基础上加减变通，治疗外感热病及内科杂病，收获颇多。

## 一、银翘散的来源

中医治疗外感热病的理论源于《黄帝内经》，记录了外感热病的分类、证候表现、治疗原则等，汉代张仲景所著《伤寒杂病论》，从六经辨证的角度，详细论述了外感寒邪发生发展、传变的规律，以及失治、误治后产生变证的诊治规律，创制了许多行之有效的经方，后世医家无不遵循六经的辨证理论，以伤寒法治疗一切外感热病。

明末清初，大批温病大家如吴又可、叶天士、吴鞠通、王孟英、薛生白等，认识到温病、瘟疫、湿温等病，与伤寒从病因、病机、发生发展规律有天壤之别，创立卫气营血及三焦辨证，完善了外感热病理论，也使中医治疗外感热病，如伤寒、温病、湿热病，形成完整的理论体系。

温热病早期，由于温热邪气从口鼻、皮毛侵袭肺卫，病在上焦，未及气分，以肺卫不和、肺失宣降为主，出现中等程度的发热，微恶寒，汗出或无汗，头痛头胀，咽喉疼痛，咳嗽无痰，口微渴，舌边尖红、苔薄白，脉浮数。

由于风热邪气为阳邪，易犯上焦，伤津耗液，清窍被扰，清窍失养，常兼咽喉疼痛、口干口渴等，因此，叶天士提出"温邪上受，首先犯肺"，病邪侵袭上焦手太阴肺系，以肺卫症状为主，邪从外来，当以清透为主。《外感温热篇》谓"温邪则热变最速，未传心包，邪尚在肺，肺主气，其合皮毛，古云在表。在表初用辛凉轻剂。夹风，则加入薄荷、牛蒡之属；夹湿，加芦根、滑石之流。或透风于热外，或渗湿于热下，不与热相搏，势必孤矣"，提出"以清透为主"的治疗思路，以"辛凉平剂"银翘散治疗，并在《临证指南医案》中记载了具体病案。吴鞠通在叶氏理论指导下，强调病在上焦，"治上焦如羽，非轻不举"，注重轻清宣透，顾护津液，归纳银翘散的主证为"太阴风温、温热、温疫、冬温，但热不恶寒而渴者，辛凉平剂银翘散主之"（《温病条辨》）。

## 二、银翘散的病机特点

温热病包括风温、温热、瘟疫、冬温，多发于春冬季节，气候温暖多风，冬温则发于冬季，气候应寒反温，温热夹风侵袭肺系，初期表现为肺卫证，《临证指南医案·幼科要略》谓"风温者，春月受风，其气已温，经谓春气病在头，治在上焦，肺位最高，邪必先伤，此手太阴气分先病"，若失治误治，则循卫、气、营、血的途径进行传变。

温热夹风多为新感温病，从口、鼻、皮毛侵袭上焦肺卫，病属阳邪，易伤津液，风热上扰，气血壅滞，手太阴经气不利，出现发热，微恶寒，全身乏力酸痛，汗出或无汗，头痛，咽喉疼痛，咳嗽无痰，口微渴，舌边尖红、苔薄白，脉浮数。病程短，以邪实为主，以肺卫功能失调为主。若素体亏虚，依据体质的不同，可兼有阳虚、气虚、阴虚等兼证，若素有痰湿、湿热、瘀血等病理产物阻滞，则出现本虚标实、寒热错杂等证。

### 三、制方思路

吴鞠通依据《素问·至真要大论》"风淫于内，治以辛凉，佐以苦甘；热淫于内，治以咸寒，佐以甘苦"的原则，及喻嘉言"芳香逐秽"理论，结合自己临床实践，以辛凉、苦甘之品疏散风热；咸寒、甘苦之味清热保津，提出"治上焦如羽，非轻不举"的治则，选用药物以辛凉轻宣为主。

本方以金银花、连翘为君，既有辛凉解表、清热解毒的作用，又有芳香辟秽的功效，在透解卫分表邪的同时，兼顾温热病邪多夹秽浊之气的特点；薄荷、牛蒡子味辛性凉，疏散风热、清利头目、解毒利咽；荆芥穗、淡豆豉辛而微温，助君药发散表邪，透热外出，虽辛温，但辛而不烈，温而不燥，与大队辛凉药配伍，去性存用，增加辛散透表之力，均为臣药；苇根、淡竹叶清热生津；桔梗宣肺化痰；甘草既调和诸药、护胃安中，合桔梗又能清利咽喉，同为佐药。

本方配伍特点：以辛凉为主，配伍少量辛温药，利于透邪，又不悖于辛凉之旨；疏散风邪与清热解毒、芳香辟秽药相配，具有外散风热、透邪解表、清热解毒、芳香辟秽之功。吴鞠通认为此方之妙在于"纯然清肃上焦，不犯中下，无开门揖盗之弊，有轻以去实之能"，并强调不宜久煎，"肺药取轻清，过煮则味厚而入中焦矣"。

### 四、临证心悟

银翘散治疗温热病初期，邪犯肺卫证，还可广泛用于内科杂病，如亚急性甲状腺炎、慢性咽喉炎、肿瘤放疗后喑哑证、痤疮等病。

随着社会发展，人们工作压力增大，情志不畅，"五志化火"较为常见，加之饮食结构的变化，高热量食物充斥餐桌，油腻、辛辣刺激之品都会助湿生热，导致内热炽盛，或素体阳盛，感受风寒、寒湿之邪，从阳化热，出现寒包火证，或肺卫热盛证，依据患者体质、兼夹证及病机的变化，以银翘散进行加减，以求方证相应。

针对风热、温热邪气较盛，兼有咽喉疼痛、发热不解、心烦口渴，加生石膏、黄芩、知母、麦冬辛寒或甘寒之品，养阴清透，不可过用苦寒之品，以免败伤脾胃。不可过早使用滋腻之品，以免影响透邪。兼有表寒不解，少阳枢机不利，郁热阻滞，气机不利，见口苦咽干、偏头痛、胸胁苦满、不欲饮食，加小柴胡汤疏解少阳，达邪外出；温热邪气伤阴耗气，出现口咽干、神疲乏力，合沙参麦冬汤或增液汤等。

银翘散汤剂煎服时，不宜久煎过煮，以免影响轻清宣透之效，临床还应根据病情轻重，适当增减服药次数。若出现气分证，以里热炽盛为主，则不宜原方服用。

## 病案举例

### 喑哑（颅内胆脂瘤术后）案

**提要**：本案为颅内胆脂瘤术后，导致喑哑证，表现为声音嘶哑、咽部有异物感，证属素体阴虚，痰浊内蕴，经历手术治疗，心情烦闷，五志化火，以银翘散、增液汤、半夏厚朴汤，清透郁热、养阴祛痰、降逆行气而取效。

党某，女，50岁，已婚，退休。

初诊：2019年10月8日。

主诉：喑哑，咽部异物感7个月。

7个月前因耳鸣，头昏头痛，行路不稳，确诊为颅内胆脂瘤，于天坛医院手术切除，术后耳鸣减轻、行走正常。后出现声音嘶哑，发声不清晰，咽部异物感，晨起少量白痰，多种含片及雾化治疗无效，口干咽干，声音嘶哑，发声不清晰，咽峡暗红，扁桃体无肿大，心烦急躁，胸闷气短，心悸不安，神疲乏力，左侧手指肿胀、无疼痛，活动自如，睡眠正常，小便黄，大便黏滞不畅，形体消瘦，面色黑黄无泽，舌质红、苔薄白，脉沉。西医诊断：颅内胆脂瘤术后。中医诊断：喑哑。此为阴虚肺热、痰气交阻所致，法当清透肺热、养阴生津、祛痰降气，以银翘散、增液汤合半夏厚朴汤加减。处方：金银花 10 g，连翘 10 g，牛蒡子 10 g，射干 10 g，芦根 20 g，薄荷 10 g（后下），蝉蜕 6 g（后下），桔梗 10 g，玄参 15 g，生地黄 15 g，麦冬 15 g，半夏 12 g，厚朴 15 g，紫苏叶 10 g，茯苓 15 g，杏仁 10 g，生甘草 10 g。4 剂，冷水煎，每日 1 剂，分 2 次温服，嘱其忌食生冷之品。

二诊（10 月 12 日）：

喑哑及咽部异物感减轻，口燥咽干，心情烦闷，胸闷气短，神疲乏力，左侧手指肿胀、晨起加重，活动自如，小便黄，大便黏滞不畅，舌边尖红、苔薄白，脉沉。效不更方，调整部分中药剂量：玄参 20 g、生地黄 20 g、麦冬 20 g、金银花 15 g、连翘 15 g。7 剂，冷水煎，每日 1 剂，分 2 次温服。

三诊（10 月 21 日）：

喑哑好转，仍有咽部异物感，咳吐少量白色黏痰，咳痰不利，口苦口渴，小便黄，大便正常，舌质红、少津少苔，脉沉。前方芦根加至 30 g 以清热生津，6 剂，冷水煎，每日 1 剂，分 2 次温服。

四诊（10 月 28 日）：

喑哑减轻，咽部异物感，晨起恶心，有少量白痰，心情烦闷减轻，二便正常，睡眠尚可，舌脉同前。半夏加至 15 g 以化痰降逆，继服 6 剂。

五诊（11 月 28 日）：

喑哑明显减轻，项背部不适，汗出怕冷，舌质淡瘀暗、苔白厚腻，脉沉，血压 120/80 mmHg。前方去牛蒡子、射干、薄荷、蝉蜕，加桂枝 15 g、白芍 15 g、葛根 24 g、羌活 10 g、荆芥穗 10 g，以解肌疏风、调和营卫，继服 6 剂。

六诊（12 月 11 日）：

项背及左侧肩胛酸胀不适，活动不受限，喑哑消失，咽部异物感减轻，偶有神疲乏力，舌质淡、苔薄白，脉沉。前方去金银花、连翘，加黄芪 20 g、党参 20 g 以益气健脾，继服 6 剂。

七诊（12 月 17 日）：

咽中异物感减轻，项背及左侧肩胛酸胀缓解，汗出不怕冷，大便黏滞不利，腹部胀满，舌质淡、苔薄白，脉沉。前方加枳壳 15 g，继服 6 剂，目前尚在治疗中。

**按**：患者为颅内胆脂瘤术后，因术中气管插管，喑哑发声不清晰，咽部异物感明显，咽干口燥，心情烦闷，舌质红、少津少苔，脉沉。患者平素阴虚兼痰浊内蕴，经历手术，心情紧张，五志化火，痰气与肺热胶结，阻滞气机，宣肃失常，虽属内伤杂症，但症在上焦，肺失宣肃，治疗宜清透郁热、养阴利咽、化痰降气，以银翘散、增液汤、半夏厚朴汤加减。"治上焦如羽，非轻不举"，在选用药物时，避免使用苦寒沉降之品。同时，痰热等病理产物祛除，气机畅通，咽部异物感减轻。

本案治疗的临床启示：无论是何种病证，必须以中医思维来诊治疾病，四诊合参，将辨证论治贯穿于诊治的始终，才能取得好的疗效。

# 桑菊饮临证心悟

桑菊饮原方出自《临证指南医案》，叶氏未立方名，后经吴鞠通化裁，命名为桑菊饮，治疗风热或燥热邪气侵袭肺卫，肺失宣降，肺气上逆，发为咳嗽，多见于普通感冒，流行性感冒，急、慢性气管炎等病，临床加减应用，取效颇佳。

## 一、病因病机

《外感温热篇》谓"温邪上受，首先犯肺"，温热邪气从口鼻皮毛侵袭肺卫，卫气被郁，肺失宣肃，肺气上逆，发为咳嗽。《温病条辨·上焦篇》第6条谓"太阴风温，但咳，身不甚热，微渴者，辛凉轻剂桑菊饮主之"，风温病多发于春季，气候温暖多风，若冬季气候应寒反温，亦可见风温病。《温病条辨·上焦篇》第55条谓"感燥而咳者，桑菊饮主之"，秋天气候干燥，燥热之邪从口鼻侵犯肺卫，肺失宣肃，亦可发为咳嗽，与风温致病有相似之处，症见干咳、无痰或少量白痰、咽喉疼痛、身热不甚、头痛、口微渴、舌苔薄白、脉浮等。

肺为清虚之脏，只容清阳之气，若风热、燥热邪气从口鼻、皮毛侵袭肺系，经气不利，卫气郁遏，肺气不宣，气逆而咳，邪从外来，治当因势利导，疏散清透在表的风热及燥热邪气，宣降肺气，避免使用止咳敛肺之品，以免闭门留寇。吴鞠通言"治上焦如羽，非轻不举"，选择质地轻扬之品，有利于清透外邪，达邪出表，肺气宣降正常，咳嗽诸证可除。

### 二、制方思路

肺为娇脏，居于上焦，开窍于鼻，肺气宣发于体表，温煦腠理，顾护肌表，抵御六淫之邪的侵犯，肺为清虚之脏，主肃降，只容清气，不容邪气。

风温、秋燥均属温热邪气，侵袭肺卫，病位在上焦，治当疏风清热、透邪外出，针对上焦温病易伤津耗气，透邪之品不可过于温燥，清热不可过于寒凉，《素问·阴阳应象大论》言"故因其轻而扬之"，辛以散风、凉以清热，疏风清热，宣降肺气，风去热清，邪去表解。

桑菊饮由桑叶、菊花、连翘、薄荷、杏仁、桔梗、芦根、甘草组成，方中桑叶苦甘寒，疏散风热、清肺润燥、清肝明目；菊花辛甘苦微寒，疏散风热、清利头目；薄荷辛凉，辛可发散，凉能清利，散风透热；连翘苦微寒，清透肺热；桔梗、杏仁，辛宣苦降，恢复肺的宣降功能而止咳；芦根甘寒，清热生津；甘草、桔梗开结利咽，载药上行，调和诸药。全方长于轻清宣透、疏散风热、宣降肺气，充分体现了"治上焦如羽，非轻不举"的治则，治疗风热或秋燥侵袭，肺失宣肃，气逆而咳者。

吴鞠通方后注"此辛甘化风，辛凉微苦之方也。盖肺为清虚之脏，微苦则降，辛凉则平，立此方所以避辛温也。今世皆用杏苏散，通治四时咳嗽，不知杏苏散辛温，只宜风寒，不宜风温，且有不分表里之弊……风温咳嗽，虽系小病，常见误用辛温重剂，销铄肺液，致久咳成痨者，不一而足"，强调以辛凉宣透之剂，治在上焦，以祛除风热、燥热邪气为第一要务，邪祛咳止，不可妄用止咳化痰之品，同时风热、秋燥同为阳邪，"风夹温热而燥生，清窍必干，谓水主之气不能上荣，两阳相劫也"，风热、燥热邪气易伤津液，临床不忘顾护津液。

吴氏临床加减规律："二三日不解，气粗似喘，燥在气分者，加石膏、知母；舌绛暮热，甚燥，邪初入营，加元参二钱，犀角一钱；在血分者，去薄荷、苇根，加麦冬、细生地、玉竹、丹皮各二钱"。

因此，临床不可因其有表证，而妄用辛温之剂，以免助热伤津耗气。病在上焦肺卫，未及气分，不可过用苦寒清热之品，以防苦寒败胃。

### 三、临证心悟

笔者通过反复研读《温病条辨》相关条文，结合临床实践，有以下粗浅的认识：

1. 外邪侵袭，因势利导

《素问·至真要大论》谓"诸气膹郁，皆属于肺"，肺为清虚之脏，只容清气，不容邪气，针对风热、燥热之邪从表而来，侵袭上焦肺卫，肺失宣肃，肺气上逆，治当因势利导，给邪以出路，疏散清透在表的风热、燥热之邪，因病位在上焦，遵循"治上焦如羽，非轻不举"的原则，以辛凉清透的桑菊饮加减，辛可疏风，凉可透热，质地轻扬，专走上焦，透达表邪，使肺气宣发肃降功能恢复，咳嗽诸证可去，不可盲目使用止咳敛肺之剂，以免闭门留寇，病必不除。

2. 清透上焦，用药轻灵

《素问·至真要大论》谓"风淫于内，治以辛凉，佐以苦甘"，桑菊饮辛凉宣透，疏风散热，宣降肺气，因势利导，透邪外出。临床应用桑菊饮时，依据病机的演化进行加减，在药物的选择上，遵循"治上焦如羽，非轻不举"的原则，以花、叶、穗等质地轻扬上浮之品，轻以去实，使药效作用于上焦，佐以甘寒清热养阴，不可使用苦寒或咸寒滋腻之品，以免损伤脾胃。

3. 加减化裁

临床病证、病机千变万化，应根据具体病情，在桑菊饮的基础上加减变通，若表证不解，发热汗出，咽喉疼痛，常合银翘散加强透散风热之力；若咳嗽剧烈，痰多质黏、色黄不易咳出，病及气分，痰热壅盛，加黄芩、瓜蒌、石膏、鱼腥草、旋覆花，清热化痰，痰热祛除，肺气宣肃正常；若素体脾虚痰湿内蕴，痰白质黏，胸闷脘痞，合二陈汤燥湿化痰；若津伤明显，咽干口燥，口渴欲饮，合沙参麦冬汤，甘寒养阴生津；若表证已解，咳嗽不已合止嗽散，宣肺止咳。

肺为娇脏，若平素肺气不足，反复感冒，神疲乏力，汗出较多，口干口渴，形寒肢冷，舌质淡少苔，加玉屏风散、生脉散，以益气固表、养阴止汗，标本同治。

阴虚阳亢者，虽感受风寒之邪，亦可化热，同时，许多患者感冒初期，过食辛辣，误服辛温解表之品，风寒化热，清窍不利，清窍失养，尚有头痛、鼻塞、眼睛干涩流泪、咽干、口燥、唇干、小便黄，当从风热论治，疏风透热，邪祛病解。

## 病案举例

### 咳嗽（胸腺瘤术后）案

**提要：** 本案为胸腺瘤术后，多发性肺结节，咳嗽不止，咽喉疼痛，咽痒则咳，属风热犯肺、肺失宣肃、肺气上逆所致，以桑菊饮合止嗽散加减而取效，治疗期间，针对胸阳不振，痰浊上犯，痹阻胸阳，合用瓜蒌薤白白酒汤，以祛痰宽胸，后期邪祛病减，合用益气扶正之品，标本同治。

李某，女，62岁，已婚，退休。

初诊：2019年10月29日。

主诉：反复咳嗽伴咽喉疼痛10月，加重1个月。

10个月前，因感冒出现干咳无痰，呈刺激性咳嗽，咽喉疼痛，自服利咽解毒冲剂、肺力咳胶囊等药，症状不缓解，第四军医大学附属医院确诊为多发性肺结节、胸腺瘤（AB 型）。行手术治疗，咳嗽等症状减轻，时发时止。1个月前无明显诱因，咳嗽加重，咳黄色黏痰，咽喉疼痛，口干咽干，咽痒则咳，咳剧则胸胁疼痛，复查胸片正常。2016 年因肠间质瘤手术治疗。形体消瘦，焦虑不安，颜面萎黄，神疲乏力，咽峡充血、色鲜红，咳声连连，肺部呼吸音粗，舌质红、少苔，脉沉滑。西医诊断：胸腺瘤术后（AB 型）、多发性肺结节、肠间质瘤术后。中医诊断：咳嗽。证属风热上犯、肺热津伤，法当疏散风热、清肺止咳，方拟桑菊饮合止嗽散加减。处方：桑叶 12 g，菊花 12 g，杏仁 10 g，连翘 12 g，金银花 10 g，薄荷 6 g（后下），桔梗 10 g，白前 10 g，紫菀 10 g，浙贝母 10 g，黄芩 10 g，牛蒡子 10 g，玄参 10 g，芦根 15 g，天冬 20 g，蒲公英 30 g，白花蛇舌草 30 g，生甘草 9 g。6 剂，冷水煎，每日 1剂，分 2 次温服，嘱其忌食生冷之品。

二诊（11 月 5 日）：

咽喉疼痛减轻，咽痒则咳，平躺时加重，无痰，无喘促，胸闷气短减轻，口干心烦，神疲乏力，下肢无力，小便不利，夜尿 4 次，大便正常，舌红、少苔，脉濡。前方去金银花、玄参、紫菀，加蝉蜕 6 g（后下）、荆芥穗 10 g、淡豆豉 10 g，祛风止痒，继服 6 剂。

三诊（11 月 12 日）：

咳嗽，咽喉疼痛明显减轻，早晨 9 点以后，周身疼痛沉重，下肢明显，口干口苦，神疲乏力，头痛头蒙，小便不利，夜尿 3 次，舌边尖红、苔白微腻，脉濡数，血压 120/80 mmHg，尿常规：Blo（+++）。前方去白前、牛蒡子、连翘、薄荷，加党参 30 g、生黄芪 30 g、生地黄 10 g、白茅根 30 g，以健脾益气、凉血通淋，继服 6 剂。

四诊（11 月 19 日）：

无咳嗽咽喉疼痛，头昏头闷，胸闷气短，神疲乏力，小便不利，夜尿 3次，大便正常，睡眠尚可，纳食正常，舌边尖红、苔白腻，脉濡。此乃痰热上犯清窍，调整方药：天麻 10 g，钩藤 10 g（后下），桑叶 10 g，菊花 10 g，川芎 12 g，胆南星 10 g，石菖蒲 10 g，牛膝 10 g，夏枯草 15 g，瓜蒌 20 g，薤白 12 g，生地黄 10 g，白茅根 30 g，蒲公英 30 g，黄芩 10 g，黄芪 30 g，党参 30 g。清热祛痰、益气宽胸、标本同治，继服 6 剂。

五诊（11 月 26 日）：

胸闷气短减轻，剧烈活动时加重，心烦焦虑，下肢沉重减轻，头昏头闷减轻，口干口苦，无咳嗽及咽喉疼痛，夜尿 1~2 次，睡眠尚可，舌边尖红、苔薄白，脉沉。前方去牛膝，加炒栀子 10 g、龙胆草 6 g 以清心除烦，继服 7 剂。目前尚在治疗中。

**按：** 患者为多发性肺结节，胸腺瘤术后，反复咳嗽少痰，咽喉疼痛，咽痒则咳，神疲乏力，胸闷气短，多处诊治无效，病程虽长，证属风热犯肺，肺失宣降，肺气上逆，病久不愈，损伤正气。初诊以桑菊饮合止嗽散加减疏散风热、宣降肺气，咳嗽及咽喉疼痛减轻后，加益气扶正顾表。咳嗽病位在肺，宣降失司，肺气上逆而咳，病久可影响其他脏腑功能，肺主治节，助心行血，气机不畅，血脉运行亦不畅，痰浊阻滞胸阳。四诊时因胸阳不振，痰浊阻滞气机，合瓜蒌薤白白酒汤，宽胸理气，使病证在短期内得以控制。同时，肺乃清虚之脏，不容病邪侵犯，治疗咳嗽时，充分认识导致肺气上逆的病机，风热犯肺，定先疏风清热，祛除病邪，咳嗽自止。

# 三仁汤临证心悟

三仁汤源于《温病条辨·上焦篇》第43条:"头痛,恶寒,身重疼痛,舌白,不渴,脉弦细而濡,面色淡黄,胸闷,不饥,午后身热,状若阴虚,病难速已,名曰湿温。汗之则神昏耳聋,甚则目瞑不欲言;下之则洞泄;润之则病深不解。长夏、深秋、冬日同法,三仁汤主之。"吴氏以"分消走泄法"治疗湿热病早期,湿重于热,湿热弥漫三焦,卫气同病。后世医家多用此方治疗湿热病,笔者临床以三仁汤宣化湿浊,治疗湿热所致的内科杂病。

## 一、三仁汤的病机

《素问·经脉别论》谓"饮入于胃,游溢精气,上输于脾。脾气散精,上归于肺,通调水道,下输膀胱。水精四布,五经并行",人体津液的代谢是在多个脏腑相互协调下共同完成的,肺为水之上源,通调水道,下输膀胱,肺气宣肃,脾气散精,膀胱气化功能正常,三焦畅达,气机升降出入有序,津液输布及糟粕排出正常。

若脏腑功能低下,水液输布及糟粕排出障碍,水湿停聚。过食油腻之品,酿生湿热,又感受湿热邪气,内外相引,湿热弥漫三焦,阻滞气机。《温热经纬》谓"太阴内伤,湿饮停聚,客邪再至,内外相引故病湿热",湿为阴邪,其性重浊黏滞,阻滞气机,导致上焦肺失宣肃,通调水道不利;湿邪困脾,中焦脾胃运化失司,升降失调,气机不畅;湿热下注,膀胱气化失司,水湿排出障碍，湿热弥漫三焦，气化不利，气机升降出入受阻。

湿热致病，先犯上焦，早期湿重于热，湿热裹结，热蕴湿中，阻滞气机，出现头晕头痛，头重如裹，恶寒汗出，质黏有味，身痛沉重，胸闷脘痞，纳差少食，口中黏腻，小便黄赤或浑浊，大便黏滞，舌质红、苔白厚腻或黄腻，脉濡。湿为有形之邪，热为无形之邪，湿不去则热不清，热不解湿愈黏，病机矛盾，寒热错杂，缠绵难愈。

因此，分消走泄、宣化湿浊为治疗湿热病的主要手段，湿化则热无所依附。吴鞠通治疗湿热病早期，病位在上焦肺卫，湿重于热者，采取因势利导之法，从不同渠道给湿热以出路，以三仁汤开上、畅中、渗下，使湿热从三焦分消而去。

### 二、分消走泄法

《素问·灵兰秘典论》谓"三焦者，决渎之官，水道出焉"，三焦为阳气及水液气化的场所，气机升降出入的通道，从部位上分上、中、下三部，从功能上来看，三焦实为一体，协同工作，维持脏腑气化功能正常进行。若上焦受邪，气机阻滞，宣肃不利，通调水道失司，影响中、下焦的功能，反之亦然。

疾病早期，湿热弥漫三焦，以上焦病证为主，寒热错杂，热蕴湿中，阻滞气机，升降失常。湿为阴邪，质黏难祛，阻滞气郁，化湿药多辛温燥烈，单纯燥湿恐助热伤津；热为阳邪，清热药多苦寒败胃，单纯清热恐碍湿，因此，治疗湿热病宜辛开苦降，寒温并用，宣畅三焦气机，从不同渠道分消湿热，给湿热邪气以出路。

《外感温热病篇》第7条谓"再论气病有不传血分，而邪留三焦，亦如伤寒中少阳病也。彼则和解表里之半，此则分消上下之势，随证变法，如近时杏、朴、苓等类，或如温胆汤之走泄"，叶氏提出分"消走泄法"的治则，列举杏、朴、苓及温胆汤为代表，杏仁辛宣苦降，轻开上焦肺气，肺气宣通，通调水道，正常湿热下泄；厚朴辛开苦降，行气燥湿，宣畅中焦气机，使脾胃升降有序，湿浊可化；茯苓健脾运湿，淡渗利水，使湿热从小便而去。三仁汤三焦同治，使湿热从三焦分消，同时，宣畅三焦气机，气行湿动，利于湿热的祛除。

吴鞠通遵循叶氏"分消走泄"的理论，创制三仁汤，宣上、畅中、渗下同用，轻开上焦肺气，芳化湿浊，畅达中焦，淡渗利湿，从不同渠道分消湿热，畅达气机，恢复津液输布及糟粕的排泄功能。

《医原·湿气论》谓"治法总以轻开肺气为主……启上闸，开支河，导湿下行以为出路，湿去气通，布津于外，自然汗解"，阐发了宣化湿浊的作用机制。首先，宣通肺气，通调水道，使湿热下行；其次，"三焦者，决渎之官，水道出焉"，三焦具有疏通水道，运行水液的功能，三焦畅达，运化水湿功能正常；再次，宣通气机，膀胱气化正常，水湿随小便而出。

### 三、三仁汤制方思路

三仁汤由杏仁、豆蔻、薏苡仁、半夏、厚朴、滑石、通草、竹叶组成，具有利湿清热、宣畅气机的功效，为治疗湿温初起，卫气同病，湿重于热之代表方，吴鞠通方后注"惟以三仁汤轻开上焦肺气，盖肺主一身之气，气化则湿亦化也"，辛开肺气于上、甘淡渗湿于下、芳化燥湿于中。方中杏仁入肺经，苦辛而温，宣通上焦肺气，开水之上源，上焦宣畅，气行湿化；豆蔻苦温芳香，入脾经，芳香化湿，理气宽中，畅达中焦气机，使湿邪不至困脾；薏苡仁甘淡渗利，疏利下焦，使湿热从小便而去。上三药合用宣上、畅中、渗下，使湿热之邪从三焦分消，共为君药；滑石、通草、竹叶甘寒淡渗、清热利湿，为臣药，使湿邪从小便而去；半夏、厚朴辛开苦降、行气化湿，为佐药。全方宣畅气机、清利湿热，重在宣上以化气行湿，畅中以运化水湿，渗下使湿热有出路，从三焦分消湿热。宣发肺气以开水之上源，燥湿化浊以复脾运，淡渗利湿以疏水道，导水下行，上下分消，使气机宣畅，气行湿化，湿去热清。

### 四、临证心悟

#### 1. 依据体质加减

《外感温热篇》第9条云"在阳旺之躯，胃湿恒多；在阴盛之体，脾湿亦不少，然化热则一"，临床阳气亢旺之人，虽然病证为湿热内蕴，却容易热化燥化，因此，在三仁汤的基础上，加黄芩、黄连、龙胆草、栀子等苦寒祛湿药，此类药清热祛湿，中病即止，以免苦寒败胃；若脾虚湿盛者，湿热易寒化，加苍术、草果、草豆蔻、陈皮等药，燥湿化浊，此类药温燥，不可久用，以免温燥伤津。

#### 2. 顾护阳气阴津

湿热病因体质的不同，病机出现不同的演变趋势，《外感温热篇》第9条言"且吾吴湿邪害人最广。如面色白者，须要顾其阳气，湿胜则阳微，法应清凉，然到十分之六七，即不可过于寒凉，恐成功反弃……面色苍者，须要顾其津液，清凉到十分之六七，往往热减身寒者，不可就云虚寒而投补剂，恐炉烟虽熄，灰中有火……"湿为阴邪，易伤阳气；热为阳邪，易伤津液。临床应用三仁汤，依据患者体质进行加减，以术后的相应湿热之邪祛除后，依据阳虚、阴虚、气虚、血虚配伍扶正之品，临床不可过早使用养阴、温阳之品，以免闭门留寇，阻滞气机。在三仁汤的基础上，可稍佐甘寒清热之品，如天花粉、石斛等药；或加陈皮、茯苓、白术甘淡渗湿之品；湿热渐去，阴虚燥化伤津，或阳虚寒凝，可酌加养阴、温阳之品。

湿热内蕴，阻滞气机，在清热祛湿的同时，应不忘调畅气机，气机畅通，利于湿热的祛除。湿热弥漫三焦，以脾胃为中心，湿热祛除后，加强健脾助运以治其本。

## 病案举例

### 消渴病肾病（糖尿病合并肾病、酮症）案

**提要：** 患者患糖尿病 6 年，未监测血糖，未规律口服降糖药，合并糖尿病肾病（4 期）及酮症。小便不利，混浊有泡沫，头昏胸闷，腹部憋胀，证属湿浊弥漫三焦，阻滞气机，膀胱气化失司。以三仁汤合五苓散，分消湿浊，调畅气机，恢复脏腑气化功能而取效。后期因其反复感冒，属脾气亏虚，卫表不顾，以玉屏风散、六君子丸加减，益气健脾以善后。

闫某，女，68 岁，已婚，农民。

初诊：2019 年 10 月 26 日。

主诉：乏力口渴 6 年，加重伴小便不利 1 月余。

2013 年因口干口渴，神疲乏力，体重下降 10 斤，确诊为 2 型糖尿病，口服二甲双胍片 500 mg，tid，症状缓解后自行停药。1 个月前乏力加重，小便不利，有大量泡沫，尿有余沥，上腹及小腹憋胀，手足心热，口干口渴，头昏恶心，嗳气反酸，口中臭秽，胸闷气短，测血糖空腹 9~11 mmol/L，餐后 2 h 血糖 11.6~20 mmol/L，在当地住院 10 天，症状不缓解。尿常规示：Glu（+++），Pro1（+），酮体 1（+），24 h 尿蛋白定量 0.7 g/24 h。肾功能正常。诊断：糖尿病肾病 4 期。服格列苯脲 2 mg，qd；阿卡波糖 100 mg，tid。刻下形体消瘦，紧张焦虑，神疲乏力，口臭难闻，舌尖红根部瘀暗、苔白厚腻，脉沉缓。西医诊断：2 型糖尿病合并肾病 4 期，合并酮症。中医诊断：消渴肾病。此为湿热内蕴，以湿浊为主，气机阻滞，气化不利所致，法当分消湿热、恢复气化，方拟三仁汤合五苓散加减。处方：杏仁 15 g，豆蔻 6 g（后下），炒薏苡仁 20 g，厚朴 15 g，枳实 15 g，滑石 18 g，藿香 12 g，佩兰 12 g，黄连 6 g，茯苓 12 g，

泽泻 18 g，白术 12 g，猪苓 12 g，桂枝 10 g，车前子 20 g（包煎），半夏 15 g，瞿麦 15 g，甘草 3 g。3 剂，冷水煎服，每日 1 剂，分 2 次温服。注射甘糖胰岛素 20 u（qd），口服西格列汀 100 g（qd），达格列汀 10 mg（qd），嘱其忌食生冷、辛辣油腻之品。

二诊（10 月 29 日）：

血糖空腹 8~10 mmol/L，餐后 2 h 血糖 9.4~14.9 mmol/L，调整降糖药剂量，格列苯脲片 4 mg（qd）。服用前方后，小便不利减轻，小便仍有泡沫，色黄混浊，尿无烧灼感，小腹憋胀感减轻，头昏恶心减轻，手足心热，口干口渴，胸闷气短，焦虑紧张，舌边尖红、苔白厚腻，寸脉浮数。此乃湿浊阻滞、气机不畅所致，故前方去佩兰，加瓜蒌 20 g、薤白 10 g，车前子加至 30 g（包煎），黄连加至 10 g，继服 6 剂，监测血糖。

三诊（11 月 5 日）：

小便不利减轻，泡沫减少，小便黄，尿道无烧灼感，无尿急尿痛，胸闷气短，腹部胀满减轻，时有心烦，紧张焦虑，神疲乏力，舌尖红、苔白厚腻，脉缓，尿常规示正常，血糖空腹 7~7.8 mmol/L，餐后 2 h 血糖 8~9 mmol/L。调整降糖药剂量，格列苯脲片 2 mg（qd），原方继服 6 剂。

四诊（11 月 12 日）：

小便泡沫减少，小便黄，血糖空腹 5.8 mmol/L，餐后 2 h 血糖 6.5 mmol/L，舌质红、苔薄白微腻。湿浊渐化，调整降糖药剂量，格列苯脲片 1 mg（qd），阿卡波糖 50 mg（tid），前方去杏仁、豆蔻、薏苡仁。继服 6 剂。

五诊（11 月 19 日）：

小腹憋胀感及手足心热减轻，小便正常，神疲乏力，近日感冒后，头昏沉，记忆力减退，反应迟钝，恶寒无汗，胸闷气短，纳差少食，大便不成形，排气较多，每日 1 行，舌边尖红、齿痕苔白腻，脉沉。以小柴胡汤合瓜蒌薤白白酒汤加减。处方：柴胡 10 g，黄芩 10 g，半夏 10 g，胆南星 10 g，石菖蒲

10 g，瓜蒌 20 g，薤白 10 g，天麻 10 g，钩藤 10 g（后下），川芎 15 g，蔓荆子 10 g，藁本 10 g，细辛 3 g，白芍 20 g，黄芪 30 g，防风 10 g，炒白术 15 g，甘草 3 g，黄酒 20 mL 为引。继服 6 剂。

六诊（11 月 26 日）：

头昏头痛，胸闷气短减轻，纳食增加，血糖空腹 5.5 mmol/L，餐后 2 h 血糖 6.4 mmol/L。停服格列苯脲片，阿卡波糖 25 mg（tid），继服前方 6 剂。

七诊（11 月 19 日）：

胸闷气短，头昏、反应迟钝减轻，反复感冒，鼻塞流清涕，打喷嚏，小便正常，大便稀，日 1 行，无腹痛腹胀，排气较多，神疲乏力，舌质红瘀暗、苔薄白，脉沉滑。前方去瓜蒌、薤白、胆南星、石菖蒲、天麻、钩藤，加桂枝 15 g、苍耳子 10 g、辛夷 10 g（包煎）、羌活 10 g、荆芥穗 10 g、白芷 10 g，继服 6 剂。

八诊（11 月 26 日）：

流清涕，打喷嚏明显减轻，乏力减轻，大便稀溏，日 1 行，易反复感冒，舌质淡红瘀暗、苔薄白，脉沉无力。患者拒服汤剂，以玉屏风散合六君子丸善后。

**按**：患者为糖尿病合并早期肾病、酮症，未规律性监测血糖及服用降糖药，血糖控制不佳，小便不利，混浊有泡沫，口干口渴，上腹及小腹憋胀，胸闷气短，头昏恶心，证属湿浊弥漫三焦，气机升降失常，膀胱气化不利，注射胰岛素，调整降糖药物，以三仁汤合五苓散加减，分消三焦湿浊，调畅气机，湿浊渐去，气机通畅，膀胱气化正常，诸症减轻。其间针对痰湿阻滞胸阳，合瓜蒌薤白白酒汤祛痰宽胸。后期湿浊渐去，针对其反复感冒，鼻流清涕，以柴胡桂枝汤合玉屏风散，疏解表邪、益气固表，并以六君子丸善后，以扶助正气。

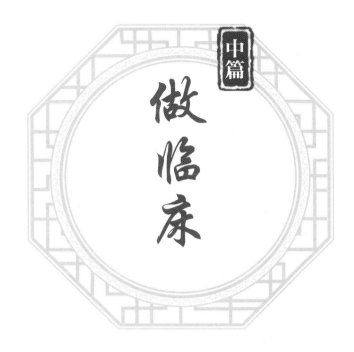

中篇

做临床

此篇收录了王晶在中医经典理

论指导下，拓展临床思路，诊治

内科杂病的体会及医案。

# 从营卫论治不寐的体会

自然界寒来暑往，昼夜交替是阴阳运动的结果，《灵枢·岁露》谓"人与天地相参，与日月相应也"，人生活在自然界中，人体生物节律与自然界物候变化密切相关，白天阳光普照，人体阳气行于外，精力充沛，保障正常的工作和生活；日落西山，阴气渐盛，人体阳气潜藏于阴分，阴阳交泰，进入睡眠状态，养精蓄锐。《素问·邪客》言"卫气昼日行于阳，夜行于阴，常从足少阴之分间，行于五脏六腑……行于阳不得入于阴，行于阳则阳气盛……阴阳已通，其卧立至"，依据天人相应的理论，人体顺应自然界阴阳的变化，"日出而作，日落而息"，白天人体卫气出于阳则寤，夜间卫气入于阴则寐，营卫运行正常，气血调和，阴阳交替，维持动态的平衡，卫气才能正常出入于阴分。人体有寐寤之分，夜间睡眠正常，白天精力充沛，脏腑气化功能正常，若营卫失司，卫气亢盛，浮越于外，或营血亏虚，阴不敛阳，或卫气入于阴分的通路阻滞，则出现睡眠障碍，导致不寐。

随着社会的发展，人们工作压力增大，生活节奏增快，不寐发病率日渐增加，紧张焦虑严重者，夜间辗转反侧，彻夜不眠，白天精力不济，严重影响生活及工作。引起不寐的原因有情志失常、饮食不当、劳逸过度、外感六淫、体质虚弱等，使阴阳失调，脏腑机能紊乱。营卫不和，卫阳浮越，营阴亏虚，营卫运行涩滞，是形成失眠的常见病机之一。

## 一、营卫与睡眠的关系

《灵枢·营卫生会》云："人受气于谷，谷入于胃，以传于肺，五脏六腑，皆以受气，其清者为营，浊者为卫，营在脉中，卫在脉外，营周不休，五十而复大会。"营卫与气血异名而同类，为脾胃运化水谷，奉心化赤而产生的精微物质，营气行于脉内，卫气行于脉外，内外相贯，循行不休。白天卫气行于外，营阴行于内，人体精力充沛，夜间卫气入里与营气相交会，运行于脏腑，养精蓄锐，阴阳平和，神志安宁，人得以安寐。营卫之气的运行与自然界昼夜交替的规律相一致，是保证寐寤交替的基础。《灵枢·口问》云："卫气昼日行于阳，夜半则行于阴，阴者主夜，夜者卧。"机体卫气这种昼行于阳、夜行于阴的循行特点，与自然界阴阳消长相一致，决定了人体的寐寤机能。

《灵枢·营卫生会》云："壮者之气血盛，其肌肉滑，气道通，营卫之气行，不失其常，故昼精而夜瞑。老者之气血衰，其肌肉枯，气道涩，五脏之气相搏，其营气衰少而卫气内伐，故昼不精，夜不瞑。"年轻人身体健康，气血充盛，营卫运行的道路畅通，故"昼精而夜瞑"，白天精力充沛，夜间睡眠安稳。年老体弱者，脏腑机能低下，气血不足，营业不和，气血运行不畅，则"昼不精，夜不瞑"，白天无精打采，夜间入睡困难。

## 二、从营卫论治的体会

外感、情志、饮食、劳伤、体质、年龄等因素，都会影响营卫的化生及运行，营卫失和，阳不入阴，阴阳不交，可导致不寐。临床将营卫不和所致不寐分为三类：营血亏虚，阴不敛阳；卫气亢盛，浮越于外；营卫运行受阻，阳不入于阴。

### 1. 营血亏虚，阴不敛阳

《张氏医通·不得卧》云"不寐有二，有病后虚弱，有年高人血衰不寐"，素体虚弱，或年老久病，迁延不愈，脏腑气化功能低下，尤其是脾胃亏虚，气血化生不足，脉道涩滞，营卫运行不畅，营血不足，阴不敛阳，卫气不得入于阴而致不寐，如《诸病源候论》所言，"阴气虚，卫气独行于阳，不入于阴，故不得眠"。

营血亏虚所致不寐临床多见，如失血性疾病、慢性虚损性疾病，久治不愈，营血不足，尤其女性经历了经、带、胎、产，损伤气血，导致营血亏虚，神失所养而致不寐，白天不能助卫气行于表，抵御外邪，夜间不能收敛卫气，使卫阳浮越于外。《诸病源候论·大病后不得眠候》云"大病之后，脏腑尚虚，荣卫未和，故生于冷热。阴气虚，卫气独行于阳，不入于阴，故不得眠"，出现入睡困难、眠中易醒、精神萎靡、头晕目眩、面色萎黄、舌质淡红、苔薄白、脉细等。以脏腑而言，肝主血，藏魂，《素问·五藏生成论》云"人卧血归于肝"，肝血不足，血不养神，魂魄不宁则不寐。《灵枢·本神》云"肝藏血，血摄魂……必审五脏之病形，以知其气之虚实，谨而调之"，治疗以归脾汤、十四友丸加减，健脾益气、养血安神、调和营卫。营血充盛，阴能敛阳，阳能入阴，则可入眠。

**病案举例**

## 不寐（焦虑症）案

暮某，女，34岁。

初诊：2018年6月2日。

顽固性失眠10年，他院确诊为焦虑症。入睡困难，甚则彻夜难眠，眠中易惊醒，稍有动静则醒，醒后难以入睡，长期服用安眠药，药后虽能入睡，但白天昏昏欲睡，精力不集中，严重影响工作，心悸心烦，倦怠乏力，时有头痛，午后低热，体温正常，大便稀溏，日2行，小便正常，舌质淡暗、舌体胖大齿痕、苔薄白，脉沉细，曾经流产4次，月经量少。西医诊断：焦虑症。中医诊断：不寐。证属气血两虚，营卫不和，心神失养，神不守舍。治以养血益气、潜镇安神，方以十四友丸加减。处方：熟地黄15 g，当归10 g，白芍 15 g，远志 8 g，阿胶15 g（烊化），酸枣仁 30 g，柏子仁 30 g，人参 8 g（另煎），生黄芪 20 g，茯神 15 g，茯苓15 g，紫石英 30 g（先煎），生牡蛎 30 g（先煎），生龙骨 30 g（先煎）。加减服药月余，睡眠正常。

**按：**患者为青年女性，曾流产 4 次，损伤冲任，气血亏虚，营卫不和，心神失养，《灵枢·本神》言"肝藏血，血摄魂"，又因其工作繁忙，长期加班，暗耗心血，营血不足，阴不敛阳，卫气浮越，夜间阳不入于阴，导致顽固性失眠，治当养血补气、调和营卫、潜阳安神，以十四友丸加减，气血充盛，营卫调和，神魂得养，则安然入睡。

2. 卫气亢盛，阳不入阴

《灵枢·寒热病》云"足太阳有通项入于脑者……阴阳相交，阳入阴，阴出阳。交于目锐眦，阳气盛则目瞋，阴气盛则目瞑"，揭示了卫气对睡眠的影响，卫气行于阳，则阳跷脉盛，目张而寤；卫行于阴，则阴跷脉盛，目闭而寐。卫气的运行有昼夜之别，决定人体的寤寐，《灵枢·大惑论》云"卫气不得入于阴，常留于阳，留于阳则阳气满，阳气满则阳盛，不得入于阴，则阴气虚，故目不瞑矣"。当六淫邪气侵袭，卫气抗邪于表，卫气浮盛，或过食辛辣刺激之品，或长期加班劳累，精神紧张，阳气亢旺，"阳气者，烦劳则张"，均可导致阳气浮盛于外，夜间卫气不能入于阴，阴阳不交，出现不寐。此时，祛除病因，使卫阳入于阴分为治疗的关键，根据感邪的不同，以桂枝加龙骨牡蛎汤、小柴胡汤、银翘散等方加减，配合生龙骨、生牡蛎、磁石潜镇摄纳之品，潜阳入阴；酸枣仁、茯神、柏子仁等药安神定志。

**病案举例**

## 不寐（更年期综合征）案

周某，女，52 岁。

初诊：2018 年 12 月 8 日。

主诉：入睡困难，潮热汗出 6 个月。

6 个月前因家庭琐事处理不当，发生争吵，出现入睡困难，眠中易醒，醒后难以入睡，夜间睡眠 3 h，多梦心烦，面部烘热，昼夜汗出如洗，动则加重，汗出怕风，神疲乏力，手足肿胀麻木，身体沉重，二便正常，舌质淡、苔薄白，脉细缓。西医诊断：更年期综合征。中医诊断：不寐。证属营卫不和、气阴两虚，治以调和营卫、补气养阴，方以桂枝加龙骨牡蛎汤、玉屏风散、生脉饮加减。处方：桂枝 10 g，白芍 10 g，生龙骨 30 g（先煎），生牡蛎 30 g（先煎），生黄芪 30 g，防风 10 g，炒白术 15 g，太子参 15 g，麦冬 15 g，五味子 7 g，紫石英 20 g（先煎），龙齿 15 g（先煎），茯神 15 g，当归 12 g。上方加减 30 余剂，睡眠正常，汗出而止。

**按：** 不寐伴有汗出恶风，乃营卫气不和，营阴损伤，卫气亢旺，夜间卫气浮越，不能入于阴分；营阴不足，阴不敛阳，阳不交阴而致不寐。卫外失司，腠理不固，汗出怕风，"汗为心之液"，过度出汗，耗气伤阴，则心悸不安，以桂枝加龙骨牡蛎汤调和营卫、重镇潜阳、安神定志，《金匮要略·虚劳》云"夫失精家……男子失精，女子梦交，桂枝加龙骨牡蛎汤主之"；玉屏风散健脾益气、固表止汗；生脉饮补气养阴；方中龙骨、牡蛎、紫石英、龙齿为介壳类药，重镇潜阳、助卫入阴。全方调和营卫、益气固表、养阴敛营，使营卫和调，不寐汗证随之而解。

### 三、营卫不畅，气血涩滞

营卫气血是人体生命活动的物质基础，依赖于脏腑化生，营卫充盛，循行畅达，夜间卫气入于阴分则寐。若脏腑气化功能失常，营卫化生不足，酿生痰浊、湿热、瘀血等病理产物，阻滞气机升降，营卫运行受阻，则导致阳不入阴的不寐证。

卫气由阳入阴，经过手、足阳明经，若平素脾胃运化功能低下，升降失常，必然影响营卫的运行，卫气不能经阳明经入于阴分，留恋于外，夜不得寐。《素问·逆调论》云"胃不和则卧不安"，暴饮暴食或饮食不节，脾胃运化失司，食积阻滞气机，卫阳入阴的通路阻滞，则辗转反侧，彻夜难眠，临床以保和丸加减，治疗食积所致不寐证，在和胃消食的基础上，加潜阳安神之品；若胃火炽盛者，以调胃承气汤加减；痰浊阻滞，神不守舍，以温胆汤或黄连温胆汤加减；瘀血阻滞，营卫运行不畅，以血府逐瘀汤加减等。

**病案举例**

### 不寐（自主经功能紊乱）案

刘某，男，43 岁。

初诊：2019 年 3 月 20 日。

主诉：脘腹胀满，入睡困难 2 个月。近 2 个月因工作繁忙，应酬饮酒较多，生活起居无规律，出现入睡困难，焦虑不安，眠中易醒，脘腹胀满，饭后加重，嗳气反酸，口臭口苦，心烦急躁，食欲欠佳，小便黄赤，大便干燥，2 日 1 行，舌质红、苔黄厚腻，脉弦滑，自服安神补脑液等药无效。既往有慢性萎缩性胃炎 10 年，长期服用雷贝拉唑。西医诊断：神经衰弱、慢性胃炎。中医诊断：不寐。证属胃肠积热，腑气不通，热扰心神，治以清热通腑、消积导滞，以调胃承气汤合栀子厚朴汤加减。处方：酒大黄 9 g（后下），芒硝 6 g（后下），炒栀子 10 g，淡豆豉 10 g，莱菔子 15 g，焦三仙各 15 g，鸡内金 20 g，厚朴 15 g，枳实 15 g，茯神 20 g，龙骨 30 g（先煎），牡蛎 30 g（先煎），珍珠母 30 g，磁石 30 g（先煎），炙甘草 6 g。以此方加减治疗半月，睡眠改善。

**按**：患者因长期应酬及饮酒，饮食繁杂，损伤脾胃，出现脘腹胀满，大便干结不通，口苦口臭，舌质红赤、苔黄腻，脉弦滑等症，证属胃肠积热，热扰神明，以调胃承气汤合栀子厚朴汤泻热通腑、行气导滞，以祛邪为主，热郁及饮食积滞祛除，气机畅达，睡眠安稳。

临床引起不寐的原因很多，营卫不和只是其中之一，临床诊治不寐证时，在脏腑辨证的基础上，兼顾营卫气血是否充盈，以及是否畅达，阴阳是否和调，从不同的角度、不同的环节认识病机，才能切中病机而取效。

## 病案举例

### 不寐（焦虑症）案

**提要：**患者为中年女性，因家庭变故，情志不畅，肝郁化火，灼津为痰，痰热扰心，心神不宁，出现彻夜难眠，焦虑不安，眠中易醒，噩梦连连，心烦易怒，治当疏肝解郁，清热化痰，潜镇安神，以小柴胡汤合黄连温胆汤加减而取效。

惠某，女，40 岁，已婚，职员。

初诊：2019 年 1 月 10 日。

主诉：入睡困难，眠中易醒 1 年，加重 12 天。

因工作不顺、家庭变故，出现彻夜不眠 1 年，眠中易醒，噩梦连连，气短心悸，心中惕惕不安，心情抑郁，心烦易怒，口苦咽干，乏力汗出，纳差少食，小便黄，大便正常，形体消瘦，面色萎黄，疲惫不堪，语声低微，舌质红、苔黄腻，脉滑数。外院诊断为焦虑症，长期服用艾司唑仑等药。西医诊断：焦虑症。中医诊断：不寐。证属肝郁化火、痰热扰神，以疏肝解郁、清热化痰为治，方以小柴胡汤合黄连温胆汤加减。处方：柴胡 10 g，黄芩 10 g，黄连 6 g，栀子 10 g，肉桂 3 g，陈皮 10 g，半夏 10 g，竹茹 10 g，枳实 10 g，茯苓 15 g，远志 10 g，合欢皮 20 g，首乌藤 20 g，酸枣仁 15 g，柏子仁 15 g，生龙骨 30 g（先煎），生牡蛎 30 g（先煎），珍珠母 30 g（先煎），磁石 30 g

(先煎)。6 剂，冷水煎服。

二诊（1 月 17 日）：

药后睡眠改善，每晚睡 4~5 h，夜间易醒，醒后能入睡，噩梦连连，心烦不减，大便稀，日 2 行，舌质红、苔薄黄微腻，脉濡滑。郁热渐去，上方去竹茹、枳实、栀子，继服 3 剂。

三诊（1 月 22 日）：

睡眠明显改善，可睡 5~6 h，噩梦减少，眠中易醒，醒后可以再次入睡，头晕、口苦等症减轻，时有乏力，胃脘及胸胁胀满，舌质淡红、苔薄白，脉滑。此乃情志不佳，郁热渐去，气滞不解，上方加蒲公英20 g、厚朴 15 g、枳实 10 g、香附 10 g、木香10 g，以加强疏肝行气，继服 6 剂。

四诊（1 月 28 日）：

睡眠改善，醒后可以入睡，乏力及胸胁胀满明显减轻，时有口干口渴，舌质淡红、苔薄白，脉沉细，此为郁热伤津，同时，疏肝行气药过于温燥所致，上方去厚朴、枳实、香附、木香，加百合 15 g、生地黄 15 g、琥珀粉 3 g（冲服），3 剂。

五诊（2 月 2 日）：

服上方后睡眠明显改善，口干口渴减轻，白天精力充盛，舌脉同前。前方继服 3 剂，巩固疗效，嘱其忌食辛辣、生冷之品。

**按**：患者为中年女性，因工作不顺、家庭变故，情志不畅，肝郁化火，火热灼津为痰，痰热扰心，神不守舍，夜间卫气入阴分受阻，心神不宁，出现彻夜难眠，恐惧焦虑，遇事易惊，夜卧不安，眠中易醒，噩梦连连，心烦易怒，胸脘痞闷，小便黄赤，大便干结，舌质红、苔黄腻，脉滑数。《景岳全书·不寐》云："痰火扰乱，心神不宁，思虑过伤，火炽痰郁而致不眠者多矣。"以小柴胡汤合黄连温胆汤加减，疏肝解郁、清热化痰，加龙骨、牡蛎、珍珠母、磁石等潜镇安神，酸枣仁、柏子仁、合欢皮、首乌藤安神定志。治疗之初，火热较盛，加栀子、黄连，清心肝之火；合肉桂为交泰丸，交通心肾，引火下行，尚可佐制清热药的苦寒之性。三诊时肝胃气滞明显，加厚朴、枳实、香附、木香疏肝行气之品。四诊时火热伤阴，加百合、生地黄、琥珀，清心养阴、潜镇安神而愈。

# 应用桂枝汤治疗汗证的体会

《灵枢·营卫生会》谓"人受气于谷，谷入于胃，以传于肺，五脏六腑皆以受气，其清者为营，浊者为卫，营在脉中，卫在脉外，营周不休，五十而复大会。阴阳相贯，如环无端"，营卫二气均由水谷精微所化生，分工及运行规律不同，贵在和调。《素问·阴阳别论》谓"阳加于阴谓之汗"，生理之汗有濡润肌肤、调节体温等作用，若阴阳失调，营卫不和，卫外失司，汗出异常，则为病理之汗。张仲景以桂枝汤解肌祛风、调和营卫，不仅适用于太阳中风，还可广泛用于杂病所致汗证。笔者常以桂枝汤加减治疗营卫失调的汗证，如更年期综合征、自主神经功能紊乱、糖尿病、甲亢等病所致的汗证等。

## 一、桂枝汤治疗汗证的理论渊源

《素问·阴阳应象大论》云："阴在内，阳之守也；阳在外，阴之使也。"卫属阳，主司汗孔开阖，抵御外邪侵袭，如《灵枢·本藏》云"卫气者，所以温分肉，充皮肤，肥腠理，司开合者也……卫气和则分肉解利，皮肤调柔，腠理致密矣"。营属阴，行于脉中，滋养脏腑百骸，营卫调和，阴阳维持动态平衡，则百病不生，汗出正常。《素问·生气通天论》云："凡阴阳之要，阳密乃固，两者不和，若春无秋……故阳强不能密，阴气乃绝；阴平阳秘，精神乃治；阴阳离决，精气乃绝。"若营卫不和，卫阳亢旺，或营阴不足，阴阳失调，汗出异常，则百病始生。

汗为人体津液的一部分，脏腑气化功能正常，阳气蒸化津液行于体表而为汗，即"阳加于阴谓之汗"。正常汗液可以滋润肌肤、调节体温，天气炎热、穿衣过厚、渴饮热汤、情绪紧张、剧烈活动时的汗出为生理性汗出，不需治疗。当卫气不足，肌表失于顾护，汗孔开阖失常，腠理疏松，营阴外泄；或营气不足，不能制约卫气，卫阳虚性亢奋，营卫不和，汗液异常外泄，此为病理性出汗，病因病机主要为营卫不和，阴阳失调，腠理开阖不利。《伤寒论》第12条云："太阳中风，阳浮而阴弱。阳浮者，热自发；阴弱者，汗自出。啬啬恶寒，淅淅恶风，翕翕发热，鼻鸣干呕者，桂枝汤主之。"太阳病中风证病机为风邪袭表，卫强营弱，营卫不和，出现发热汗出、恶风、鼻塞、脉浮缓等症，仲景以桂枝汤解肌祛风、调和营卫，表邪祛除，汗证自愈。

然而临床汗证不仅是太阳中风所致，气虚、阴虚、阳虚、湿热、火热等因素均导致病理性汗出，此为杂病汗证。《伤寒论》第53条云"病常自汗出，此为荣气和。荣气和者，外不谐，以卫气不共荣气谐和故尔。以荣行脉中，卫行脉外，复发其汗，荣卫合则愈，宜桂枝汤"，第54条云"病人脏无他病，时发热自汗出而不愈者，此为卫气不和也。先其时发汗则愈，宜桂枝汤"，仲景阐述了机体阴阳失调，营卫不和，卫气不能固护肌表，卫外失司，营阴不能内守，汗液外泄，出现汗出恶风的病机，仍以桂枝汤调和营卫，在汗出间歇期或发病前服药，通过药汗，使卫阳复其卫外之职，营阴内守，营卫相和，微汗而解。

## 二、临证心悟

更年期综合征、甲亢、产后、糖尿病等所致汗证，临床无论自汗、盗汗，或局部汗出，必须辨明病因病机，不可机械地认为自汗为气虚证、盗汗为阴虚证，临床依据证候详加辨证，只要符合阴阳失调、营卫不和的病机，出现汗出质清稀、无异味，喜暖怕风，周身疼痛，舌质淡红、苔薄白、脉浮等，均可以桂枝汤加减治疗，体现中医异病同治的思想。

杂病汗证多为阴阳失调、营卫不和所致，临床根据患者体质、兼夹证进行加减，以使方证相应。兼有神疲乏力，反复感冒，汗出较多动则加重，舌质淡红、苔薄白，证属气虚卫表不固者，常合玉屏风散加减以益气固表；如汗出过多，汗液清稀，形寒肢冷，小便清长，舌质淡嫩、水滑苔，脉沉，则以桂枝加附子汤加减以温阳固表，《伤寒论》第20条云"太阳病，发汗，遂漏不止，其人恶风，小便难，四肢微急，难以屈伸者，桂枝加附子汤主之"；若营血不足，阴不敛阳，卫阳浮越，汗出较多，面色萎黄，头晕目眩，记忆力减退，入睡困难，月经量少，则合四物汤，以养血敛汗；"汗为心之液"，汗出过多，耗气伤阴，汗出口渴，神疲乏力，舌质淡红、少津少苔，脉沉，合生脉散加减以益气养阴。

若兼六淫邪气侵袭，依据邪气的性质进行加减。若风邪盛，加荆芥穗、防风、柴胡等；若寒邪盛，加麻黄、制附子、细辛等；湿邪盛，加藿香、苍术、佩兰、羌活等，及时祛除外邪，使营卫调和，汗出自止。久汗不已，无寒热表现，在桂枝汤的基础上，酌加龙骨、牡蛎、浮小麦、山茱萸收敛止汗。阴虚火旺、湿热阻滞、五志化火所致的汗证，禁用桂枝汤，以免助热伤津。

### 病案举例

## 产后汗证（自主神经功能紊乱）案

**提要：** 患者产后4个月，受凉后上半身汗出，项背部及上肢麻木，足跟疼痛，素体心火炽盛，此为外受寒邪，营卫不和，太阳经气不利，以桂枝加葛根汤合栀子豉汤加减，解肌祛风、调和营卫、清宣郁热。治疗期间中因食海鲜、火锅后，周身瘙痒难耐，以麻黄连翘赤小豆汤合犀角地黄汤，疏散表邪、凉血清热，后期邪去正虚，加入补气养血之品以善后。

张某，34 岁，已婚，职员。

初诊：2019 年 7 月 26 日。

主诉：上半身汗出，项背部及上肢疼痛 4 个月。

4 个月前剖腹产子，受凉劳累后，出现上半身及手足汗出，吃饭睡觉时加重，汗出怕风，项背部及双上肢疼痛，时有麻木，双侧足跟疼痛，活动后加重，心情烦躁，口干口渴，晨起加重，纳食尚可，睡眠不佳，小便黄，大便正常，既往无特殊病史，形体略胖，面色萎黄，语言清晰，双手心汗出，脚穿凉鞋，未穿袜子，舌边尖红、苔薄白，脉沉，相关检查均正常。西医诊断：自主神经功能紊乱。中医诊断：产后汗证。此为素体心火炽盛，产后气血两虚，风邪袭表，营卫不和所致，法当解肌祛风、调和营卫、清心除烦，方拟桂枝加葛根汤合栀子豉汤加减。处方：桂枝 15 g，白芍 15 g，葛根 24 g，威灵仙 20 g，鸡血藤 30 g，浮小麦 50 g，黄芩 10 g，黄连 6 g，栀子 10 g，淡豆豉 10 g，龙骨 30 g（先煎），牡蛎 30 g（先煎），浮小麦 30 g，炙甘草 6 g。6 剂，冷水煎服，每日 1 剂，分 2 次温服，嘱其忌食生冷，避免吹空调，穿袜保暖。

二诊（8 月 2 日）：

服用前方上半身及手足汗出减轻，心烦，口干口苦减轻，足跟疼痛，活动后加重，舌尖略红、苔薄白，脉沉无力。效不更方，继服 6 剂。

三诊（8 月 9 日）：

因食螃蟹、鱼虾及火锅后，周身瘙痒，汗后加重，背部明显，有抓痕，烦躁不安，服氯雷他定，症状略有减轻，舌边尖红、苔白厚腻，脉濡。此乃湿热蕴结所致，前方加地肤子 10 g、白鲜皮 10 g，以清热祛湿、祛风止痒，继服 6 剂，嘱其忌食海鲜。

四诊（8 月 16 日）：

汗出心烦，口苦明显减轻，周身瘙痒不止，背部及四肢有抓痕，小便黄赤，大便正常，舌质红、苔白腻，脉数。虑其产后血虚生热，加之食海鲜、火锅，助湿生热，致使周身瘙痒不止，治当养血清营、祛风除湿，方以犀角地黄汤合麻黄连翘赤小豆汤，因正值暑天，以荆芥穗代替麻黄。处方：水牛角15 g（先煎），生地黄30 g，赤芍15 g，牡丹皮15 g，当归15 g，丹参30 g，益母草20 g，鸡血藤30 g，地肤子5 g，白鲜皮15 g，荆芥穗10 g，杏仁10 g，豆蔻6 g（后下），生薏苡仁20 g，连翘10 g，赤小豆20 g。继服6 剂。

五诊（8 月23 日）：

周身瘙痒明显减轻，仍然汗出，晨起口黏，四肢及胸背部有抓痕，纳食尚可，小便黄，大便正常，舌脉同前。继服6 剂。

六诊（8 月30 日）：

周身瘙痒已愈，白带量多色黄，胸满脘痞，四肢沉重麻木，偶有疼痛，神疲乏力，舌质红、苔黄厚腻，脉濡。此乃湿热内蕴，以湿为主，下注为带，阻滞气机，以邪实为主，宜清热祛湿、行气蠲痹，以三仁汤加减，分消湿热。处方：杏仁10 g，豆蔻6 g（后下），生薏苡仁20 g，陈皮10 g，厚朴10 g，苍术10 g，藿香10 g，佩兰10 g，炒白术30 g，炒山药30 g，黄芩10 g，栀子10 g，龙胆草6 g，鸡血藤30 g，威灵仙15 g，徐长卿15 g，甘草6 g。继服6剂。

七诊（9 月6 日）：

黄带减少，仍有白带，味腥臭，项背部酸痛，汗出怕风，舌质淡、苔白腻。邪热渐去，湿浊停滞，风邪侵袭，营卫不和，上方去栀子、龙胆草、黄芩，加桂枝10 g、白芍10 g、葛根24 g，以解肌祛风、调和营卫。继服6 剂。

八诊（9 月12 日）：

项背部酸痛减轻，汗出怕风，白带减少，四肢沉重无力，时有麻木，足跟疼痛，神疲乏力，舌质淡、苔薄白，脉沉。上方去杏仁、豆蔻、薏苡仁、徐长卿，加太子参30 g、地龙10 g、当归15 g，以益气健脾、搜风通络。继服6 剂。

八诊（9 月20 日）：

项背疼痛减轻，汗出减少，四肢疼痛麻木减轻，足跟疼痛已愈，睡眠欠佳，神疲乏力，纳食正常，舌质淡、苔薄白，脉沉。上方去藿香、佩兰、白术，山药减至 15 g，加生黄芪 30 g 益气固表以善后，继服 10 剂，电话随访，无特殊不适。

**按：**患者产后 4 个月，气血亏虚，腠理不固，外受风寒，营卫不和，太阳经气不利，平素性情急躁，心火炽盛，证属外寒内热证，出现上半身出汗，项背部及上肢麻木，足跟疼痛等。《金匮要略·妇人产后病脉证治》云"新产血虚，多汗出，喜中风，故令病痉"，《伤寒论》第 14 条云"太阳病，项背强几几，反汗出恶风者，桂枝加葛根汤主之，以桂枝加葛根汤解肌祛风，调和营卫"，第 76 条云"……虚烦不得眠，若剧者，必反复颠倒，心中懊憹，栀子豉汤主之"，以栀子豉汤清宣郁热。治疗期间又因食海鲜、火锅，湿热内蕴，皮肤瘙痒，以犀角地黄汤合麻黄连翘赤小豆汤清热凉血、宣散表邪、祛湿止痒，病情很快得到控制；后期湿热渐去，针对产后气血亏虚，加补气养血之品，扶助正气，气血充盛，脏腑经脉四肢百骸得养，外邪不易侵袭，即所谓"正气存内，邪不可干"。

# 茵陈蒿汤加减治疗内科杂病的体会

茵陈蒿汤为张仲景治疗湿热黄疸的代表方，目前多以此方治疗湿热所致黄疸，通过清热利湿，黄疸等证可以迅速祛除。笔者临床研读《伤寒杂病论》相关条文，认为黄疸只是湿热证的一个病证，湿热内蕴，脾胃升降失调，肝胆疏泄不利，是病机的关键，湿热尚可导致其他内科杂证。因此，临床应用此方不拘于黄疸，抓住湿热内蕴的病机，依据湿热演变趋势，以茵陈蒿汤加减治疗多种内科杂病，取效颇佳。

## 一、茵陈蒿汤的病机

《伤寒论》第 236 条云 "阳明病，发热，汗出者，此为热越，不能发黄也。但头汗出，身无汗，齐颈而还，小便不利，渴饮水浆者，此为瘀热在里，身必发黄，茵陈蒿汤主之"，第 260 条云 "伤寒七八日，身黄如橘子色，小便不利，腹微满者，茵陈蒿汤主之"，《金匮要略·黄疸病脉证并治第十五》云 "谷疸之为病，寒热不食，食即头眩，心胸不安，久久发黄，为谷疸，茵陈蒿汤主之"。仲景认为阳明湿热炽盛，郁热若能向外宣透，表现为发热、周身汗出、小便正常，则不发黄疸。若湿热阻滞，热重于湿，弥漫三焦，脾胃升降失调，气机不利，肝失疏泄，邪无出路，表现为头项汗出、汗出质黏、齐颈而还，下半身无汗，不怕冷，头晕目眩，或头胀痛，心中懊憹，口苦口干，小便色黄不利，腹部微满，身发黄色等，黄疸为其主症之一，尚可兼大便干燥或黏滞不畅等症状，临床可治疗慢性肝炎、慢性胆囊炎、胆石症、胆囊息肉、甲状腺功能亢进症、慢性盆腔炎、中耳炎等病。究其病因，素体脾运不健，水谷不化精微，反生痰浊、水湿，湿浊停聚，日久化热，若逢情志不畅，疏泄不畅，肝郁化火，或过食辛辣滋腻之品，湿郁化热，湿热胶结不解，弥漫三焦，阻滞气机，脾胃升降失常，肝胆疏泄不利，则可出现黄疸等症状，病机以标实为主。

茵陈蒿汤治疗湿热黄疸，以热为主，清热利湿，使湿热等病理产物从二便排除，仲景方后记录了服药后的反应，如小便通利，尿如皂角汁样。临床观察小便的通利与否，是判断湿热是否祛除的一个观察指标。

方中茵陈苦辛微寒，清热利湿退黄，使湿热之邪从小便而出，被后世誉为退黄专药，《神农本草经》言其"味苦平，主风湿寒热邪气，热结，黄疸。久服轻身，益气，耐老"；栀子苦寒，清利三焦湿热，使湿热从小便而去，《本草纲目》言其"治吐血、衄血、血痢、下血、血淋，损伤瘀血，及伤寒劳复，热厥头痛，疝气，烫火伤"；大黄苦寒，泄热通腑，清热化瘀，使瘀热从大便而去，《本草纲目》言其"主治下痢赤白，里急腹痛，小便淋沥，实热燥结，潮热谵语，黄疸，诸火疮"，《日华子本草》言其"通宣一切气，调血脉，利关节，泄壅滞水气，四肢冷热不调，温瘴热痰，利大小便，并敷一切疮疖痈毒"。茵陈蒿汤药少力专，配伍严谨，虽然只有三味药，但体现了分消湿热的原则，使湿热从二便而去，湿热祛除，脏腑功能恢复，升降有序，气机畅达。

## 二、临证心悟

### 1. 识病机，广应用

《伤寒论杂病论》相关原文罗列了许多与湿热相关的症状，如黄疸、头汗出、头晕口渴、发热恶寒、心中懊恼、心胸烦闷、腹微满、纳差、小便不利等，以方测证，尚有大便干结或黏滞不爽，小便黄赤，口渴喜冷饮，胃脘烧灼，口苦口黏，目青面黑，舌质红、苔黄腻，脉滑数等证候，仲景分消湿热的治疗思路，有效指导临床实践，《温病条辨·中焦篇》第28条云"阳明温病，无汗，或但头汗出，身无汗，渴欲饮水，腹满，舌燥黄，小便不利，必发黄，茵陈蒿汤主之"，吴鞠通又补充了舌燥黄等主症，治疗温病湿热阻滞中焦的气分证，兼有腑实证，治疗范围不局限于黄疸。

《素问·至真要大论》谓"谨守病机，各司其属……令其调达，而致和平"，笔者临床中不断探索茵陈蒿汤主治病证，只要符合湿热内蕴，热重于湿者，皆以茵陈蒿汤加减治疗，异病同治，如汗证、眩晕、头痛、顽固性口疮、痤疮、痞满、便秘、面色黧黑证、蛇串疮等多种病证，不断扩大其适应证，临床抓主症、识病机为辨证的关键，治当清热利湿，使湿热从二便排出，湿热等病理产物祛除，脏腑气化功能恢复，诸证可去。

2. 辨体质，巧加减

茵陈蒿汤配伍严谨，药少力专，体现了清热利湿的治则，《伤寒论条辨》谓"茵陈逐湿郁之黄，栀子除胃家之热，大黄推壅塞之瘀。三物者，苦以泄热，热泄则黄散也"，治疗湿热内蕴，热重于湿之病证，方证相应，效如桴鼓，然而湿热所致的内科杂病，病机复杂，应用此方时，尚需依据体质进行加减化裁，方可取效。《外感温热篇》第9条言"在阳旺之躯，胃湿恒多；在阴盛之体，脾湿亦不少"，若素体胃火炽盛，或喜食辛辣刺激之品，或情志不畅，气郁化火，湿热并重，心情烦闷，急躁易怒，口干口苦，舌边尖红赤，脉滑数，以茵陈蒿汤加黄芩、黄连、黄柏、龙胆草等药，加强清热利湿之效；若平素脾虚湿盛，或过食寒凉之品，湿热从阴化寒，湿重热轻，头晕头重，胸脘痞闷，食纳欠佳，舌质淡红、苔白厚腻，脉濡，依据湿浊弥漫的部位不同，加杏仁、砂仁、豆蔻、薏苡仁、半夏、滑石等药，通过开上、畅中、渗下，从不同渠道分消湿浊；若湿热从阳化热，湿浊渐去，伤津耗气，加天花粉、生地黄、麦冬、玄参、太子参等甘寒之品清热养阴益气，不可过用苦寒；

湿热阻滞气机，肝胆疏泄失司，以热为主，急躁易怒，加川楝子、延胡索、郁金、柴胡等疏肝泻热；以湿为主，气机阻滞，脘腹胀满，嗳气频频，加柴胡、枳实、厚朴、半夏等行气燥湿；湿热阻滞中焦气机，脾胃运化失司，食滞胃肠，嗳腐吞酸，口臭口苦，舌苔秽浊垢腻，加焦三仙、鸡内金、莱菔子等消食导滞。临床依据湿热的演变趋势进行加减，力求方证相应。

3. 守经方，善变通

疾病不同时期，病证复杂多变，病机出现不同的演化，方证难以相应，仲景指出具体措施，《伤寒论》第 16 条谓"观其脉证，知犯何逆，随证治之"，因此，临床针对具体病机的变化，知常达变，圆机活法，合方治病，以求方证相应，方可取效。

如顽固性汗证，以上半身出汗为主，汗黏不怕冷，紧张或吃饭时加重，小便黄赤不利，大便黏滞不畅，舌质红、苔黄腻，此乃湿热蕴结，热邪迫津液外泄所致，以茵陈蒿汤合当归六黄汤加减清热利湿、益气养阴，此为经方与时方相配；又如蛇串疮，为皮肤科常见病证，疱疹常居身体一侧，局部烧灼疼痛，舌质红、苔黄腻，湿热侵袭少阳经腑，以茵陈蒿汤合小柴胡汤清泻阳明、疏解少阳；湿热眩晕头痛，头胀头重，心情烦闷，口干口苦，大便干燥，此为痰热蒙蔽清窍，以茵陈蒿汤合黄连温胆汤以清热化痰等。

《素问·六微旨大论》云："成败倚伏动，动而不已，则变作矣……亢则害，承乃制，制则生化。"疾病的发生发展及转归，无时无刻不在变化，临床不可墨守成规，湿热内蕴，寒热错杂，因体质、诱因，可出现寒化、热化的不同，因此，在应用茵陈蒿汤时，必须随证加减，方可有的放矢，提高疗效。

**病案举例**

刘某，男，57 岁，职员。

初诊日期：2020 年 4 月 2 日。

主诉：颜面黧黑，频繁汗出 2 年。

近 2 年因工作原因，频繁应酬饮酒，过食辛辣油腻，颜面肤色逐渐由黄变黑，上半身出汗，头项颈部明显，汗液黏手、有酸臭味，头晕头重，神疲乏力，口干口苦，口气秽臭，腹满纳差，小便不利，尿有余沥，色黄混浊，夜尿 2 次，大便黏腻不爽或排便困难，形体略胖，汗出较多，颜面黧黑无光泽，舌边尖红，苔黄腻厚浊，脉濡滑。既往有高血压病史 10 年，口服硝苯地平片，血压控制为 135/85 mmHg。因恐惧患癌，多次行相关检查均正常，他院口服中药无效。中医辨证属黑疸、汗证，证属湿热内蕴，素体湿盛，饮食不节，过食肥甘辛辣，酿生湿热，湿热困脾，阻滞中焦气机，肝气疏泄失司，胆汁不循常道，泛溢肌肤，而致颜面皮肤由暗黄渐至黧黑，病位涉及脾胃、肝胆，治疗当清热利湿、疏肝理气，以茵陈蒿汤合半夏泻心汤加减。处方：茵陈 15 g，栀子 10 g，酒大黄 3 g，龙胆草 6 g，黄芩 15 g，黄连 5 g，干姜 6 g，半夏 10 g，杏仁 15 g，豆蔻 6 g（后下），薏苡仁 20 g，厚朴 15 g，藿香 10 g，滑石 15 g（包煎），党参 15 g。4 剂，冷水煎，温服，每日 1 剂。

二诊（4 月 9 日）：

口苦口臭，心烦胸闷，脘腹胀满减轻，大便正常，小便略黄，舌下脉络迂曲，前方加丹参 20 g、益母草 20 g。继服 10 剂。

三诊（4 月 20 日）：

面色黧黑逐渐散开，鼻翼两侧及颧骨处色浅，汗出减少，舌脉同前。效不更方，原方继服 10 剂。

四诊（5 月 3 日）：

面部黧黑渐退，额头两颊色淡，舌质红、苔白腻。前方薏苡仁加至 30 g，以本方加减治疗 2 月余，面部色泽正常，唯小便尚频。

**按**：患者颜面皮肤黧黑，汗出质黏，前医以补肾温阳法治之无效，通过反复追问病史，参以舌脉，辨为湿热内蕴、营血瘀滞，通过反复研读相关原文，深受启发。《金匮要略·黄疸病脉证并治第十五》第 7 条云"酒疸下之，久久为黑疸，目青面黑，心中如啖蒜齑状，大便正黑，皮肤爪之不仁，其脉浮弱，虽黑微黄，故知之"，仲景认为酒瘅误治，形成黑瘅，皮肤黄中带黑，或如烟熏，甚至面色黧黑，是湿热内蕴、气血瘀滞之象，《诸病源候论》云"是夫黄疸、酒疸、劳疸，久久多变为黑疸"，可见湿热内蕴是病机的根本，以茵陈蒿汤合半夏泻心汤加减，清热祛湿，辅以活血化瘀而取效。

# 半夏泻心汤的应用体会

半夏泻心汤见于《伤寒杂病论》相关篇章，治疗少阳病误下后产生的变证，出现呕吐、心下痞、肠鸣下利等症，其病机核心为寒热错杂，脾胃亏虚，升降失调，枢机不利，气机阻滞。张仲景创立以半夏泻心汤为主的系列方，寒温并用，攻补兼施，斡旋中焦，恢复气机升降，经方大家刘渡舟称之为"辛开苦降甘调法"，这一理论对后世医家产生极大的影响，如叶天士在治疗湿热病时，正是受此理论启发，创立了"分消走泄法"，针对湿热胶结、寒热错杂的病机，以辛开苦降，分消湿热，因势利导，畅达三焦气机等法治之。

目前多数医家认为半夏泻心汤属于和解剂，具有调和胃肠、消痞散结的功能，为治疗痞满的专方，临床多以此方加减治疗寒热错杂的痞满证。笔者反复研读《伤寒论》《金匮要略》相关条文，以及后世医家的论著，揣摩半夏泻心汤的病机及制方思路，认为张仲景在《伤寒论》《金匮要略》中，是以半夏泻心汤举例，阐述寒热错杂，升降失调，兼有脾胃亏虚，导致痞满诸证的病机及治疗大法，以半夏泻心汤及其类方的应用，示人以法，并非只治疗痞满证。验之于临床，半夏泻心汤可治疗寒热错杂，兼有脾虚的多种内科杂病，扩大了半夏泻心汤的适应证。

## 一、张仲景应用半夏泻心汤及其类方

### 1. 半夏泻心汤的病机及方义

《素问·六微旨大论》云："故非出入，则无以生长壮老已；非升降，则无以生长化收藏。是以升降出入无器不有。"气机升降出入是机体气化功能的体现，是吐故纳新的前提，与多个脏腑功能相关，其中与脾胃的关系最为密切。脾胃居于中焦，为后天之本，气血生化之源，为气机升降的枢纽，脾主运化，以升为常；胃主受纳腐熟水谷，以降为顺，机体通过脾气的升清功能，将水谷化生的精微布达于全身，通过胃气的降浊功能，将水谷代谢的糟粕，传导于肠腑，排出体外，维持升降出入的动态平衡。生理状态下，脾胃纳化相因，燥湿相济，升降相依，气机畅达，气血化生有源，水谷精微可以通过脾胃布达于全身，营养脏腑经脉四肢百骸，维持正常的生理功能。若脾胃素虚，或误治伤脾，饮食不节，酿生湿热，阻滞气机，使脾不升清，胃不降浊，斡旋失司，则产生诸多病证。

《伤寒论》第149条云"伤寒五六日，呕而发热者，柴胡汤证具。而以他药下之，柴胡证仍在者，复与柴胡汤。此虽已下之，不为逆。必蒸蒸而振，却发热汗出而解。若心下满而硬痛者，此为结胸也，大陷胸汤主之；但满而不痛者，此为痞，柴胡不中与之，宜半夏泻心汤"，张仲景详细记录了少阳病柴胡证误用下法后产生的变证，导致邪热内陷，脾胃损伤，寒热错杂，脾胃升降失调，中焦斡旋失司，气机痞塞，出现痞证。《金匮要略·呕吐哕下利病脉证治》第10条谓"呕而肠鸣，心下痞者，半夏泻心汤主之"，阐述了杂病出现呕吐、痞满、肠鸣下利等症，均以半夏泻心汤治疗，究其原因，皆是寒热错杂，脾胃受损，中焦斡旋失司，气机阻滞所致。《素问·阴阳应象大论》言"清气在下，则生飧泄；浊气在上，则生䐜胀"，中焦气机壅滞，脾不升清，则精微下泄，则为飧泄；浊气不降，胃气上逆，则为痞满。湿热胶结、寒热错杂是病机的关键，同时，脾虚失运，酿生湿热是其根源。

湿为阴邪，热为阳邪，湿热胶结，寒热错杂，兼有脾虚不运，治疗棘手。《素问·至真要大论》谓"寒者热之，热者寒之"，若单纯苦寒清热，易伤脾阳，反致湿邪留恋不去；若单纯温燥化湿，反助热伤津。《素问·阴阳应象大论》言"辛甘发散为阳，酸苦涌泄为阴"，张仲景宗其旨，创立"辛开苦降甘调法"，以半夏泻心汤辛开苦降，寒温并用，攻补兼施，扶正祛邪。

半夏泻心汤由半夏、干姜、黄芩、黄连、人参、大枣、炙甘草组成，其中半夏、干姜辛开散结、燥湿降逆；黄芩、黄连苦降泄热，清热祛湿，合则辛开苦降，分消湿热，湿热祛除，气机畅达，气机升降有序，气化正常；人参、炙甘草、大枣健脾益气，恢复脾运。全方辛开苦降，寒温并用，攻补兼施，伤寒大家刘渡舟评价此方"半夏、干姜辛开而温，以散脾气之寒；黄芩、黄连苦泻而寒，以降胃气之热；人参、甘草、大枣甘温调补，和脾胃，补中气，以复中焦升降功能，此即辛开苦降甘调之法"。可见，张仲景依据湿热阻滞气机，兼有脾虚的病机，创制此方，后世医家以此方不仅治疗痞满、吐利，还可治疗诸多外感病及内伤杂病。

2. 张仲景应用半夏泻心汤及其类方

张仲景以半夏泻心汤治疗寒热错杂，升降失调，兼有脾气亏虚的呕吐、痞满、肠鸣下利等症，以方测证，半夏泻心汤的证候尚有腹满不痛，反酸嘈杂，心烦口苦，口干口渴，纳食减少，舌质红、苔白腻或黄腻，脉濡等，半夏泻心汤辛开苦降，寒热同调，攻补兼施，脾湿胃热祛除，气机畅达，脾升胃降恢复，诸证可愈。

湿为阴邪，质黏有形，易伤阳气，阻滞气机；热为阳邪，易化火伤津，湿热所致病证、病机存在动态演变，或从寒化，或从热化，或伤阳，或伤津等，临床单以半夏泻心汤治疗，不能适应病证的变化，张仲景依据湿热阻滞、脾虚气滞的病机，在"辛开苦降甘调"的基础上，依据患者体质及病机的演变，创制了半夏泻心汤的类方，如生姜泻心汤、甘草泻心汤等，以适应病机的变化，使方证相应。

脾喜燥恶湿，脾虚运化无力，水谷不化精微，反生水湿，加重湿邪困脾，水湿阻滞气机，导致脾胃升降失调。《伤寒论》第157条云"伤寒汗出解之后，胃中不和，心下痞鞕，干噫食臭，胁下有水气，腹中雷鸣，下利者，生姜泻心汤主之"，生姜泻心汤为半夏泻心汤减干姜用量，另加生姜而成，其病机仍为寒热错杂，气机痞塞，升降失调，偏于水饮阻滞，在"辛开苦降甘调"的基础上，加生姜温化寒饮、降逆止呕。

第158条云"伤寒中风，医反下之，其人下利日数十行，谷不化，腹中雷鸣，心下痞硬而满，干呕心烦不得安。医见心下痞，谓病不尽，复下之，其痞益甚。此非结热，但以胃中虚，客气上逆，故使硬也。甘草泻心汤主之"，因反复误下，损伤脾胃，邪热内陷，寒热错杂，脾虚为甚者，以甘草泻心汤治之，在半夏泻心汤的基础上，重用炙甘草，加强健脾益气。

若以无形邪热阻滞气机，病机单一，以大黄黄连泻心汤泻热消痞，如第154条云"自下痞，按之濡，其脉关上浮者，大黄黄连泻心汤主之"；阳虚兼热邪阻滞气机者，以附子泻心汤温阳泻热，如第155条云"心下痞，而复恶寒汗出者，附子泻心汤主之"；脾虚兼痰浊阻滞气机，胃气上逆者，以旋覆代赭汤健脾化痰、和胃降逆，如第161条云"伤寒发汗，若吐若下，解后，心下痞硬，噫气不除者，旋覆代赭汤主之"；上热下寒，脾胃升降失常，以黄连汤清上温下、调和脾胃，如第173条谓"伤寒，胸中有热，胃中有邪气，腹中痛，欲呕吐者，黄连汤主之"等。

综上所述，半夏泻心汤及其类方，药物组成虽有差异，但"辛开苦降甘调法"的主旨未变，病机以寒热错杂、虚实并见、气机阻滞为核心，治疗以辛开苦降、寒热并用、攻补兼施为主，仲景依据寒热虚实演变，创制了诸多类方。圆机活法，是中医辨证论治的具体体现，为后世医家提供了理论依据。

### 二、后世医家应用半夏泻心汤

半夏泻心汤及其类方对后世有很大影响，历代医家秉承此法，治疗寒热错杂、气机阻滞引起的诸多病证，在"辛开苦降甘调法"的指导下，创立新法新方。如李东垣的中满分消丸，针对湿热内蕴，阻滞气机的病机，将半夏泻心汤、六君子汤、二陈汤、四苓汤合为一方，辛开苦降，分消湿热，行气健脾，攻补兼施。《兰室秘藏·卷上》云"中满者，泻之于内，调脾胃有病，当令上下分消其湿""宜以辛热散之，以苦泻之，淡渗利之"，从三焦分消湿热，给邪气以出路，辛散无劫阴之弊，苦寒无碍阳之虑，相反相成。

叶天士以半夏泻心汤治疗湿热所致的外感病及杂病，并创立"分消走泄法"，亦受半夏泻心汤的启示。《临证指南医案》提出"湿热之邪，非辛不通，非苦不降"的观点，《外感温热篇》第9条云"……彼则和解表里之半，此则分消上下之势，随证变法"，应用"分消走泄法"治疗湿热病，使弥漫于三焦的湿热之邪，分消而去。叶氏师古不泥古，不断创新发展，不仅以半夏泻心汤治疗外感湿热病及杂病，还变通化裁，如湿热较盛者，去除人参、大枣、炙甘草等补益药，加枳实等理气药，调畅气机，利于湿热的祛除；病机复杂者，叶氏采取合方化裁，如以半夏泻心汤合小柴胡汤治疗湿热蕴结、肝胆郁火的黄疸等。

辛开苦降法对湿热病的治疗启发颇多，吴鞠通以《临证指南医案》的病案为蓝本，总结了多个加减泻心汤证，因势利导，分消湿热，如人参泻心汤治疗中气不足、湿热内蕴的暑温病等。

可见，半夏泻心汤体现了"辛开苦降甘调"的治则，后世医家传承其精华，从不同的角度进行创新，使这一理论发扬光大，以适应病证及病机的变化，不断扩大半夏泻心汤的治疗范围，至今仍然有效指导临床实践。

### 三、临床发微

随着社会的发展，工作压力日益增大，饮食结构亦发生改变，许多人喜食辛辣刺激之物，或过度应酬饮酒，损伤脾胃，酿生湿热，湿热弥漫，阻滞气机，导致气机升降失调、脏腑功能失常。目前，无论外感病及内伤杂病，久治不愈者，湿热病居多，治疗棘手，笔者常以半夏泻心汤加减治疗此类疾病，验之于临床，屡试不爽，体会如下。

1. 抓主证，审病因

半夏泻心汤的病机实质是湿热内蕴，兼有脾虚，寒热错杂，气机阻滞，升降失调，能反映其病机的症状有恶心呕吐，反酸嗳气，口臭呃逆，口苦口干，口舌生疮，心下痞满，或胀痛，急躁易怒，心情烦闷，纳食欠佳，肠鸣下利，大便黏滞不爽，肛门潮湿或烧灼瘙痒，小便黄赤，头重头晕，神疲乏力，舌质红、苔白腻或黄腻，脉濡或数，男性会阴潮湿，女性白带量多色黄、有异味等。《伤寒论》谓"但见一证便是，不必悉具"，临床抓主证、审病因、识病机，是用好半夏泻心汤的前提。

2. 辨病机，异病同治

临床应用半夏泻心汤不可拘于痞满证，更不能局限于治疗消化系统疾病，中医强调辨证论治，依据病机，确立相应的治则及方药，临床无论外感病，还是内伤杂病，只要病机符合寒热错杂，或湿热内蕴，脾胃亏虚，阻滞气机者，都可采用"辛开苦降甘调法"治疗，如湿温病、暑湿病、疟病、口疮、狐惑病、不寐、带下、发热、眩晕等病，均以半夏泻心汤加减，异病同治，辨病机至关重要，对扩大半夏泻心汤适应证有积极的临床意义。

3. 识演变，圆机活法

半夏泻心汤寒热同调，攻补兼施，相反相成，原方以半夏、干姜辛开散结；黄芩、黄连苦降泄热；人参、大枣、炙甘草甘温健脾益气。

然而疾病的证候及病机存在不断演变的过程，方证相应是保障疗效的关键，临床依据证候病机的演变，判断寒热虚实的轻重，及时调整辛温药、苦寒药、扶正药的比例，加减化裁，圆机活法。若以寒湿为主，加杏仁、豆蔻、砂仁、苍术、厚朴等分消湿浊；以热为主重，加龙胆草、栀子、淡竹叶、黄柏、大黄清泻热邪；湿热阻滞气机，升降失调，加枳实、瓜蒌、厚朴等药行气消满；若湿热较轻，脾胃气虚严重者，加黄芪、党参、白术、茯苓等健脾益气。

患者的体质不同，病机的演变趋势亦不同，阳虚阴盛之人易寒化；阴虚阳旺之人易热化，因此在应用半夏泻心汤时，应及时调整药味，以免矫枉过正。

### 病案举例

马某，男，43 岁，公务员。

初诊：2020 年 7 月 12 日。

主诉：反复口舌生疮 1 年，加重 1 个月。

患者平素喜食辛辣刺激之物，饮食不规律，1 年前舌面、上颚，及颊黏膜反复溃烂，疼痛难忍，他院确诊为口腔扁平苔藓症，初服口炎清、白芍皂苷片，外用口腔溃疡膜有效，久则无效。口腔内多处溃烂、表面色淡，汗多质黏，以上半身为主，遇热加重，汗出不怕冷，时有头晕，心情烦闷，口干口渴，神疲乏力，少气懒言，胃脘胀满，无疼痛，小便浑浊色黄不利，大便黏滞，排便不利，会阴潮湿多汗，无溃烂，形体肥胖，舌边尖红赤、苔黄厚腻，脉濡。中医诊断：顽固性口疮。证属湿热弥漫三焦，气机升降失调，治当清热祛湿、调畅气机，以半夏泻心汤合茵陈蒿汤加减。处方：半夏 10 g，干姜 6 g，黄芩 10 g，黄连 6 g，炒栀子 10 g，茵陈 15 g，酒大黄 6 g，黄柏 10 g，细辛 3 g，牛膝 15 g，生石膏 30 g，藿香 10 g，佩兰 10 g，厚朴 12 g，枳实 15 g，生甘草 10 g。以本方加减治疗 2 个月，舌面、上颚黏膜溃烂均治愈。此乃湿热蕴结成毒，弥漫三焦，阻滞气机，无明显脾虚证，故以半夏泻心汤去人参、大枣，将炙甘草改为生甘草，清热解毒，合茵陈蒿汤增强清热祛湿之力。

综上所述，半夏泻心汤是张仲景根据《黄帝内经》相关理论，创制的经典名方，"辛开苦降甘调法"，寒温并用，攻补兼施，治疗寒热错杂，脾胃亏虚，气机阻滞所致病证，治疗范围涉及外感病、内伤杂病。后世医家秉承"传承精华，守正创新"的宗旨，圆机活法，将这一理论不断发扬光大，至今仍然有效指导临床实践，造福百姓。

# 柴胡温胆汤的应用体会

柴胡温胆汤为小柴胡与温胆汤合方而成。小柴胡汤治疗邪入少阳、枢机不利、郁火内盛证，《伤寒论》第96条云"伤寒五六日中风，往来寒热，胸胁苦满，嘿嘿不欲饮食，心烦喜呕，或胸中烦而不呕，或渴，或腹中痛，或胁下痞硬，或心下悸，小便不利，或不渴，身有微热，或咳者，小柴胡汤主之"，小柴胡汤寒热同调、攻补兼施。因此，通过和解少阳，通达三焦，治疗三阳合并等病证。第230条云"上焦得通，津液得下，胃气因和，身濈然汗出而解"。温胆汤出自《三因极一病证方论》，治"心胆虚怯，触事易惊，梦寐不祥，或异象感，遂致心惊胆摄，气郁生涎……四肢浮肿，饮食无味，心虚烦闷，坐卧不安"，用于心虚胆怯、痰热内扰、阻滞三焦气机证，《温热论》评价此方"重在分消走泄，透邪外出"，具有宣上、畅中、渗下之效，辛开苦降，清化痰热，通利三焦，调畅全身气机。后世医家将小柴胡汤与温胆汤合方，治疗手足少阳枢机不利、胆热内蕴、三焦湿热等病证。

## 一、病因病机

少阳主枢，少阳处于半表半里、半上半下之所，是全身气机升降出入的枢纽，足少阳胆主疏泄，寄相火；手少阳三焦为阳气、津液运行的通路，水谷精微气化的场所，手少阳三焦、足少阳胆生理功能密切联系，手、足少阳经在全身气机升降出入和水液代谢中发挥着重要的协同作用。手、足少阳枢机正常，则一身之气升降出入有序，五脏六腑气化功能正常，气血、营卫、津液输布正常。少阳枢机不利，开阖失常，则一身之气枢转不利，水液运化失职，痰饮内生，日久痰湿蕴热阻滞，气血运行，五脏六腑气化功能也会受到影响。

《通俗伤寒论》谓"足少阳胆与手少阳三焦合为一经。其气化，一寄于胆中以化水谷，一发于三焦以行腠理。若受湿遏热郁，则三焦之气机不畅，胆中相火乃炽……胆火炽，必犯胃而液郁为痰"，可见手足少阳之病相互影响，同时为病，胆火内郁，枢机不利，水谷精微运化受阻；反之，三焦湿热阻滞，枢机不利，胆腑郁火不去。

若情志不畅，忧虑惊恐，心虚胆怯，肝胆疏泄失司，气机升降失常，肝郁克脾，脾虚运化失司，水谷不化精微，反生痰浊、水湿，郁久化热，湿热弥漫三焦。若饮食不节，过食辛辣油腻之物，酿生湿热，湿热之邪留恋三焦，阻滞气机，致少阳枢机不利，肝郁化火，扰动心神。病机的关键是痰热内蕴，少阳枢机不利，导致少言寡语，郁郁寡欢，夜寐不安，胸闷气短，心慌心悸，口苦口黏，恶心呕吐，头晕头痛，小便不利，舌质红、舌苔白腻或黄腻偏厚，脉弦缓滑等。

## 二、临证心悟

小柴胡汤和解少阳，寒温并用，攻补兼施升降调和。外证得之，重在和解少阳，疏散邪热；内证得之，疏利三焦，调达上下，宣通内外，运转枢机。其中柴胡苦平升达、透散外邪，黄芩苦寒燥湿泻火，二者配合共解少阳之邪，半夏、生姜燥湿化痰、和胃降逆，参、草、姜、枣健脾和胃、扶助正气。诸药合用，具有和解少阳枢机、通达三焦之功效，即如《伤寒论》第263条所云，"上焦得通，津液得下，胃气因和，身濈然汗出而解"。

温胆汤辛开苦降，分消走泄，三焦湿热祛除，气机畅达，少阳胆热亦除，胆腑清净，升降之枢通利，无壅滞之患。方中半夏燥湿化痰、行气降逆，竹茹清热化痰止呕，陈皮理气化痰和胃，枳实降气化痰除痞，茯苓健脾渗湿，以祛痰湿之源，姜、枣、草调和脾胃。全方辛开苦降，清热化痰利湿，通降胃气以利胆气，通利三焦，进而调畅全身气机。《外感温热篇》云："邪留三焦，亦如伤寒中少阳病也。彼则和解表里之半，此则分消上下之势，随证变法，如近时杏、朴、苓等类，或如温胆汤之走泄。"

柴胡温胆汤和解少阳、清热利湿，使气机升降出入有序，水液运化正常进行。笔者临床以本方治疗多种内科杂病，如焦虑症、抑郁症、精神分裂症、慢性胃炎、脑供血不足、失眠等。若情志不畅，肝郁化火，脾气暴躁，常合金铃子散、栀子豉汤疏肝解郁、清热除烦；若痰浊上蒙，清窍被扰，病位偏上，加胆南星、石菖蒲、郁金等醒脑开窍；湿邪弥漫三焦，头晕目眩，胸脘痞闷，纳差少食，小便不利，合三仁汤分消湿热、畅达气机等。

## 病案举例

### 郁证（焦虑症、抑郁症）案

**提要**：本案为中年女性，因悲观厌世、情绪低落、焦躁不安就诊，证属五志化火，痰热阻滞，气机不畅，热扰心神，以柴胡温胆汤、栀子豉汤合金铃子散加减，疏肝解郁、祛痰理气、清宣郁热、畅达三焦而取效。

李某，女，49 岁，已婚，教师。

初诊：2019 年 8 月 1 日。

主诉：悲观焦躁，情绪低落 17 年，加重 6 月余。

患者 17 年前，因产后情志不畅，悲观焦躁，情绪低落，整天闷闷不乐，担心孩子被偷走或受伤害，易受惊吓，发病之初，患者就医意识淡薄，未行相关治疗。2017 年受刺激后症状加重，悲观厌世，间断口服中药汤剂 600 余剂，口服帕罗西汀治疗 1 年半，治疗期间症状缓解。今年初春因女儿患抑郁症、焦虑症，求医问药，忧心忡忡，担忧焦虑，烦躁不安，症状时轻时重，间断口服中药症状有所缓解。刻下：悲观焦躁，情绪低落，心中烦躁，悸动不安，户外活动后，症状有所减轻，时有心中失落感，神疲乏力，头晕头昏，眼睛干涩酸胀畏光，流泪，胸闷气短，纳食尚可，夜寐欠佳，二便尚调。形体略胖，颜面发红，神清，性情急躁，言语声高，舌尖红、苔薄白厚腻，脉沉弱无力。西医诊断：焦虑症、抑郁症。中医诊断：郁证。此为五志化火，痰热阻滞，气机不畅，热扰心神所致，法当清热化痰、疏肝解郁、镇静安神，方拟柴胡温胆汤、栀子豉汤、金铃子散加减。处方：栀子10 g，淡豆豉10 g，黄连10 g，半夏10 g，陈皮10 g，茯苓15 g，竹茹10 g，枳实10 g，胆南星10 g，石菖蒲10 g，柴胡10 g，川楝子10 g，黄芩10 g，党参15 g，郁金10 g，龙胆草10 g，延胡索10 g，龙骨30 g，牡蛎30 g，炙甘草6 g。6剂，冷水煎，每日1剂，分2次温服，嘱其忌食辛辣及荤腥之品。

二诊（8月15日）：

悲观烦躁缓解，心中悸动不安减轻，乏力略有改善，头晕头昏、胸闷气短缓解，仍感眼睛干涩酸胀，二便调。舌尖红、苔白略腻，脉沉弱。前方去党参，继服6剂。

三诊（8月22日）：

烦躁易怒，悲观厌世有所改善，受刺激后略有加重。小便黄赤，晨起口苦，偶有心悸，舌质边尖红、苔白略腻，脉沉弱。前方黄连加至10 g。嘱患者平素多参与户外活动，转移注意力，继服5剂。

四诊（8月27日）：

患者无明显悲观焦躁，眼睛干涩酸胀减轻，心中悸动不安缓解明显，劳累后胸闷不安，时有汗出质黏，不怕冷，二便调，舌质淡、苔薄白略腻，脉沉。原方加枳实10 g以理气宽胸，继服3剂。

五诊（8月29日）：

患者无心中烦躁、悲观消极，略感乏力，受刺激后，心中悸动不安，二便正常，舌质淡、苔薄白，脉沉。前方黄连降至 6 g，加黄芪 30 g，以补气血、安神志，继服6 剂。

六诊（9 月 12 日）：

因与他人发生争执，周身燥热，胸部以上汗出，头项部尤甚，烦躁不安，胸闷气憋，善太息，口苦口干，纳差少食，舌质红、苔薄白，脉弦数。系痰热内扰、肝郁化火所致，耗气伤津，以柴胡温胆汤、栀子豉汤、金铃子散合青蒿鳖甲汤加减，清热祛痰，疏肝解郁。处方：栀子 10 g，淡豆豉 10 g，陈皮 10 g，半夏 12 g，茯苓 15 g，竹茹 10 g，枳实 10 g，黄连 10 g，柴胡 10 g，黄芩 10 g，川楝子 10 g，延胡索 10 g，郁金 10 g，青蒿 15 g，鳖甲 15 g（先煎），龙骨 30 g，牡蛎 30 g，炙甘草 6 g。4 剂。

七诊（9 月 17 日）：

近日情绪稳定，因食火锅，吹空调后，出现白带量多色黄，有异味，咽喉疼痛，大便干燥，2 日 1 行，舌质红、苔黄厚腻，脉濡。治以清热解毒、健脾祛湿，前方去陈皮、半夏、茯苓、竹茹、枳实、郁金、龙骨、牡蛎、炙甘草，加牛蒡子 10 g、蒲公英 30 g、败酱草 20 g、薏苡仁 30 g、黄柏 12 g、椿根皮 15 g、酒大黄 6 g、炒山药 20 g、生甘草 6 g。继服 6 剂。

八诊（10 月 10 日）：

咽喉疼痛明显减轻，大便通畅，白带量多色黄，口臭晨起加重，情绪正常，舌脉同前。前方去牛蒡子，蒲公英加至 50 g，加龙胆草 10 g，清热祛湿，继服 6 剂。

九诊（10 月 17 日）：

情绪正常，无急躁易怒，能正常工作，白带明显减少，时有腹胀，纳食正常，睡眠如常。效不更方，原方继服 6 剂。

十诊—十三诊（10 月 24 日—11 月 14 日）：

偶有乏力，腹部胀满，午后加重，白带量减少，无腥臭味，舌质淡红、苔薄白，脉沉无力。前方加乌药 10 g、小茴香 10 g、黄芪 15 g，6 剂。

十四诊（11 月 28 日）：

情绪正常，无胸闷心悸，白带正常，偶有烦躁，自行调整可缓解，睡眠正常，舌质淡、苔薄白，脉沉。嘱其口服加味逍遥丸善后，每次 8 粒，每日 3 次，目前尚在治疗中。

**按：** 焦虑症、抑郁症是目前发病率很高的情志病，由于工作及生活压力增大，情志压抑，不能排解所致。患者女儿为重度抑郁症、焦虑症，因此患者整日忧心忡忡，肝气郁结，化火扰神，灼津为痰，加之形体肥胖，痰湿内蕴，久则痰热互结，扰动神明，神魂被扰，烦躁不安，急躁易怒，悲观厌世，其病机实质肝郁化火，痰热内扰最为关键。《伤寒论》第 96 条云"……胸胁苦满，默默不欲饮食，心烦喜呕……小柴胡汤主之"，第 76 条云"若剧者，必反复颠倒，心中懊憹，栀子豉汤主之"，因此，以柴胡温胆汤、栀子豉汤、金铃子散疏肝清热、祛除痰热为当务之急，热清痰祛，气机调畅，心神无扰，其病自愈。然抑郁症、焦虑症易受外界环境、不良的情志刺激而诱发加重，因此心理治疗是不可忽视的环节。

# 麻子仁丸的应用体会

麻子仁丸出自《伤寒论》，治疗胃强脾弱的脾约证，后世医家对脾约证进行大量的阐发，笔者通过反复研读中医经典，并结合临床实践，对麻子仁丸的病机实质及组方思路有进一步的认识，现总结如下。

## 一、六腑以通为用

《素问·灵兰秘典论》云"脾胃者，仓廪之官，五味出焉。大肠者，传道之官，变化出焉"，揭示了饮食、水谷的腐熟运化以及糟粕传导排出，与脾胃、大肠等脏腑功能密切相关。《素问·五藏别论》云"夫胃、大肠、小肠、三焦、膀胱，此五者，天气之所生，其气象天，故泻而不藏。此受五脏浊气，名曰传化之府，此不能久留，输泻者也，魄门亦为五脏使，水谷不能久藏……六府者，传化物而不藏，故实而不能满也。所以然者，水谷入口，则胃实而肠虚；食下，则肠实而胃虚。故曰实而不满，满而不实也"，揭示了饮食入胃，经胃的受纳腐熟、脾的运化输布，精微物质输布于全身，多余的水液下输膀胱，通过小便排出体外；小肠泌别清浊，饮食糟粕通过大肠的传导功能，排出体外，多个脏腑协同，完成饮食水谷的代谢，维持吐故纳新功能。可见，六腑以降为顺，以通为用，使五脏六腑气机升降出入维持动态平衡。外感六淫、饮食失节、情志不畅或久病不愈，均会导致脏腑功能失调，从而影响饮食水谷的代谢，气机升降失调，肠道传导功能失司，出现便秘或便溏。

## 二、麻子仁丸的病机

张仲景在《黄帝内经》理论指导下，以六经辨外感，以脏腑辨杂病，创立了理法方药为一体的辨证论治体系，并创制大量经方，至今仍有效指导临床实践。《素问·太阴阳明论》谓"故阳道实，阴道虚"，张仲景确立了阳明病的提纲为"阳明之为病，胃家实是也"，首先揭示了阳明病以一系列实热证、腑实证为主，正气不虚，邪热炽盛，充斥肠腑，气机阻滞，导致肠腑传导失司。麻子仁丸乃治疗脾约证的经典名方，《伤寒论》第 247 条云"趺阳脉浮而涩，浮则胃气强，涩则小便数，浮涩相搏，大便则坚，其脾为约，麻子仁丸主之"。当邪热内聚阳明，胃火炽盛，伤及阴津，胃强脾弱，脾不能为胃输布津液，津液偏渗膀胱，肠道失润，传导失司，水谷代谢的糟粕不能正常排出，阻滞肠道气机升降，出现大便秘结、小便频数的脾约证。

## 三、临证心悟

后世医家对脾约证的主证、舌脉、病因病机，进行了大量的阐发，随文演绎者居多。笔者临床使用麻子仁丸治疗内科杂症时，对其病因病机、主证及组方思路有以下体会。

### 1. 病因病机归纳

随着社会发展，人们饮食结构发生很大变化，食物过于精细，多肉少菜，或辛辣油腻之物过多，饮食不节，暴饮暴食或过度节食，损伤脾胃；其次，工作及生活压力过大，起居无常，体力活动减少，久坐久卧，脏腑气化及气机升降失调，胃肠通降不畅；又或精神压力过大，肝郁气滞，"五志化火"，壅滞肠腑。以上诸多因素，损伤脏腑，影响气机升降功能，出现胃火炽盛，伤津耗液，脾受胃热津伤的影响，不能正常发挥输布运化津液的功能，津液偏渗，肠腑失润，水谷糟粕燥结于肠腑，阻滞肠道气机，传导失常，出现便秘、小便频数诸症，其病机根源在于胃火炽盛，肠道失润，糟粕不行，气机阻滞。

**2. 主证归纳**

《伤寒论》麻子仁丸条文中仅言小便数、大便硬等症状，临床观察胃火炽盛，尚见口干口苦、心烦急躁、头昏眼干等，糟粕不行，气机阻滞，尚有腹部胀满、矢气或排便后腹胀减轻、嗳气呃逆、纳差少食；传导失司，尚有大便干结如羊屎、数日不便，服用泻热通便药或外用开塞露方有便意，无明显腹痛，小便黄，舌质红、苔薄黄或黄腻；热扰心神尚有烦躁易怒、睡眠欠佳等表现。

**3. 方义归纳**

麻子仁丸由小承气汤加麻子仁、杏仁、白芍组成，其中生大黄苦寒，泄热通腑，推陈致新，肠道有形糟粕祛除，热邪无所依附，大便通畅，胃肠通降恢复正常；厚朴苦辛而温，行气除满；枳实苦微寒，行气消痞；麻子仁甘平，润肠通便；肺与大肠相表里，杏仁甘温入肺，肃降肺气、润肠通便；白芍、蜂蜜酸甘化阴，滋润肠道。全方泄热通腑、润肠通便，属于缓下之法。

**4. 加减变化**

笔者临床针对脾约证的病机，以麻子仁丸加减，治疗多种内科杂病，如习惯性便秘、不完全性肠梗阻、慢性胰腺炎、慢性胃炎等。市售麻仁滋脾丸、麻仁润肠丸，虽然以麻子仁丸为基础，但不能加减药物，不能做到"方证相应"，笔者将麻子仁丸改为汤剂，依据病机加减化裁：生大黄 10 g（后下），厚朴 10 g、枳实 10 g，麻子仁 30 g，杏仁 15 g，白芍 30 g，生白术 60 g，当归 20 g。煎药时加蜂蜜 1 小勺为引。方中生白术润肠通便，《伤寒论》第174条云"……若其人大便硬，小便自利，去桂加术汤主之"，大便干燥，张仲景以白术通利大便。后世徐灵胎《伤寒论类方》云"白术生肠胃津液"，受古典医籍理论启发，笔者常加生白术 40~70 g 润肠通便。

临床依据病机演变进行加减，以求方证相应，针对胃火炽盛加黄连、黄芩、栀子、芒硝；阴津亏虚者加生地黄、玄参、麦冬增水行舟；气虚者加党参、黄芪补气健脾；血虚者加制何首乌、熟地黄养血润肠；气滞者加柴胡、槟榔、莱菔子行气消胀等。

## 病案举例

### 腹痛（卵巢癌术后）案

**提要：** 本案为卵巢癌术后化疗期，小腹硬满疼痛，大便干燥，3日1行，会阴腰骶及下肢硬肿，活动受限，证属瘀热互结的蓄血证，以麻子仁丸、桂枝茯苓丸加减，泄热通腑、活血化瘀而取效，症状缓解后，加益气养血之品，扶正以祛邪，制成水丸长期服用，以图缓治。

晁某，女，59岁，已婚，退休。

初诊：2019年10月23日。

主诉：小腹硬满疼痛6个月，加重伴大便干燥3个月。

6个月前因小腹硬满胀痛，痛及会阴、臀部，体重下降10斤，经检查确诊为卵巢癌（7 cm×7 cm），于2019年5月行卵巢癌根治术，术后化疗4次，腹部及会阴疼痛减轻，纳食正常。3个月前小腹持续硬满胀痛，大便干燥，3日1行，矢气后略有减轻，少腹及腰骶部酸困，会阴及双下肢肿胀、麻木、沉重，小便不利色黄，神疲乏力，口苦口干，胸闷气短，入睡困难，眠中易醒。既往有高血压病史12年。形体消瘦，扶入病室，神疲乏力，面色晦暗，颜面无浮肿，小腹部压痛，腹部及腰骶部皮肤粗糙，双侧大腿根部至足踝浮肿，按之轻度凹陷，舌边尖红、苔黄腻、舌下脉络迂曲，脉沉有力。西医诊断：卵巢癌术后、高血压。中医诊断：腹痛。证属瘀热互结，法当清热通腑、活血软坚，方拟合麻子仁丸、桂枝茯苓丸加减。处方：桂枝6 g，茯苓20 g，牡丹皮 10 g，赤芍 10 g，桃仁 10 g，酒大黄 6 g（后下），厚朴 10 g，枳实 10 g，麻子仁 30 g，杏仁 15 g，白芍 30 g，生白术 60 g，当归 20 g，生地黄 15 g，三棱 10 g，莪术 10 g，丹参 30 g。3 剂，冷水煎，每日 1 剂，分 2 次温服，嘱其忌食生冷之品。

二诊（10 月 27 日）：

大便呈糊状，每日 2 行，小腹硬满胀痛减轻，会阴及下肢硬肿略有减轻，小便通利，睡眠欠佳，无口干口渴，舌边尖红、苔黄腻，脉沉有力。上方去生地黄，加熟地黄 15 g、川芎 10 g，养血活血，继服 6 剂，水煎服，每日 1 剂，分 2 次温服。

三诊（11 月 4 日）：

少腹硬满疼痛明显减轻，小腹、会阴及臀部硬肿明显减轻，下肢仍有沉重感，大便通畅，每 2 行，小便通利，舌脉同前。效不更方，原方继服 6 剂。

四诊（11 月 12 日）：

少腹硬满疼痛消失，会阴及臀部硬肿明显减轻，乏力气短，纳食正常，睡眠欠佳，眠中易醒，口干口渴，二便正常，舌质红、苔薄白，脉沉，目前仍在化疗中。考虑瘀热伤津耗气，调整方药如下：桂枝 6 g，茯苓 20 g，牡丹皮 10 g，赤芍 10 g，黄芪 30 g，党参 20 g，熟地黄 15 g，当归 15 g，三棱 10 g，莪术 10 g，丹参 30 g，荔枝核 15 g，橘核 15 g，红花 10 g。10 剂，冷水煎，每日 1 剂，继服 6 剂。

五诊（11 月 29 日）：

小腹疼痛消失，腹部及腰骶、会阴硬肿消失，纳食正常，体重增加 6 斤，睡眠正常，时有心烦。因其目前尚需化疗，就诊困难，前方加减制成水丸，以图缓治其本。处方：桂枝 6 g，茯苓 20 g，牡丹皮 10 g，赤芍 10 g，黄芪 30 g，党参 20 g，熟地黄 15 g，当归 15 g，三棱 10 g，莪术 10 g，丹参 30 g，荔枝核 15 g，橘核 15 g，红花 10 g，乳香 6 g，没药 6 g，酒大黄 10 g，益母草 20 g，桃仁 10 g，川芎 10 g，柴胡 10 g，炙甘草 6 g。每次 10 g，每日 3 次。

**按：** 患者正值卵巢癌术后化疗期，症见小腹硬满疼痛，大便干燥，3 日 1 行，腹部、腰骶及会阴处硬肿，局部皮肤粗糙变硬，面色晦暗，神疲乏力，心情烦闷，口苦口干，舌边尖红、苔黄腻、舌下脉络迂曲，脉沉有力。此乃妇科癥瘕，虽经手术及化疗，癥瘕祛除，但伤及子脏、胞络，瘀血阻络，加之内有蕴热不去，瘀热互结于胞络，形成阳明蓄血证。《金匮要略·妇人妊娠病脉证并治》云："妇人宿有癥病……所以血不止，其癥不去故也，当下其癥，桂枝茯苓丸主之。"可见瘀热互结为病机的实质，治疗既要活血化瘀通络，以祛除病理产物，又要泄热通腑，使热不与瘀血相结，利于癥瘕的祛除，以桂枝茯苓丸、麻子仁丸合方活血化瘀、泄热通腑。方中大黄通腑泄热、活血化瘀，桂枝温通经脉，同时佐制大黄等药的苦寒之性。治疗时间虽短，但少腹疼痛、会阴腰骶硬肿等症很快得到缓解，病情稳定后，加入益气养血之品，标本同治，以达扶正祛邪的目的，后期制成水丸，以图缓治，患者尚在治疗中。

# 增液汤及其加减方的应用体会

增液汤出自《温病条辨》，是养阴增液的基础方，由玄参、麦冬、生地黄组成，治疗素体阴虚，热邪伤阴耗液，肠道失润，传导失司，无水舟停证。《素问·灵兰秘典论》云："……大肠者传导之官，变化出焉。"《素问·五藏别论》云："……六腑者，传化物不藏……"脏腑气机升降出入有序，才能保障吐故纳新正常进行。吴鞠通以增液汤为基础方，依据病机的变化，衍生诸多类方，治疗气分或营分阴虚热盛，兼有实邪阻滞证，对后世治疗温热病及杂病有积极的指导意义。

## 一、增液汤的病机

《温病条辨·中焦篇》第 11 条云："阳明温病，无上焦证，数日不大便，当下之，若其人阴素虚，不可行承气汤者，增液汤主之。"吴鞠通认为素体阴虚，感受温热之邪，伤津耗液，肠道失润，无水舟停，燥热内结不去，出现阴虚便秘，治疗当滋阴润肠，以增液汤增水行舟，大便通畅，热邪自去。第 16 条云："阳明温病，下后二三日，下证复见，脉不甚沉，或沉而无力者。只可与增液汤，不可与承气。"温热病热盛伤津，吴鞠通强调养阴治本不可盲目攻下，或过用苦寒之品，以防伤正，燥结不重，只可增液以行舟。吴氏在方后注云："妙在寓泻于补，以补药之体，作泻药之用，既可攻实，又可防虚……热结液干之大实证，则用大承气；偏于热结而液不干者，则用调胃承气；偏于液干而热结少者，则用增液，以廻护其虚，务存津液之心法。"

### 二、增液汤的类方

单纯阴虚肠燥，以增液汤增水行舟，若病机复杂，兼正气不足，或腑实阻滞，或痰热上蒙，或肺热炽盛、肺气不降，或热入营血等诸多兼夹证，吴鞠通常在增水行舟的基础上，加扶助正气、通腑泄热、化痰开窍、清肺通腑、清营透热等法，扶正祛邪，标本同治。

《温病条辨·中焦篇》第 17 条云："阳明温病，下之不通，其证有五：应下失下，正虚不能运药，不运药者死，新加黄龙汤主之；喘促不宁，痰涎壅滞，右寸实大，肺气不降者，宣白承气汤主之；左尺牢坚，小便赤痛，时烦渴甚，导赤承气汤主之；邪闭心包，神昏，舌短，内窍不通，饮不解渴者，牛黄承气汤主之；津液不足，无水舟停，间服增液，再不下者，增液承气汤主之。"

若阳明有形燥结阻滞，肠腑传导失司，未及时泄热通腑，热邪久留，伤津耗气，正虚邪实，传导无力，治当攻补兼施，吴氏以新加黄龙汤益气养阴、泄热通腑、扶正祛邪、攻补兼施，组成：生地黄 15 g，玄参 15 g，麦冬 15 g，大黄 9 g，芒硝 3 g，人参 4.5 g（另煎），当归 4.5 g，姜汁 6 匀，海参 2 个。

若热盛伤津，津液亏虚，肠道失润，肠腑燥结，腑气不通，虚实夹杂，以增液承气汤增水行舟、泄热通腑。《温病条辨》第 11 条云："服增液汤已，周十二观之，若大便不下者，合调胃承气汤微和之。"增液承气汤组成：大黄 9 g（后下），芒硝 4.5 g（后下），生地黄 24 g，麦冬 24 g，玄参 30 g。标本同治。

《温病条辨》第 29 条云："阳明温病，无汗，实证未剧，不可下，小便不利，甘苦合化，冬地三黄汤主之。"阳明热邪炽盛，津液亏耗，里无燥结，甘寒生津，苦寒清热，以冬地三黄汤清热泻火，甘寒养阴，组成：生地黄 12 g，麦冬 24 g，玄参 12 g，黄连 3 g，黄芩 3 g，黄柏 10 g，芦根 30 g，生甘草 9 g，金银花露 15 mL。

第 20 条谓"阳明温病，舌黄燥，肉色绛，不渴者，邪在血分，清营汤主之"，气分热盛，伤津耗液，深入营分，治当清营透热养阴、透热转气。清营汤组成：生地黄15 g，玄参9 g，麦冬9 g，犀角3 g，丹参6 g，金银花9 g，连翘6 g，黄连5 g，竹叶3 g。气营同治，扶正祛邪。

《疫病篇·论治疫》谓"疹出于胃，火者疹之根，疹者火之苗，如欲其苗之外透，非滋其根何能助畅茂"，吴氏治疗温病发斑发疹，遵此旨，以辛凉透邪、滋阴扶正为原则。《温病条辨·上焦篇》第10条谓"太阴温病，气血两燔者，玉女煎去牛膝加元参主之"，第16条谓"发斑者，化斑汤主之"，二者均在增液汤养阴增液的基础上，加透热转气或清热凉血之品。

综上所述，吴鞠通对于温热病热邪伤津，无论在气在营，均可以增液汤甘寒养阴，兼以清热，依据兼夹证进行加减，为后世治疗温病提供了思路。增液汤及加减方，临床亦可用于阴虚所致多种杂病。

### 三、临证心悟

笔者在临床实践中喜用增液汤及其加减方，治疗阴虚所致的内科杂病，如糖尿病、甲状腺功能亢进症、更年期综合征、顽固性便秘等。增液汤甘寒养阴，增水行舟，汤药量宜大，通过养阴配阳，以求阴阳平衡，《素问·至真要大论》云"诸寒之而热者取之阴……所谓求其属也"。

阴虚火旺者，加清热养阴之品，如知母、黄柏、生石膏等药，泻南补北，否则热邪不去，阴虚难愈。病在下焦，肾精亏虚，单纯甘寒养阴难以取效，必须加滋补肾精之品，如熟地黄、枸杞子、山茱萸等药。对于阳虚、气虚者不可盲目使用增液汤，防止碍胃伤脾，病必不去。

### 病案举例

#### 顽固性便秘（直肠癌、肺癌术后）案

**提要**：本案直肠癌术后8年，2个月前又因肺癌行手术根治，目前化疗第

8次，大便干结不行，腹部胀满，口干口渴，辨为阴血亏虚，肠道失润，传导失司，以增液承气汤加减，增水行舟、润肠通便而取效。

李某，女，64岁，丧偶，退休。

初诊：2019年6月25日。

主诉：间断性大便艰涩难下8年，加重伴乏力2个月。

8年前因腹痛便血，体重下降，确诊为直肠黑变病、直肠癌，行手术根治，未经化疗，术后肠粘连，间断性腹胀，大便艰涩难下，5~7日1行，长期服用果导，中药番泻叶泡饮，并以开塞露纳肛通便。2个月前咳嗽、胸痛，经查确诊为肺腺癌（中分化），6月13日行手术根治，目前化疗中，病情尚稳定。刻下：咳嗽少痰，右侧胸痛，吸气时加重，腹部胀满，大便不通，7日1行，便如羊屎，烦躁易怒，口干口渴，神疲乏力，纳食欠佳，入睡困难，眠中易醒，小便黄，复查肠镜：增生性息肉。既往有高血压病史20年，子宫肌瘤术后10年。形体消瘦，面色萎黄无泽，行走缓慢，神疲乏力，语声低微，舌体胖大、边有齿痕，舌质红绛、无苔少津，舌下脉络正常，脉沉无力。西医诊断：肺癌术后、直肠癌术后、子宫肌瘤术后、高血压。中医诊断：顽固性便秘。证属阴血亏虚，无水舟停，法当增水行舟，润肠通便，方拟增液承气汤加减。处方：生地黄20 g，玄参20 g，麦冬20 g，酒大黄6 g（后下），槟榔12 g，杏仁15 g，火麻仁20 g，郁李仁20 g，当归20 g，肉苁蓉15 g，生白术30 g，黄芪15 g。2剂，冷水煎，每日1剂，分2次温服，嘱其忌食生冷及辛辣之品。

二诊（6月27日）：

服药第1日，大便3行、量多，第2日，大便1行，自感神疲乏力，腹部胀满，纳食正常，舌脉同前。遵前方，黄芪加至20 g，生白术加至40 g，加厚朴15 g、枳实15 g、升麻10 g，以行气消胀、升阳举陷。继服6剂。

三诊（7月4日）：

服药后大便通畅，日1~2行，呈糊状，腹部胀满减轻，神疲乏力，舌质绛红、少津少苔，脉沉。考虑其阴血亏虚，大便已通畅，前方去厚朴、枳实、槟榔、大黄等性燥之品，肉苁蓉加至 20 g，以加强润肠通便之力。继服 6 剂。

四诊（7 月 18 日）：

时有大便干结，1~2 日 1 行，无腹胀腹痛，仍感乏力，对生活丧失信心，纳食正常，舌脉如前。调整生白术剂量为 60 g 以润肠通便，加酒大黄 5 g（后下）以通腑泄浊。继服 6 剂。

五诊（7 月 30 日）：

右侧胸背部手术缝合处感染，先后 2 次清创缝合，伤口局部红肿疼痛，无渗出物，静滴抗生素 10 日，自行停中药 1 周，大便艰涩难下，腹部胀满，心情烦闷，舌体胖大、色红、苔薄白，脉沉。遵前方，火麻仁加至 30 g，酒大黄加至 9 g（后下），加芒硝 6 g（后下）、瓜蒌 30 g、蒲公英 50 g、金银花 30 g、连翘 30 g、白花蛇舌草 30 g 以通腑泄热、清热解毒。继服 7 剂。

六诊（8 月 20 日）：

停药 20 日，夜寐不安，口干口渴，大便不利，3 日 1 行，入睡困难，眠中易醒，心情烦闷，舌脉同前。调整处方如下：生地黄 20 g，麦冬 20 g，玄参 20 g，酒大黄 9 g（后下），芒硝 6 g（后下），瓜蒌 30 g，火麻仁 30 g，郁李仁 20 g，当归 20 g，肉苁蓉 20 g，生白术 60 g，生黄芪 30 g，百合 20 g，知母 12 g，酸枣仁 30 g，茯神 20 g，川芎 15 g。继服 6 剂。

七诊（8 月 30 日）：

右侧胸背部红肿减轻，大便正常，入睡困难，腰膝酸软，烦躁不安，胸闷气短，小便正常，舌质红、边有齿痕、少苔少津，脉沉无力。前方去白术、当归、肉苁蓉，加栀子 10 g、淡豆豉 10 g、龙骨 30 g（先煎）、牡蛎 30 g（先煎），以清心除烦、安神定志。继服 6 剂。

八诊（9 月 12 日）：

心烦减轻，双下肢麻木，神疲乏力，夜寐不安，大便不利，每日 1 行，无腹胀，前方去栀子、淡豆豉，酒大黄加至 12 g（后下），芒硝加至 9 g（后下），加党参 20 g、珍珠母 30 g（先煎）、磁石 30 g（先煎）、紫石英 30 g。继服 6 剂。

九诊（10 月 10 日）：

夜寐不安，眠中易醒，神疲乏力，心情烦躁，胸闷气短，舌质红、苔薄白，脉沉。前方去紫石英，黄芪加至 50 g，加栀子 10 g、淡豆豉 10 g，以清心除烦。

十诊（11 月 10 日）：

因在他院化疗，停中药 1 个月，大便干燥如羊屎，大便 1 周未行，外用开塞露等药无效，脐周及左下腹隐痛，舌体胖大、少苔少津，脉沉细。急以增水行舟、通腑泄浊为治，增液承气汤加减。处方：生地黄 30 g，玄参 30 g，麦冬 30 g，炒栀子 10 g，酒大黄 15 g（后下），芒硝 10 g（后下），厚朴 15 g，枳实 15 g，火麻仁 30 g，郁李仁 20 g，当归 20 g，生白术 50 g，肉苁蓉 30 g，生黄芪 50 g，瓜蒌 30 g，番泻叶 3 g（后下）。6 剂。

十一诊（11 月 18 日）：

大便正常，日 2 行，无腹胀腹痛，口干口渴，时有手麻，舌质淡红、少津少苔，脉沉。前方去番泻叶、厚朴、枳实，酒大黄减至 10 g，继服 7 剂，尚在治疗中。

**按**：患者为老年女性，10 年内经历了 3 次手术，术后肠粘连，素体阴血亏虚，大便不畅，心情烦闷，悲观厌世，神疲乏力，大便 5~7 日 1 行，腹部胀满疼痛，口干口渴，纳食差，入睡困难，舌质暗红，少津无苔，脉沉无力，长期服用番泻叶等通便药物，证属阴血亏虚，肠道失润，传导失司。"六腑以通为用"，本着"急则治标""甚者独行"的原则，首诊以大剂增液承气汤加益气养血、润肠通便之品，先服 2 剂，以判断药证是否相符，五诊时因手术伤口感染，合五味消毒饮清热解毒，治疗中根据病情的变化，随证加减，以求方证相符，目前患者病情稳定。

增液承气汤出自《温病条辨》，治疗素体阴虚，又感温热之邪，伤津耗气，肠道失润，燥热内结，传导失司证，吴鞠通比喻为"无水舟停"，以大剂玄参、麦冬、生地黄咸寒、甘寒之品养阴生津、润肠通便，合调胃承气汤咸寒软坚、泄热通腑。患者尚有气血两虚之证，不能过用攻伐，在增液承气汤的基础上加补气养血、润肠通便之品，以求标本同治，患者尚在治疗中。

# 青蒿鳖甲汤治疗杂病的体会

青蒿鳖甲汤出自《温病条辨》，具有养阴清热等功效，吴鞠通以此方治疗温热病后期，阴虚兼有邪伏阴分的夜热早凉证。笔者通过研习青蒿鳖甲汤的相关条文，分析其病机及组方思路，探讨阴虚阳亢的演化趋势，以青蒿鳖甲汤加减治疗阴虚阳亢所致的多种内科杂病，如感染性疾病所致的低热、糖尿病、甲状腺功能亢进症、更年期综合征、癌性发热、不寐、汗证等，通过咸寒养阴治其本、甘寒清热治其标，标本同治，临床疗效确切。

## 一、青蒿鳖甲汤的病机

青蒿鳖甲汤出自《温病条辨》。吴鞠通将叶天士医案所记载的处方整理归纳后，冠以方名而成，原书两处运用青蒿鳖甲汤，虽然主证、病位、药味略有不同，但都秉承叶氏养阴清热的制方思路，或偏于清少阳之热，或偏于养肝肾之阴。《温病条辨卷二·中焦篇·湿温》第83条谓"脉左弦，暮热早凉，汗解渴饮，少阳疟偏于热重者，青蒿鳖甲汤主之"，方由青蒿、鳖甲、知母、桑叶、牡丹皮、天花粉组成，治疗少阳疟病偏热者，以清透养阴为主；《温病条辨卷三·下焦篇·风温》第12条谓"夜热早凉，热退无汗，热自阴来者，青蒿鳖甲汤主之"，方由青蒿、鳖甲、知母、牡丹皮、生地黄组成，治疗温病后期，热入下焦，阴分不足，余热未尽，治疗以养阴透热为主。二者治疗的侧重点不同。

温热邪气侵袭人体，热邪久羁，损伤津液，夜间人体阳气行于阴分，必然助长阳热之邪，阴津不足，不能制约阳气，早晨阳气出于阴分，行于阳分，故夜热早凉，热退无汗，口干口渴，病机乃热伏阴分，阴虚火旺，本虚标实。叶氏原方选用青蒿、鳖甲、知母、牡丹皮、生地黄、淡竹叶，以养阴生津、清热透邪为主，标本同治，吴鞠通减去淡竹叶，加入桑叶、天花粉加强养阴透热之功，并取名青蒿鳖甲汤。

吴氏方后注"邪气深伏阴分，混处于气血之中，不能纯用养阴，又非壮火，更不得任用苦燥，故以鳖甲蠕动之物，入肝经至阴之分，既能养阴，又能入经搜邪；以青蒿芳香透经，从少阳领邪外出；细生地清阴经之热；丹皮泻血中之伏火；知母者，知病之母也，佐鳖甲、青蒿而成搜剔之功焉，再此方有先入后出之妙，青蒿不能自入阴分，有鳖甲领之入也；鳖甲不能独出阴分，有青蒿领之出也"，由此可见，青蒿鳖甲汤以养阴治本、以透热治标，临床依据阴虚、热盛的主次不同，进行加减化裁，不仅治疗外感热病后期，热伏阴分证，还可以治疗阴虚内热所致的内科杂病。

## 二、临床心悟

笔者通过反复研读《温病条辨》中青蒿鳖甲汤的条文，领悟其病机实质，即热伏阴分，阴虚热盛，本虚标实，对青蒿鳖甲汤的组方思路有了深刻的认识。临床观察发现，阴虚之体外受风热，易伤津耗液，或者喜食辛辣刺激之味，或久服温补之药，或情志不畅，五志化火，均可加重阴虚火旺，无论外感病，还是内伤杂病，只要符合阴虚内热者，皆可以青蒿鳖甲汤加减治疗，临床将吴氏两处青蒿鳖甲汤合为一方，加减应用，取效颇佳。

《素问·至真要大论》言"诸寒之而热者取之阴……所谓求其属也"，揭示了阴虚内热证的治疗要养阴清热，不可单纯清热或养阴；《增广补注黄帝内经素问》言"壮水之主，以制阳光"，通过滋阴以制约阳亢，清热以除热盛，标本同治，以求阴阳平衡。吴氏青蒿鳖甲汤的制方思路，正是这一治则的具体体现。笔者临床以青蒿鳖甲汤加减，不仅治疗外感热病，还治疗了多种杂病，如感染性疾病所致的发热、糖尿病、甲状腺功能亢进症、更年期综合征、癌性发热、不寐、汗证等，体会如下。

1. 识病机，圆机活法

吴鞠通《温病条辨》针对涉及部位，以及阴虚、阳亢的偏盛偏衰，两处应用青蒿鳖甲汤，方药组成及功效略有差别，但其病机实质均为热伏阴分，阴虚内热，本虚标实，以养阴透热为主，标本兼治，其中鳖甲咸寒，滋阴潜阳，退热除蒸；青蒿辛苦寒，归肝、胆经，清透热邪；知母苦寒，滋阴降火；牡丹皮辛苦凉，泄血中伏火；生地黄甘寒，滋阴凉血；桑叶助青蒿清透热邪；天花粉甘苦微寒，清热泻火，生津止渴。全方滋阴透热，扶正祛邪，标本同治，养阴不留邪，祛热不伤正。

笔者临床常将两处青蒿鳖甲汤合为一方，即青蒿、鳖甲、知母、牡丹皮、生地黄、桑叶、天花粉，加强咸寒养阴治其本，甘寒清热之力祛其标。《素问·标本病传论》谓："谨察间甚，以意调之，间者并行，甚者独行。"养阴清热，标本同治，根据阴虚及阳亢的演变趋势进行加减，以适应病机的变化，使方证相应，以提高临床疗效。

2. 抓主证，异病同治

吴鞠通的青蒿鳖甲汤用于温热病后期，热伏阴分，夜间发热，晨起热退身凉，夜热早凉，笔者认为只要病机符合阴虚内热，无论外感、内伤，皆可以此方加减，如素体阴虚，性情急躁，五志化火，或喜食辛辣刺激之品，火热伤津，阴虚阳亢，定时发热，以低热为主，或夜热早凉，或潮热骨蒸，或烘热汗出，五心烦热，口干口渴，形体消瘦，舌质绛红、少津少苔，脉沉细，见于更年期综合征、感染性疾病低热、癌性发热、甲状腺功能亢进症、糖尿病、不寐、汗证等病，无论何病，证属阴虚阳亢者，均可以青蒿鳖甲汤加减，养阴以配阳，清热以复阴，临床以证候、病机为主，异病同治，方证相应，可迅速改善临床症状。

3. 审兼证，加减化裁

青蒿鳖甲汤治疗阴虚阳亢证，以用甘寒、咸寒之品养阴透热，药性平和，临床应用时，尚需根据体质、兼证及病机的演变趋势，在青蒿鳖甲汤的基础上进行加减化裁，以求方证相应，提高临床疗效。

若平素肾精不足，以阴虚为主，表现为虚热不甚，口干口渴，潮热盗汗，手足心热，腰膝酸软，耳鸣头晕，舌质绛红、少津少苔，脉沉细，可合用知柏地黄汤补益肾精，兼清虚热，常以生地黄、熟地黄同用，即可滋补肾精，又可养阴清热。临床补益肾精之品，宜用甘寒、咸寒之品，不可过用滋腻，如龟甲胶、鹿角胶、阿胶等，以免闭门留寇，碍胃伤脾；若肺津不足，见口干口渴、咽喉干痒、咳嗽少痰，合沙参麦冬汤以养阴清肺；若胃阴亏虚，见饥而不欲食、大便干燥，合增液汤加减等。

平素喜食辛辣食物，或五志化火，以阳亢为主，表现为心情烦闷，五心烦热，口干口苦，头痛耳鸣，午后潮热，或面部烘热，小便黄赤，大便干燥，舌质红赤，脉数，合知母、黄柏、白薇、黄芩、栀子等药，加强清热之力。

《素问·阴阳应象大论》言"壮火之气衰，少火之气壮，壮火食气，气食少火，壮火散气，少火生气"，阴津不足，阳热亢盛，伤津耗气，出现气阴两虚证，表现为神疲乏力，口干口渴，纳食欠佳，舌质淡红、少津少苔，脉沉无力，合生脉散益气养阴，标本同治。

青蒿鳖甲汤虽为时方，但其配伍严谨，养阴透热，标本同治，临床依据阴虚阳亢的病机，异病同治，根据病机演变趋势，圆机活法，加减化裁，以求方证相应，提高临床疗效，不可盲目堆砌药物，适得其反。

**病案举例** 1

景某，男，60 岁，退休。

初诊：2017 年 2 月 16 日。

主诉：夜间潮热1个月。

1个月前受凉感冒后出现发热恶寒，咳嗽胸闷，咯黄色黏痰，体温39℃，胸部X线片示左侧肺部感染，住院静滴头孢呋辛、痰热清等药，体温降至37.5℃，咳嗽咯痰减轻，每日晚间5—10点定时发热，潮热汗出，面部烘热，烦躁不安，汗出不怕冷，口服解热镇痛药，半小时后体温降至36.2℃，排除结核、肿瘤、风湿等病，晨起体温正常，心情烦躁，口干舌燥，饮水不解渴，周身关节疼痛，腰膝酸软，小便色黄，纳差少食，舌质鲜红、少苔，脉沉细。西医诊断：肺部感染。中医诊断：阴虚发热。证属肾阴亏虚、阴虚阳亢，治以滋补肾精、兼清虚热，方以青蒿鳖甲汤合知柏地黄丸加减。处方：青蒿15 g（后下），鳖甲15 g（先煎），生地黄24 g，知母10 g，黄柏10 g，银柴胡10 g，山茱萸12 g，山药12 g，泽泻9 g，牡丹皮9 g，茯苓9 g，白芍20 g，炙甘草5 g。4剂，冷水煎，每日1剂。

二诊：服药后，夜间潮热，腰膝酸软减轻，每日晚7—10点体温37.0℃，时有口苦咽干，心烦易怒，舌脉同前。前方加焦栀子10 g、黄芩10 g以清泄郁热，加减治疗月余，潮热诸证皆除，体温正常。

**按：**患者素体阳气旺盛，性情急躁易怒，"五志化火"，伤及阴津，又感受风热邪气，肺热亢盛，更伤津液，《素问·阴阳应象大论》谓"阴胜则阳病，阳胜则阴病"，阴虚阳亢，表现为夜间低热，汗出不怕冷等，持续月余。《温病条辨卷三·下焦篇·风温》第12条言"夜热早凉，热退无汗，热自阴来者，青蒿鳖甲汤主之"，以青蒿鳖甲汤合知柏地黄丸加减，加强养阴清热之力，标本同治，很快痊愈。

**病案举例2**

马某，女，47岁，环卫工人。

初诊：2018年1月3日。

主诉：潮热盗汗，心情烦闷 1 年，加重 1 个月。

患者月经紊乱 1 年，出现面部及周身烘热，潮热盗汗，汗出怕冷，每日数次，衣里冷湿，不能正常工作，测体温正常，心情烦闷，急躁易怒，口苦口干，夜间盗汗，入睡困难，眠中易醒，神疲乏力，确诊为更年期综合征、焦虑症。口服克龄蒙，月经正常来潮，量少无血块，小便黄赤，大便正常，舌质红、苔黄燥，脉沉数。既往有 2 型糖尿病 8 年，血糖控制良好。西医诊断：更年期综合征、2 型糖尿病。中医诊断：绝经前后诸证。证属阴虚火旺、肝郁化火，治当养阴清热、疏肝清热，以青蒿鳖甲汤、栀子豉汤、金铃子散加减。处方：青蒿 15 g（后下），鳖甲 15 g（先煎），生地黄 15 g，知母 12 g，牡丹皮 15 g，桑叶 12 g，炒栀子 10 g，淡豆豉 10 g，白薇 10 g，龙骨 30 g（先煎），牡蛎 30 g（先煎），浮小麦 30 g，麦冬 15 g，五味子 6 g，北沙参 15 g，炙甘草 6 g。6 剂，冷水煎，每日 1 剂温服，嘱其少食辛辣刺激之品，避免情志刺激，加减治疗 2 个月，潮热汗出等症状消失。

**按：** 患者为中年女性，肾精不足，天癸渐亏，水不涵木，虚火亢旺，《素问·上古天真论》谓"女子七岁，肾气盛……七七，任脉虚，太冲脉衰少，天癸竭，地道不通，故形坏无子也"，女性经历了经、带、胎、产，阴血不足，又至中年，肝血肾精亏虚，阴不制阳，阳气亢旺，患者平素性情急躁易怒，肝郁化火，更伤阴津，因此，阴虚肝旺俱重，治当养阴清热、疏肝清热，以青蒿鳖甲汤、栀子豉汤、金铃子散加减，热祛阴复，疾病痊愈。

# 填精益肾法治疗内科杂病的体会

《素问·上古天真论》谓"女子七岁，肾气盛……肾者主水，受五脏六腑之精而藏之，故五脏盛，乃能泻"。肾主藏精，包括来源于父母的先天之精，及五脏六腑的后天之精，肾中精气皆藏于命门，阴精为阳气的载体，人体的生长壮老取决于肾中精气的盛衰。《景岳全书·传忠录》谓"命门为元气之根，为水火之宅，五脏之阴非此不能滋，五脏之阳非此不能发"，肾精为生命活动的物质基础，肾气为气化功能的体现，精气充盛，气机升降出入正常。

肾为五脏六腑的中心，临床慢性病、疑难杂症，病机复杂，脏腑精气虚损，"虚邪之至，害必归阴，五脏之伤，穷必及肾"，肾精不足，肾阳亏虚，疾病久治不愈，张景岳倡导"阳非有余，阴本不足"的学术理论，人体阴精阳气易于亏损，强调填精益肾是治疗虚损病的关键，善用厚味、性温的熟地黄填精补肾，恢复气化。《素问·生气通天论》谓"阴平阳秘，精神乃治"，肾中阴阳精气必须维持动态平衡，临床用药强调"善补阳者，必于阴中求阳，则阳得阴助生化无穷；善补阴者，必于阳中求阴，则阴得阳升而泉源不竭"，如"阴为阳之基""培阴生阳"，肾阳虚，不是盲目温阳，而是在填补肾精的基础上温阳化气，为后世医家治疗疑难杂症提供了诊治思路，笔者在张景岳阴阳精气理论的指导下，以填补肾精为主，兼以温补肾阳，恢复气化，治疗多种内科杂病，取效颇佳。

## 一、填精补气，真阴为本

《素问·阴阳应象大论》言"……气归精，精归化，精食气……精化为气，气伤于味"，揭示了阴精、阳气存在相互化生的关系。精血充盛，可以化生阳气，反之亦然。肾主藏精，主开阖，肾精充盛，气化正常，开阖有度，若精亏气虚，气耗精脱，则气化无力，开阖失常，精微下泄，出现腰膝酸软、神疲乏力、倦怠懒言、耳鸣遗精等。《景岳全书》言"以寒热分阴阳，则阴阳不可混；以精气分阴阳，则阴阳不可离……善治精者，能使精中生气；善治气者，有使气中生精，此自有可分不可分之妙用"，《难经》言"损其肾者，益其精"，因此，治疗时以填精补肾为主，兼顾补气生精，恢复气化。"精不足者，补之以味"，重用厚味的熟地黄以填补精血，《本草正》谓"熟地黄味甘微苦，味厚气薄……滋培肾水，填骨髓益真阴，专补肾中元气，兼疗藏血之经……至若熟则性平，能补五脏真阴"。笔者临床以参芪地黄汤、生脉散合方补益精气，治疗慢性肾炎、肾病综合征、糖尿病肾病、耳鸣遗精等病证。

### 病案举例

## 肾劳（肾病综合征）案

**提要**：本案为七旬女性，肾病综合征2年，反复蛋白尿、血尿，经激素治疗无效，腰酸乏力，小便有泡沫，颜面及下肢浮肿等，证属气阴两虚，以参芪地黄汤合生脉饮加减，补益脾肾，恢复脾气升清，肾气固摄功能，服药6个月，临床痊愈。

王某，女，71岁，丧偶，退休。

初诊：2018年1月15日。

主诉：腰酸乏力，小便泡沫2年，加重3个月。

2年前感冒后出现腰酸乏力，小便有泡沫，晨起明显，颜面及下肢浮肿，尿常规示：隐血（+），蛋白（+），24小时蛋白定量3.6 g/24 h，血浆白蛋白29 g/L，肾功能正常，确诊为肾病综合征，服用泼尼松50 mg，qd，金水宝胶囊6粒，tid。2个月后复查尿常规：隐血（+），蛋白（+）。改服肾炎康复片，5粒，tid，po，未进一步检查治疗。3个月前腰酸乏力加重，小便泡沫增多，夜尿4次，头晕乏力，时有气短，纳差口干，无恶心呕吐，大便正常。刻下面色萎黄无华，颜面及双下肢浮肿，午后减轻，精神疲惫，眼睑色淡，察其语声低微，舌质红、少苔少津，脉沉细，血清ALB 23.8 g/L，TC 7.87 mmol/L，TG 3.45 mmol/L，尿常规示：隐血（+++），蛋白（+++），24小时尿蛋白定量2.098 g/24 h、尿微量白蛋白1 595 mg/L。既往有泌尿系感染病史20年，反复发作，高血压病史2年，血压130~145 mmHg/80~90 mmHg，服用贝那普利10 mg，qd。西医诊断：肾病综合征、高血压。中医诊断：肾劳。证属脾肾亏虚，治以健脾益气、滋补肾精。方以参芪地黄汤合生脉散加减。处方：太子参20 g，生黄芪30 g，熟地黄24 g，山茱萸12 g，山药12 g，茯苓9 g，牡丹皮9 g，泽泻9 g，麦冬12 g，五味子6 g，石莲子15 g，鬼箭羽12 g，当归12 g，神曲15 g，麦芽15 g，炙甘草6 g。6剂，冷水煎，每日2次温服。

二诊（1月22日）：

腰酸乏力、口干减轻，纳食增加，小便色淡泡沫多，夜尿3~4次，晨起颜面及双下肢浮肿，午后减轻，气短头晕，大便正常，舌质淡红、少苔少津，脉沉细。效不更方，上方加车前子20 g（包煎），淡渗利水消肿。6剂，冷水煎服，每日2次温服。

三诊（1月29日）：

腰酸乏力，气短头晕，小便泡沫均减轻，夜尿3次，颜面及双下肢浮肿减轻，纳食正常，舌质淡红、少苔少津，脉沉细，尿常规示隐血（++），蛋白（++）。上方去神曲、麦芽，加女贞子12 g、墨旱莲12 g滋补肝肾，加减服药

6个月，多次复查尿常规、尿微量白蛋白均正常。

**按：** 肾病综合征属于内科疑难杂症，成年人发病隐匿，对泼尼松等药不敏感，患者病情迁延2年余，出现大量蛋白尿、血尿，病属中医"肾劳"。《诸病源候论·虚劳病诸候》谓"肾劳者，背难以俯仰，小便不利……"，患者年事已高，病情迁延日久，"五脏劳伤，穷必及肾"，脾肾精气亏虚，出现腰酸乏力，小便泡沫增多，夜尿频多，颜面及双下肢浮肿，舌质红、少苔少津，脉沉细等。《素问·上古天真论》谓："肾者主水，受五脏六腑之精而藏之……"肾为先天之本，主藏精，主气化，司二便；脾胃后天之本，主运化，化生水谷精微，不断补充先天肾精，肾与脾的功能密切相关。若禀赋不足或久病劳伤，脾失健运，水谷精微化生无源，清阳不升，精微下泄；肾精不足，气化不利，开阖失司，精微不固，出现持续蛋白尿。脾肾两虚，精气不足，治当健脾益气、滋补肾精，方以参芪地黄汤合生脉饮加减。《金匮要略·血痹虚劳病脉证并治》谓"虚劳腰痛，少腹拘急，八味肾气丸主之"，仲景原方治疗肾阳亏虚型腰痛，后世钱乙减去桂枝、附子，成为六味地黄丸，治疗肾精亏虚证。

本案肾精不足、脾气亏虚，以正虚为主，故以参芪地黄汤健脾益气，滋补肾精，因兼气阴两虚，辅以生脉散益气养阴，方中当归配黄芪为当归补血汤，益气养血，同时配合鬼箭羽活血化瘀。当代国医大师吕仁和认为慢性肾脏疾病，病理上存在局部微循环障碍，提出"肾络微型癥瘕"学说，与"久病必瘀"的思路不谋而合，治疗时加用少量活血化瘀药，有利于疾病的痊愈。

## 二、补益肾精，恢复气化

肾精不足，气化无力，开阖失司，或开而不阖，小便频数；或阖而不开，小便涓滴而下，排尿不畅，笔者临床以六味地黄丸、五苓散补益肾精，恢复气化，治疗尿道综合征、前列腺结节状增生、复发性膀胱炎等病，标本同治，收效颇佳。

## 病案举例

### 癃闭（前列腺增生）案

**提要**：患者小便频数，排尿无力，尿有余沥，腰酸乏力，会阴潮湿，证属肾精不足，膀胱气化不利，开阖失司，治当补益肾精、恢复气化，以六味地黄丸合五苓散加减而取效，后期合二至丸、二仙汤阴阳平补，制为水丸，长期服用。

郭某，男，43岁，已婚，职员。

初诊：2019年9月22日。

主诉：小便不利，会阴潮湿1年，加重2个月。

患者1年前因生活不规律，过度应酬，出现尿频、尿急，夜间加重，每次尿量少，尿线细而分叉，排尿无力，尿后有余沥。彩超提示：前列腺钙化、前列腺增生。因PSA 50 ng/mL，行前列腺穿刺，排除前列腺癌，服前列康、癃闭舒等药，症状减轻。近2个月，小便不利，夜尿2~3次，尿有余沥，会阴部坠胀发凉，局部潮湿，腰膝酸软，神疲乏力，阳痿早泄，口干口渴，大便正常，形体消瘦，面色无华，神疲乏力，少气懒言，舌质淡有齿痕、苔薄白，右尺脉弦滑，左脉沉。西医诊断：前列腺钙化、前列腺增生。中医诊断：癃闭。此为肾精不足，气化不利所致，法当补益肾精、恢复气化，方拟六味地黄丸合五苓散加减。处方：熟地黄24 g，山茱萸12 g，炒山药12 g，牡丹皮9 g，泽泻15 g，茯苓10 g，炒白术10 g，桂枝6 g，车前子30 g（包煎），滑石20 g（包煎），桑寄生20 g，狗脊15 g，菟丝子20 g，杜仲15 g，生黄芪20 g，党参20 g。6剂，冷水煎服，每日1剂，分2次温服，嘱其忌食生冷之品。

二诊（9 月 29 日）：

腰酸乏力改善，小便不利减轻，夜尿 3 次，尿不尽，会阴坠胀怕冷，局部潮湿，仍感口干，不欲饮，舌质淡有齿痕、苔薄白，脉沉。故前方泽泻加至 18 g，茯苓加至 12 g，桂枝加至 10 g，炒白术加至 12 g，加猪苓 12 g、巴戟天 10 g，继服 6 剂。

三诊（10 月 5 日）：

小便不利，尿有余沥，尿道有烧灼感，尿黄，夜尿 1 次，会阴坠胀怕冷，两侧髋部酸困，右尺脉弦浮数，左弦细无力。前方去黄芪、党参、巴戟天，加蒲公英 20 g、萹蓄 15 g、瞿麦 15 g，继服 6 剂。

四诊（10 月 12 日）：

小便烧灼感减轻，尿有余沥，大便呈糊状，每日 2~3 行，无腹痛，神疲乏力，记忆力减退，舌脉同前。前方生黄芪加至 30 g，党参加至 30 g，以补气健脾，继服 6 剂。

五诊（10 月 21 日）：

尿有余沥，无烧灼感，大便成形，日 1 行，腰部酸困，舌质淡、苔薄白，脉沉。前方去蒲公英、萹蓄、瞿麦、滑石、车前子，加益智仁 12 g、桑螵蛸 10 g，以缩尿固涩。处方：熟地黄 24 g，山茱萸 12 g，炒山药 12 g，牡丹皮 9 g，泽泻 18 g，茯苓 12 g，炒白术 12 g，桂枝 10 g，桑寄生 20 g，狗脊 15 g，菟丝子 20 g，杜仲 15 g，生黄芪 20 g，党参 30 g，益智仁 12 g，桑螵蛸 10 g。继服 6 剂。

六诊（10 月 29 日）：

小便较前通畅，色淡黄，尿等待减轻，尿线细而无力，夜尿 1 次，乏力减轻，腰膝酸软减轻，会阴冰冷潮湿减轻，阳痿不举，舌质淡、苔薄白，脉沉。前方加淫羊藿 15 g、仙茅 10 g 以温补肾阳，7 剂。

七诊（11 月 14 日）：

小便频数减轻，尿线细而无力，乏力腰酸减轻，记忆力下降，大便正常，舌质淡红、苔薄白，脉沉，因工作外调，不能煎中药，以中药制为水丸。处方：熟地黄24 g，山茱萸12 g，炒山药12 g，牡丹皮9 g，泽泻18 g，茯苓12 g，猪苓12 g，炒白术12 g，桂枝10 g，桑寄生20 g，狗脊15 g，菟丝子20 g，杜仲15 g，生黄芪20 g，党参30 g，益智仁12 g，桑螵蛸10 g，仙茅10 g，淫羊藿15 g，女贞子15 g，墨旱莲15 g，车前子30 g，琥珀粉3 g。每次10 g，每日3次。

**按**：患者为小便频数，会阴坠胀潮湿，尿有余沥，夜尿频多，阳痿不举，证属"癃闭"，此乃工作烦劳，频繁应酬，久坐少动等原因所致，肾精亏虚，膀胱气化不利，肾气开阖失司。《素问·生气通天论》谓"丈夫八岁……五八肾气衰，发堕齿槁"，生理状态下，年过四十，肾气渐亏，加之生活及饮食无节制，忙于应酬，损伤精气，"以酒为浆，以妄为常，醉以入房，以欲竭其精，以耗散其真……故半百而衰也"。肾精为人体的物质基础，肾气为其功能的体现，补益肾精，恢复气化，维持阴阳平衡是治疗的关键，"阴平阳秘，精神乃治"，以六味地黄丸滋补肾精，五苓散恢复气化，同时合二仙汤、二至丸阴阳平补，不至于矫枉过正。

### 三、育阴涵阳，疏解少阳

肝肾乙癸同源，肝血肾精相互化生，肝为刚脏，寄相火，体阴用阳，肾精肝血充盛，肝体得养，疏泄正常，相火不亢，若肝血肾精亏虚，则肝火亢旺，症见头晕耳鸣、口干口苦、胸胁满闷、腰膝酸软等。《王旭高医书六种》谓"左归是育阴以涵阳，不是壮水以制火；右归是扶阳以配阴，不是益火以消水，与古方知柏八味、附桂八味，盖有间矣"，笔者临床以知柏地黄汤合小柴胡汤，以甘温滋润之品补益肾精为主，育阴涵阳，稍佐清热疏泄之品，平抑肝热。《类经附翼》谓"虚火者，真阴之亏，真阴不足，又岂苦劣难堪之物所能补？矧沉寒之性，绝无生意，非惟不能补阴，抑且善败真火"，故不可过用苦寒之品，以免败伤阳气。

## 病案举例

### 耳鸣（2型糖尿病合并神经性耳鸣）案

**提要：**患者为2型糖尿病合并神经性耳鸣，腰椎间盘突出症，证属肾精不足，水不涵木，肝火亢旺，临床表现为耳鸣耳聋，手足心热，背部汗出不怕冷，腰骶酸困疼痛，舌红少津，脉沉，以知柏地黄丸合小柴胡汤滋阴清热而取效。

崔某，男，60岁，已婚，退休。

初诊：2018年1月2日。

主诉：耳鸣耳聋，伴口干口渴2年。

2年前出现口干口渴、体重下降，确诊为2型糖尿病，口服二甲双胍片500 mg（tid），血糖控制尚可，空腹血糖6.8 μmol/L，餐后2 h血糖8.0 μmol/L，右侧耳鸣，听力下降，口干咽干，口苦心烦，汗出较多，以背部为主，不怕冷，夜间加重，腰部酸困疼痛，活动不受限，纳差少食，小便黄赤，大便正常，形体消瘦，面色黑黄，腰部活动自如，声音沙哑，舌质红、少苔，脉沉。腰椎CT报告示椎间盘突出症。尿常规正常，肾功能正常。西医诊断：2型糖尿病合并神经性耳鸣、腰椎间盘突出症。中医诊断：耳鸣。此为肾精亏虚、肝火上炎所致，法当滋补肾精、清肝泄火，方拟知柏地黄汤合小柴胡汤加减。处方：知母10 g，黄柏10 g，熟地黄24 g，山茱萸12 g，山药12 g，牡丹皮9 g，泽泻9 g，茯苓9 g，柴胡10 g，黄芩10 g，黄连3 g，独活10 g，续断15 g，桑寄生15 g，金毛狗脊15 g，炙甘草6 g。6剂，冷水煎，每日1剂，分2次温服，嘱其忌食生冷之品。

二诊（1月9日）：

服用前方后，右侧耳鸣减轻，腰骶酸软疼痛减轻，下肢无麻木疼痛，口苦心烦，近日家中琐事致情志不畅，肝郁化火，喜叹息，两胁胀满，舌质红、苔薄白，脉弦细。故前方去黄连，加川楝子 10 g、延胡索 10 g、郁金 10 g、香附 10 g，以疏肝解郁，继服 6 剂。

三诊（1 月 23 日）：

两胁胀满明显减轻，耳鸣耳聋，腰骶酸痛减轻，背部汗出较多，夜间加重，舌质红，脉沉。去川楝子、延胡索、郁金、香附，加龙骨 20 g（先煎）、牡蛎 20 g（先煎）、浮小麦 30 g，以收敛止汗，继服 6 剂。

四诊（1 月 30 日）：

两胁胀满减轻，仍感耳鸣耳聋，听力下降，腰骶酸困疼痛减轻，口苦心烦，小便黄赤，大便正常，舌质红、苔薄黄，脉沉。此乃肝火上炎所致，前方去甘草，加龙胆草 6 g，继服 6 剂。

五诊（2 月 6 日）：

背部汗出减少，耳鸣耳聋，腰骶酸困减轻，心绪烦闷，小便黄赤，大便正常，不怕冷，舌尖红、苔薄黄，脉沉数。前方龙胆草加至 10 g，以清泄肝经郁热，继服 6 剂。

六诊（2 月 13 日）：

背部汗出，腰骶酸困疼痛明显减轻，耳鸣、耳聋缓解，小便黄，心情烦闷，晨起口苦口干，睡眠欠佳，眠中易醒，舌脉同前。效不更方，原方继服 6 剂。

七诊（3 月 6 日）：

腰骶酸困减轻，翻身不受限，下肢无麻木，口干口渴，手足心热，时有潮热，耳鸣，听力下降，记忆力减退，舌质红、少津，脉沉。加青蒿 15 g、鳖甲 15 g（先煎），清阴分虚热，继服 6 剂。

八诊（3 月 13 日）：

腰骶酸困已愈，背部汗出，手足心热，耳鸣，听力下降，心情烦闷，口干口渴，小便黄，大便正常，时有头昏头胀，舌质红、苔薄白，脉沉。前方去柴胡、独活、续断、桑寄生、金毛狗脊，加黄连 10 g、桑叶 12 g，以清肝平肝，继服 6 剂。

九诊（3 月 20 日）：

潮热背部汗出减少，口干口渴，手足心热，小便黄，睡眠正常，舌质红、少津少苔，脉沉。加麦冬 15 g、五味子 6 g，以养阴敛汗，继服 6 剂。

十诊（3 月 27 日）：

耳鸣头昏减轻，咽干口燥，背部汗出减轻，口苦心烦缓解，手足心热，舌质暗红、少津少苔。前方去桑叶，加桑白皮 15 g、地骨皮 15 g，以养阴清热，继服 6 剂。

十一诊（4 月 3 日）：

右侧耳鸣减轻，手足心热，潮热，背部汗出减轻，纳食正常，小便黄，腰骶酸困疼痛已愈，舌质暗红、少津，脉沉。效不更方，原方继服 7 剂。

**按**：患者为糖尿病合并神经性耳鸣、腰椎间盘突出症。右侧耳鸣，听力下降，记忆力下降，腰骶部酸困疼痛，下肢无麻木疼痛，背部汗出，不怕冷，手足心热，心情烦闷，舌质红、少津少苔，脉沉。证属肾精不足，腰府、耳窍失养，阴虚阳必亢旺，虚火扰动，口燥咽干，耳鸣耳聋，心胸烦闷，治宜滋补肾精、平抑肝阳，以知柏地黄丸咸寒养阴、滋补肝肾，小柴胡汤清解肝热。胆经绕耳周，肝火炽盛，病机乃本虚标实，遵循"间者并行"的原则，标本同治，以治本为主，肝血肾精充盛，水可涵木，则肝阳不亢，疏泄有序，耳窍与腰府同属于肾，肾精充盛，诸窍得养，功能可恢复正常。

### 四、滋补肾精，清热祛湿

肾精不足，相火妄动，加之过食辛辣刺激之物，或情志不畅，"五志化火"，或脾胃虚损，运化无力，酿生湿浊，湿郁日久，湿热内蕴，本虚标实，此时单纯补益肾精，助湿生热，单纯清利湿热，更伤正气，依据《素问·标本病传论》"间者并行"的原则，补益肾精、清热利湿，标本同治，常取佳效。

## 病案举例

## 石淋（肾结石）案

**提要**：本案为七旬老人，反复泌尿系感染合并肾结石、肾积水，行手术取石，术后尿频尿急、腰酸腰疼等症状无改善，证属肾精亏虚，湿热内蕴，本虚标实，治疗以补益肾精、清热利湿，恢复气化功能，标本同治，膀胱结石排出，取效较佳。

卢某，女，70岁，退休。

初诊：2018年3月20日。

主诉：反复尿频尿急18年，加重3个月。

现病史：患者10年前因尿频、尿急、尿痛，确诊为泌尿系感染、肾结石，经抗感染治疗病愈，其后每因劳累、受凉而加重。2017年11月22日，因肾结石、肾积水行手术治疗，术后15天出现急性肺栓塞、肺动脉高压，经抢救治疗病情稳定。出院后仍有尿频尿急，尿道烧灼，小便排出不畅，夜尿5次，口干口渴，双眼干涩，头晕头胀，胸闷气短，手足心热，夜间加重，腰酸腰痛，神疲乏力，下肢无力，右下肢疼痛，活动后加重，大便正常。刻下面色萎黄无泽，眼睑浮肿，右侧肾区叩痛，舌质红、苔黄腻，脉弦滑。既往有高血压、冠心病12年。复查彩超：右肾结晶，右侧输尿管结石约0.5 cm，右下肢动脉硬化，右下肢肌间静脉扩张。西医诊断：肾结石。中医诊断：淋证，石淋。患者年逾七旬，肾精亏虚，旧有石淋病史，膀胱湿热内蕴，久则煎熬成石，湿热阻滞气机，肾脏气化失司，出现尿频尿急等症，治当补益肾精、清热利湿，方以知柏地黄汤合茵陈蒿汤加减。处方：知母10 g，黄柏10 g，生地黄24 g，山茱萸12 g，山药12 g，泽泻9 g，牡丹皮9 g，茯苓9 g，栀子10 g，茵陈15 g，大黄6 g（后下），龙胆草10 g，海金沙12 g（包煎），石韦12 g，萹蓄12 g，瞿麦12 g，鸡内金20 g。7剂，冷水煎服，每日1剂，分2

次温服。

二诊（3月27日）：

服前方尿频、尿急，尿道烧灼感减轻，小便后尿道酸涩，腰酸下肢无力，口干口渴，口苦心烦，舌脉同前。效不更方，7剂，冷水煎服，每日1剂，分2次温服。

三诊（6月21日）：

服前方症状明显减轻，停药3个月，近日因家中盖房，劳累感冒，饮水减少，尿频，无尿急、尿痛，尿道灼热，短赤，无腰酸乏力，双下肢轻度浮肿。尿常规：Pro（++），血尿酸644 umol/L。舌尖红、苔白厚腻、舌质瘀暗，脉沉细。此乃湿热阻滞，膀胱气化不利，去六味地黄丸，加五苓散，外疏表邪，内助气化处方：海金沙12 g（包煎），石韦12 g，萹蓄12 g，瞿麦12 g，鸡内金20 g，泽泻15 g，白术10 g，茯苓10 g，桂枝6 g，防己10 g，车前子30 g（包煎），滑石15 g（包煎），蒲公英20 g，炙甘草6 g。服药7剂。

四诊—八诊（6月28日至9月13日）：

上方加减治疗2个月，下肢浮肿减轻，小便频数，小便不利，夜尿2次，大便正常，因家事烦心，过食辛辣，气短胸闷，易惊吓紧张，夜寐不安，眠中易醒，时有小腹疼痛，大便干燥，舌边尖红、苔白厚腻，脉滑数有力，复查尿常规正常。此乃五志化火，扰动心神，湿热充斥三焦，治当清热利湿。处方：栀子10 g，茵陈15 g，大黄3 g，龙胆草10 g，石韦15 g，知母10 g，黄柏10 g，白茅根30 g，萹蓄15 g，瞿麦15 g，蒲公英15 g，黄芩10 g，黄连6 g，龙骨30 g（先煎），牡蛎30 g（先煎），珍珠母（先煎）30 g，磁石30 g（先煎）。7剂，冷水煎，每日1剂，分2次温服。

九诊（10月11日）：

浮肿减轻，小便不利，小便后小腹坠胀，胸闷气短减轻，睡眠改善，舌质红、苔黄腻，脉沉弱。上方继服7剂。

十诊（2019 年 1 月 3 日）：

停药 2 个月，小便不利，色黄赤，尿道烧灼，心烦口渴，口苦汗出，后背发凉，夜寐不安，眠中易醒，胸闷气短，时有憋气，口唇发绀，大便黏滞不畅，舌质暗红、苔白腻、舌下脉络迂曲，脉缓滑。此为湿热内蕴，痰瘀阻滞，治当清热祛湿、活血化瘀，以茵陈蒿汤合丹参饮加减。处方：栀子 10 g，茵陈 15 g，酒大黄 3 g，龙胆草 10 g，蒲公英 20 g，龙骨 30 g（先煎），牡蛎 30 g（先煎），珍珠母 30 g（先煎），磁石 30 g（先煎），柴胡 10 g，黄芩 10 g，黄连 6 g，茯神 15，丹参 15 g，降香 6 g（后下），砂仁 6 g（后下）。继服 7 剂。

十一诊（1 月 10 日）：

汗出减少，小便黄，小便不利，无尿频尿急尿痛，心烦减轻，时有胸闷气短，后背发凉，舌质暗红、有齿痕、苔黄腻，脉滑。上方继服 7 剂。

十二诊（1 月 18 日）：

汗出减轻，伴胃脘胀满不适，反酸嗳气，喜睡，头晕健忘，双目困重，四肢麻木，大便黏滞不畅，舌质暗红、舌下脉络迂曲，苔黄燥。头颅 CT 示：双侧基底节腔梗，脑白质脱髓鞘改变。证属痰热内蕴，痰浊上蒙，以栀子豉汤合黄连温胆汤加减。处方：栀子 10 g，淡豆豉 10 g，黄柏 10 g，茵陈 15 g，龙胆草 10 g，柴胡 10 g，黄芩 10 g，黄连 6 g，酒大黄 3 g，石菖蒲 10 g，竹茹 10 g，枳实 10 g，陈皮 10 g，半夏 10 g，茯苓 15 g，甘草 3 g。继服 7 剂。

十三诊（1 月 26 日）：

服上方胃脘胀满，头晕喜睡改善，四肢麻木减轻。以上方加工为水丸，每次 10 g，每日 3 次以善后。

十四诊（2 月 28 日）：

诸证减轻，仍有头晕健忘，小便正常，大便黏滞不畅，胸闷气短明显减轻，胃脘胀满、四肢麻木消失，复查彩超，输尿管结石已排出，舌质瘀暗、苔薄白、脉沉。以香砂六君子、六味地黄丸、丹参片等中成药善后，嘱其多饮水，少憋尿，忌食辛辣。

按：患者系七旬女性，患多种慢性疾病，反复发作，逐渐加重，既存在肾精亏虚，又有湿热弥漫三焦，多个脏腑功能失调，肾精亏虚，气化不利，水液代谢紊乱，水湿蕴结不去，郁而化热，湿热胶结，随处为患，病证实质为肾精亏虚，湿热内蕴，膀胱气化失司，治当补益肾精、清热利湿，恢复膀胱气化功能，以知柏地黄丸滋补肾精兼以清热，茵陈蒿汤合海金沙、石韦、萹蓄、瞿麦、鸡内金、滑石、车前子、白茅根等药，清热利湿，通过二便分利湿热，湿热祛除，砂石可去。治疗期间，加五苓散淡渗利湿，恢复膀胱气化功能。后期下焦湿热祛除，二便正常，湿热蕴结上焦、中焦为主，湿邪上蒙，头晕喜睡，健忘乏力；湿热阻滞中焦，胃脘胀满，反酸嗳气；湿热阻滞气机，气滞血瘀，胸中气机不畅，胸闷气短，心悸，后背发凉，又以黄连温胆汤合丹参饮等，清热祛湿、行气化瘀。间断治疗1年，湿热渐去，以健脾化湿、补益肾精、恢复气化的水丸善后，复查彩超输尿管结石已排出，且冠心病发作次数减少。

患者性情急躁易怒，虽经历手术及术后并发症抢救治疗，病程中以湿热充斥三焦为主，滞留不同的部位为患，以邪实为主，正虚为次，因此，将清热祛湿贯穿始终；病理产物祛除后，要及时健脾补肾，扶助正气，恢复脏腑功能，坚持治疗，否则正虚邪恋，又会产生新的病理产物。

### 五、滋阴降火，清热泻火

素体阴虚阳亢之体，因五志化火、饮食辛辣，或外感热邪，伤津耗液，阴精亏虚，阳热亢盛，此时既要滋补阴精，又要清热泻火，即"泻南补北"法，临床以甘寒或咸寒之品滋补阴精，如生地黄、北沙参、玄参等，以辛寒、咸寒之品清热泻火，如生石膏、知母等药，若火热炽盛可短时间使用苦寒之品，热邪祛除，中病即止。

## 病案举例

### 消渴病（2 型糖尿病）案

**提要：**患者为 2 型糖尿病，注射胰岛素及口服降糖药治疗，血糖控制尚可，但口干口渴、心烦、乏力等症状不能缓解，证属气阴两虚、胃火炽盛，以知柏地黄丸、生脉饮合白虎汤加减，益气生津、养阴清热，使胃火得清，津气充盛，阴平阳秘，诸证可去。

胡某，女，61 岁，已婚，退休。

初诊：2018 年 6 月 20 日。

主诉：口干多饮，伴乏力消瘦 6 个月。

2018 年 1 月体重下降 10 kg，伴口干口渴，喜饮冷水，确诊为 2 型糖尿病，经住院治疗，皮下注射甘精胰岛素 14 U（qd），口服阿卡波糖 50 mg（tid），空腹血糖 6.2~7 mmol/L，餐 2 h 血糖 8.2~10 mmol/L，尿常规正常，口干，口渴，频频饮水不解渴，疲乏无力，心烦易怒，腰膝酸软，纳差，眠差，小便频数，尿黄，夜尿 3~4 次，大便正常。望其形体消瘦，面色晦暗，舌质红、无苔，脉沉细。既往有冠心病 10 年，高血压病史 22 年。西医诊断：2 型糖尿病、冠心病、高血压。中医诊断：消渴。证属气阴两虚、胃火亢盛，治当养阴益气、清热生津，方以知柏地黄丸、生脉饮合白虎汤加减。处方：生地黄 24 g，山茱萸 12 g，山药 12 g，泽泻 9 g，茯苓 9 g，牡丹皮 9 g，北沙参 15 g，麦冬 15 g，五味子 6 g，知母 6 g，生石膏 30 g（先煎），黄柏 6 g，天花粉 15 g，芦根 30 g，石斛 15 g。6 剂，冷水煎，每日 1 剂，分两次温服。

二诊（6 月 27 日）：

口干烦渴明显减轻，喜冷饮，时有汗出，夜间加重，眠中易醒，醒后难以入睡，心烦易怒，尿黄，夜尿 3 次，大便略稀，日 2 行，舌质暗红、少津少苔，脉沉细。原方去生石膏，生地黄改为熟地黄 24 g，加龙骨、牡蛎各 30 g

（先煎）。6 剂，冷水煎，每日 1 剂，分 2 次温服。

三诊（7 月 10 日）：

口干口渴，汗出减轻，睡眠略有改善，大便正常，仍感乏力，易疲劳，舌脉同前。前方加太子参 30 g、生黄芪 30 g 以益气生津，继服 6 剂。

四诊（7 月 20 日）：

口干多饮明显减轻，疲乏无力缓解，二便正常，舌质淡红、苔薄白，脉弱，空腹血糖 5.7~6.3 mmol/L，餐后 2 h 血糖 7~8 mmol/L。因天气炎热，煎药不方便，前方为水丸，15 g（tid），连服 3 个月，电话随访告知诸证皆去，血糖控制较佳。

**按**：患者年逾六旬，患多种慢性疾病，肾精不足，肾阴亏虚，相火妄动，伤津耗气，形成阴虚火旺，津气两伤证。《金匮要略》云"男子消渴，小便反多，以饮一斗，小便一斗，肾气丸主之"，论述了肾阳亏虚，气化不利，小便频数。遵仲景治疗消渴病原旨，肾主水，司开阖，主气化，无论肾精亏虚，肾阴肾阳不足，都会影响肾的气化功能，表现于下焦，水液失于气化，开阖失度，小便频数，津液不上承，口干口渴多饮，"壮火食气"，胃火妄动，必然耗伤津气。因此，治宜养阴清热、益气生津，《素问·至真要大论》云"诸寒之而热者取之阴"，方以知柏地黄丸、白虎汤养阴清热，生脉饮益气生津，即后世"泻南补北"法的体现。

随着现代医学的发展，多种新型降糖药物的问世，从多个途径迅速降低血糖、尿糖，如口服降糖药、皮下注射胰岛素、皮下植入胰岛素泵等，在短时间内可以使血糖达标，但是患者许多临床症状不能减轻，应用中医理论辨别消渴的寒热虚实、病变部位、标本主次，采取不同的治疗手段，同病异治，可以迅速改善患者临床症状，提高生活质量，对于预防糖尿病并发症也有积极的意义。

## 六、培阴生阳，阴阳相济

《景岳全书》云"阴阳之理，原自互根，彼此互根，彼此相须，缺一不可。无阳则阴无以生，无阴则阳无以化""孤阴不生，孤阳不长"。阴阳生理上互根互用，彼此相须为用，缺一不可。病理上相互影响，阴阳亏损的证候表现为脏腑功能低下或形质受损。治疗上遵循"善补阳者，必于阴中求阳，则阳得阴助生化无穷；善补阴者，必于阳中求阴，则阴得阳升而泉源不竭"，如治疗肾阳亏虚的病证，以填精补肾为主，配合温阳化气、益肾固精之品，使阴精化生阳气，培阴生阳。方以肾气丸、五苓散、水陆二仙丹加减。

## 病案举例

### 尿频（前列腺增生）案

**提要**：本案系老年男性，尿频尿有余沥，夜尿 5 次，小腹坠胀，夜寐不安，腰膝酸软，口渴心烦，耳鸣耳聋，从肾精不足、气化不利论治，以六味地黄汤合五苓散加减，补益肾精、恢复气化，取效较佳。

庄某，男，78 岁，已婚，退休。

初诊：2019 年 1 月 1 日。

主诉：尿频，尿有余沥 10 年，加重伴夜寐不安 2 个月。

10 年前因小便不利，确诊为前列腺增生，长期服用前列舒通胶囊、癃闭舒，症状可以缓解。2 个月前，出现尿频尿急，尿线细，排尿不畅，尿有余沥，或点滴而下，小便清，无腹痛，无尿痛，伴腰酸乏力，夜尿 5 次，夜寐不安，眠中易醒，醒后难以入睡，耳鸣耳聋，时有口渴不喜饮，心烦，纳食量少，大便正常，多处治疗无效，情志不畅，形体消瘦，行动缓慢，眼睑浮肿，面色无华，语声低微，舌质暗红、少津少苔，脉沉细。既往有前列腺炎、前列腺增生病史 20 年。西医诊断：前列腺增生。中医诊断：尿频。此为肾精不足、气化不利、开阖无权，法当滋补肾精、恢复气化、安神宁心，方以肾气丸、二仙汤合五苓散加减。处方：制附子 6 g，肉桂 6 g，熟地黄 24 g，山茱萸 12 g，山药 12 g，茯苓 10 g，泽泻 15 g，牡丹皮 9 g，白术 10 g，桂枝 6 g，仙茅 10 g，淫羊藿 10 g，柴胡 10 g，黄芩 10 g，茯神 15 g，首乌藤 15 g。4剂，冷水煎，每日 1 剂，分 2 次温服，嘱其忌食羊肉及辛辣之品。

二诊（1 月 6 日）：

服用前方 4 剂，睡眠明显改善，醒后可以再次入睡，夜尿 2 小时 1 次，小便较前通畅，小便色淡，舌脉同前。效不更方，原方继服 4 剂。

三诊（1 月 11 日）：

夜尿 3 次，小便无力，排尿有停顿，尿有余沥，小便色淡，心情愉悦，舌质淡、少苔，脉沉细。肝郁症减，前方去柴胡、黄芩，继服 7 剂，冷水煎，每日 1 剂，分 2 次温服。

四诊（1 月 22 日）：

夜尿 2~3 次，小便色淡，尿有余沥，腰膝酸软减轻，仍感乏力，舌质淡、少津，脉沉。上方加生黄芪 30 g、党参 20 g，继服 7 剂。

五诊（1 月 29 日）：

小便频数，尿有余沥明显减轻，夜尿 2 次，乏力减轻，仍感腰酸，小腹怕凉，纳食正常，舌质淡、苔薄白，脉沉细。患者欲服中成药，早晨金匮肾气丸 8 粒，晚上六味地黄丸 8 粒，兼补肾阴肾阳。

**按：**患者年近八旬，脏腑功能虚损，肾精亏虚，肾阳不足，膀胱气化不利，肾主开阖，开阖不利，开而不阖，小便频尿急，尿有余沥，小便色清，腰膝酸软，耳鸣耳聋，证属肾精不足、气化不利，以肾气丸、二仙汤合五苓散，滋补肾精、温补肾阳、恢复气化；因夜尿频多，夜寐不安，眠中易醒，神疲乏力，情志不畅，加小柴胡汤疏肝解郁、调畅情志；"乙癸同源"，肝血肾精相互化生，肾精不足，肝血必然亏虚，血虚阳亢，心神失养，热扰心神，神不守舍，夜寐不安，以百合地黄汤养阴清热，又加茯神安定神志。本虚标实，滋补肾阴，佐以清热安神，标本同治，取效较佳。

# 补肾法治疗糖尿病肾病的体会

## 一、糖尿病肾病中西医研究现状

糖尿病肾病（DN）为糖尿病常见的微血管并发症之一，临床积极控制血糖，减缓肾脏损害，保护肾功能，成为中西医研究的热点，中医在糖尿病肾病早期及临床期的治疗有明显的优势，不仅减轻临床症状，尚可减轻肾脏损害，维持肾脏功能，减少肾衰竭的发生，有积极的临床意义。

1. 现代医学对糖尿病肾病的认识

糖尿病肾病为糖尿病最常见的微小血管并发症，占所有终末期肾病的40%左右，是导致终末期肾功能衰竭以及肾脏替代治疗的主要原因之一，严重影响患者生活质量，早期糖尿病肾病多无典型症状及体征，在剧烈运动时，出现尿微量白蛋白，常易漏诊，若发展至临床肾病期肾病，则出现持续尿蛋白，肾脏损害进展较快，较难逆转，预后欠佳。

1987 年 Mogensen 依据 1 型糖尿病肾脏病的病理演变的特点，结合尿白蛋白、肾小球滤过率（GFR）等指标，将糖尿病肾病分为 5 期，其中 I 期：以肾小球滤过率代偿性增高为特征，实验室检查多为阴性；II 期，在应激状态下，间断出现微量白蛋白尿，肾小球系膜、基底膜轻度增厚；III 为早期糖尿病肾病期，持续出现微量蛋白尿，尿微量白蛋白排泄率（UAER）在 20~200 ug/min，或白蛋白排泄率在 30~300 mg/24 h，3~6 个月内至少出现 2 次异常，肾小球基底膜、系膜增厚；IV 期：临床期糖尿病肾病，出现大量蛋白尿，肾小球部分灶性硬化，肾小管萎缩；V 期：为肾衰竭期，肾小球基底膜广泛硬化，肾小球滤过率逐渐下降，导致终末期肾衰竭。目前 2 型糖尿病肾病，也以此标准进行分期。《中国糖尿病防治指南》将糖尿病肾病 Ⅰ 、Ⅱ 、Ⅲ 期合称为早期糖尿病肾病期，Ⅳ 期为临床糖尿病肾病期，Ⅴ 期称晚期糖尿病肾病期。

西医治疗糖尿病肾病，通过改变生活习惯，严格控制血糖、血脂、血压，降低血液黏度，减少血小板聚集，减少蛋白尿为主，但仍不能有效阻止其发展，终末期则以血液透析、腹膜透析及肾脏移植治疗，有严格的适应证，费用较高。

2. 中医对糖尿病肾病的认识

消渴多有明显的家族史，禀赋特异，饮食不节，偏嗜甜食或高热量食物，或长期情志失调，导致脏腑功能紊乱，气化功能低下所致。《灵枢·五变》云："五脏皆柔弱者，善病消瘅。"消渴属于终身性疾病，迁延不愈，可涉及多个系统，导致多个脏腑功能失调，治疗棘手，常顾此失彼，此时以脏腑虚衰为主，若单纯治疗某脏或某腑，常难以取效。《景岳全书·传忠录》云"……虚邪之至，害必归阴，五脏之伤，穷必及肾"，糖尿病久治不愈，病及于肾，肾精不足，肾气亏虚，气化无力，固摄失司，开阖不利，精微下泄，最终导致糖尿病肾病。

糖尿病肾病是由糖尿病久治不愈所致，依据不同时期的临床证候，归属于中医学"水肿""虚劳""关格"等范畴，国医大师吕仁和认为，应将糖尿病肾病的中医病名定为"消渴肾病"，一方面提示该病继发于消渴，另一方面提示病位在肾，临床治疗中除了针对消渴治疗外，当以治肾为主。田风胜认为"消渴肾病"的病名，即说明了糖尿病肾病的病因病位，又说明了消渴与肾病之间的关系，达到了病、证、症三者的结合，是一个比较合理而规范的中医病名。因此，依据糖尿病肾病的临床证候、病史演变规律，目前中医界以"消渴肾病"命名。

《圣济总录》云"消渴病久，肾气受伤，肾主水，肾气虚衰，气化失常，开阖不利，水液聚于体内而出现水肿"，阐述了消渴日久不愈，肾气虚损的病机及临床证候，病位在肾，病机的演变是由早期的气阴亏虚，阴损及阳，导致阴阳两虚。随着病情的发展，肾精不足，肾气虚损，气化不利，水谷精微及津液的化生及输布失调，开阖不利，精微物质下泄，出现蛋白尿；水饮停聚，阻滞气机，气血运行不畅，气滞血瘀，出现痰饮、水湿、瘀血等多种病理产物阻滞；气化功能紊乱，出现小便频数、晨起大量泡沫、尿有余沥、神疲乏力、腰膝酸软、恶心呕吐等证候。本虚标实，病机以肾精不足、肾气亏虚、病理产物阻滞为主，《素问·奇病论》云"形不足者，温之以气，精不足者，补之以味"，《难经》云"损其肾者，益其精"，病位在肾，因此，治疗上以滋补肾精、补益肾气、调和阴阳、恢复气化为主，辅以祛痰、化饮、利湿、活血等法，扶正祛邪，标本同治。

临床依据证候及实验室相关检查，采取分期论治。消渴肾病早期，以肾精不足或肾阳亏虚为主，肾功能正常，表现为神疲乏力、腰膝酸软，需区分阴虚、阳虚，以六味地黄丸补益肾精，金匮肾气丸温补肾阳，恢复气化功能。中期以肾之阴阳两虚为主，兼有湿热、痰饮、瘀血等病理产物，临床以持续蛋白尿、颜面或下肢浮肿、小便有泡沫、晨起加重、夜尿频多、面色晦暗为主要表现，在滋补肾精、温补肾阳的基础上，合二陈汤、真武汤、五苓散、桃红四物汤等方加减以扶正祛邪。晚期脏腑功能低下，阴阳俱气化不利，病理产物阻滞，气机升降出入逆乱，大量蛋白尿，肾功能异常，电解质紊乱，多脏器因肾衰竭而受损，严重者阴阳逆乱，出入失调，危及生命。此时，在补肾的基础上，积极祛除病理产物，恢复升降，调畅气机，燮理阴阳，同时联合腹膜透析、血液透析或肾脏移植，确保患者生命安全。

可见，消渴肾病的早期诊断、早期治疗有积极的临床意义，尤其在消渴肾病早、中期，以补肾为主，恢复气化，依据证候、病机的变化，辅以祛除病理产物，维持升降出入有序进行，不仅能改善临床症状，还可减少尿蛋白，减轻肾脏损害，维持肾功能的稳定，延缓终末期肾病的发生，其优势是现代医学无法超越的。消渴病肾病晚期，在腹透、血透的支持下，依据《素问·标本病传论》"谨察间甚，以意调之，间者并行，甚者独行"的原则，权衡利弊，扶正祛邪，辨证加减，可以延缓透析时间，提高患者生存质量。

## 二、补肾法治疗糖尿病肾病

### 1. 补肾理论的渊源

《素问·上古天真论》谓"女子七岁，肾气盛，齿更发长，二七而天癸至，任脉通，太冲脉盛，月事以时下……肾者主水，受五脏六腑之精而藏之，故五脏盛，乃能写"，阐述了肾为先天之本，肾精、肾气来源于先天父母，依赖于后天五脏六腑化生精气的充养，人体生长壮老，随着肾气的盛衰而发生变化，若肾中精气充盛，人体精力旺盛，气化功能正常，气机升降有序，身体强壮，则百病不生；若禀赋不足或病久不愈，导致肾精匮乏，肾气不足，气化失司，脏腑百骸失于濡养，气化功能低下，则百病丛生。

《素问·阴阳应象大论》谓"阴阳者，天地之道，万物之纲纪，变化之父母……治病必求于本"，揭示了阴阳的关系，即互根互用，相互制约，相互转化，维持动态平衡，人体则健康无病。人体肾中精气藏之于命门，是维系生命活动的物质基础，肾所藏之精气，包括先、后天的精气，肾为水火之脏，内藏元阴元阳，《景岳全书·传忠录》云"命门为元气之根，为水火之宅，五脏之阴气非此不能滋，五脏之阳气非此不能发"。生理状态下，肾之阴阳，水火相济，阴阳调和，维持动态平衡。肾阴、肾精是人体生命活动的物质基础，肾阳是生命活动的动力，肾气是气化功能的体现，倘若肾中阴阳偏盛偏衰，就会发生疾病，如肾精不足，真阴亏耗，肾气失去了物质基础，则脏腑失养，气化失司；若肾阳不足，肾气亏虚，则脏腑功能失调，气化功能低下，可见，肾之阴阳、精气必须保持动态的平衡，五脏六腑气化功能才能维持正常。

消渴肾病由糖尿病发展而来，临床表现常以本脏病证为主，可兼有他脏病证，如肾阳亏虚表现为小便清长，色淡有泡沫，尿有余沥，神情淡漠，面色少华，气短乏力，懒动嗜睡，畏寒怕冷，冬季尤甚，口淡不渴，头晕耳鸣，腰膝酸软，大便稀溏，甚则完谷不化，男子遗精阳痿，女子带下清冷，舌质淡胖、边有齿痕、苔薄白滑，脉沉迟无力；肾阴不足表现为小便色黄，有烧灼感，腰膝酸软，颧红面热，五心烦热，午后为甚，潮热盗汗，眩晕健忘，耳鸣如蝉，口干口渴，舌红少苔，脉细数无力等。消渴肾病病史较长，临床病证复杂，单纯的肾阴虚或肾阳虚较少见，随着疾病的变化，阴损及阳，阳损及阴，往往表现为肾精肾气亏虚，阴阳俱虚。

《素问·阴阳应象大论》谓"……气归精，精归化，精食气，化生精"，人体精气相互化生，精气滋养五脏六腑，濡养四肢百骸。《素问·上古天真论》谓"肾者主水，受五脏六腑之精而藏之，故五脏盛，乃能泻"，《素问·六节藏象论》谓"肾者，主蛰，封藏之本，精之处也"，肾藏精气，包括先天之精（受之于父母之精）、后天之精（为五脏六腑所化生）。人之精气，封藏于肾，肾为五脏的中心，肾精是人体生命活动的根本，肾气是脏腑气化功能的体现，精气相济，维持阴阳动态的平衡。五脏六腑依赖于肾精的充养，肾气的鼓动，维持正常的气化功能，若肾精不足，脏腑失于濡养；肾气亏虚，则脏腑功能低下。

消渴肾病属于慢性虚损性疾病，常由于先天禀赋不足，或情志、饮食、房劳所伤，或失治误治，病情迁延不愈所致，《景岳全书·虚损》谓"盖其病之肇端，则或由思虑，或由郁怒，或以积劳，或以六淫饮食，多起于心肺肝脾四脏，及其甚也，则四脏相移，必归脾肾……阳邪之至，害必归阴，五脏之伤，穷必及肾。此源流之必然，即治疗之要着"，揭示了慢性虚损性疾病缠绵不愈，发展到一定阶段，久病必虚，"五脏之伤，穷必及肾"是消渴肾病病机的关键，以肾精不足、肾气亏虚为主，阴损及阳，阳损及阴，最终出现阴阳两虚。正气亏虚，无力抗邪，此时宜从治肾入手，补益精气是治疗的关键。

《素问·阴阳应象大论》谓"形不足者，温治以气；精不足者，补之以味"，《难经十四难》谓"损其肾者，益其精"，揭示了病及于肾，常以精气亏虚、肾阳不足为主，实邪阻滞较少，当补益精气、恢复气化。历代医家详细论述了虚损治肾诸法，如《金匮要略·血痹虚劳病脉证并治》谓"虚劳腰痛，少腹拘急，小便不利，八味肾气丸主之"，《金匮要略·消渴小便不利淋病脉证并治》谓"男子消渴，小便反多，以饮一斗，小便一斗，肾气丸主之"，记录了虚劳腰痛、小便不利、口渴、饮不解渴等主证，仲景认为肾精不足、肾阳亏虚、气化不利是本病的根本原因，从滋补肾精、温补肾阳入手，以肾气丸滋阴助阳，治疗消渴肾病，在滋补肾精的基础上，加少量附子、肉桂温阳化气，取"少火生气"之义，以求阴阳平衡，为后世医家治疗此病提供了治疗思路。《金匮要略心典》评价本方"以八味肾气丸补阴之虚，可以生气；助阳之弱，可以化水，乃补下治上之良剂也"，《医宗金鉴》谓"此肾气丸纳桂、附于滋阴剂中十倍之一，意不在补火，而在微微生火，即生肾气也。故不曰温肾，而名肾气"。

张景岳继承并发扬了前贤补肾理论，提出了"阳非有余，阴本不足"的理论，揭示慢性虚损性疾病以阴阳俱虚为主，依据阴阳、精气虚损的不同，确立相应的治则治法，滋补肾精，以补充物质基础；温补肾阳，以恢复脏腑气化功能，创制了左归丸、右归丸、左归饮、右归饮等多个补肾方剂，平调阴阳，使肾精、肾气充盛，五脏得养，脏腑功能恢复，疾病方能痊愈。

消渴久治不愈，发展至消渴肾病，乃肾精不足，肾阳亏虚，或阴阳两虚，脏腑气化功能低下所致，出现神疲乏力、小便有泡沫、腰膝酸软等证候，符合慢性虚损性疾病的特征，笔者领悟前贤虚损治肾的理论，从治肾入手，重视补益先天肾精、肾气，恢复气化功能，兼顾他脏病证，扶正以祛邪，常取佳效。

2. 糖尿病肾病的病机

消渴肾病早期，类似于"虚劳"，以多个脏腑功能低下为主，尤其以肾精、肾气亏虚，肾阴、肾阳不足为主，表现为神疲乏力，腰膝酸软，头晕目眩，口干口渴等，尿常规、肾功能正常。

随着疾病的演变，封藏失司，开阖不利，精微下泄，肾精损伤更盛，脏腑失养，阳气不足，功能低下，气化不利，饮食水谷腐熟化生精微的能力减低，输布气化失司，津液不布，停聚为饮，水邪犯溢肌肤，则为"水肿"病，以颜面、下肢浮肿为主，晨起加重；水饮凌心射肺，肺失通调水道，则心悸怔忡、咳喘、胸闷气短等；饮邪上犯，阻滞气机，清阳不升，浊阴不降，则恶心呕吐，嗳气呃逆、头晕目眩等；水饮阻滞膀胱，气化不利，开阖不利，精微下泄，尿频尿急，小便泡沫增多，严重者小便涓滴而下等。《素问·经脉》谓"饮入于胃，游溢精气，上输于脾。脾气散精，上归于肺，通调水道，下输膀胱，水精四布，五经并行"，脏腑功能低下，气化无力，饮邪停聚，阻滞气机，气血运行不畅，气滞血瘀，因虚致实，最终导致水湿、痰饮、瘀血等病理产物阻滞，出现大量蛋白尿，及肾功能受损。

《素问·六微旨大论》谓："升降息，则气立孤危。故非出入则无以生长壮老已；非升降，则无以生长化收藏。是以升降出入，无器不有。"消渴肾病晚期，病理产物阻滞，气机升降出入失常，脏腑功能低下，精微下泄，正气亏虚，无力祛邪，病理产物难以排出体外，导致气机逆乱，升降失调，出现"关格"等危重病证，症见恶心呕吐，口中有特殊异味，小便不利，大量泡沫，或小便量少，涓滴而下，少气懒言等，大量尿蛋白，肾功能异常，电解质紊乱。

可见消渴肾病早期病机以气阴两虚为主，逐渐发展到阴阳两虚，肾虚是导致痰饮、湿浊、瘀血等病理产物的前提，因虚致实，治疗以补肾扶正为主，依据不同时期的证及病机变化，在滋补肾精、温阳化气的基础上，辅以利水、祛湿、行气活血等法，标本同治。

3. 滋补肾阴，温补肾阳

《素问·生气通天论》谓"凡阴阳之要，阳密乃固，两者不和，若春无秋，若秋无夏，因而和之，是谓圣度。故阳强不能密，阴气乃绝；阴平阳秘，精神乃治，阴阳离决，精神乃绝"，旨在强调阴阳和调的重要性，这种阴阳辨证的疾病观，至今仍有效指导临床实践。肾为水火之脏，生理状态下，阳气、阴精互根互用，病理上阴损及阳，阳损及阴。

消渴肾病，病久不愈，阴阳两虚，肾精不足，肾气亏虚，脏腑失养，功能低下，气化不利，以本虚为主。治疗消渴肾病以补益肾阴、肾阳为先，重视肾精、肾气，临床发现，消渴肾病迁延日久，形体衰败，多见脏腑功能低下，肾虚更为突出，即"五脏之伤，穷必及肾"，治疗当从肾论治，强调滋补肾阴，温补肾阳，既要补充物质基础，又要恢复气化功能，使阴阳相维持动态平衡，不可偏颇。《景岳全书》谓"善补阳者，必于阴中求阳，则阳得阴助，生化无穷；善补阴者，当于阳中求阴，则阴得阳升，源泉不竭""善治精者，能使精中生气；善治气者，能使气中生精"，临床治疗消渴病肾病，肾精不足时，在滋补肾精基础上，温补阳气，以求阳生阴长；阳气亏虚，并不单纯温阳，而是滋补肾精基础上，温阳化气，使阴生阳长，以达到扶阳之妙，只有阴阳平衡，精气相生，水火相济，人体脏腑活动才维持正常，治疗才能收到满意的疗效，这一思路体现了中医整体观、恒动观的辨证原则。

消渴肾病基本方：熟地黄 24 g，山茱萸 12 g，山药 12 g，茯苓 10 g，泽泻 15 g，牡丹皮 9 g，生黄芪 30 g，党参 20 g，五味子 6 g，菟丝子 20 g，石莲子 15 g，金樱子 15 g，芡实 15 g，麦冬 15 g，炒白术 12 g，桂枝 10 g，猪苓 10 g。此方以六味地黄丸、五苓散、生脉散三方相合，补益精气、恢复气化。临床无论肾阴亏虚，还是肾阳亏虚，均以补益肾精为先导，只有物质基础充盛，脏腑气化功能才能恢复，特别指出的是鹿角霜、鹿角胶、阿胶、龟甲胶等血肉有情之品。《素问·阴阳应象大论》谓"阳气者，若天余日，失其所则折寿而不彰"，阳气不仅能温养脏腑，而且是脏腑功能活动的原动力，消渴肾病在滋补肾阴的基础上，不忘温补肾阳，使其"少火生气"，以恢复气化功能、阴阳平衡为目的。

若以肾阳虚为主，常在补益阴精的基础上，加入温补肾阳之品，阴中求阳，达到扶阳之妙，以肾气丸加滋补肾精之品，如女贞子、墨旱莲、黄精等；偏于肾阴虚者，在滋补肾精基础上，辅以培补肾阳，阳中求阴，以六味地黄丸加温补肾阳之品，如菟丝子、仙茅、淫羊藿、巴戟天、鹿角霜、肉苁蓉等，使阳生阴长。

4. 治肾为主，兼顾他脏

《素问·上古天真论》谓"肾者主水，受五脏六腑之精而藏之，故五脏盛，乃能泻"，肾主封藏，内寄元阴元阳，既藏先天之精，又藏后天之精，先天精气禀受于父母之精，后天之精来源于五脏六腑化生的水谷精微，以保证精气充盛，气化功能正常。肾精、肾气为人体生命活动的根本，五脏之精非此不能滋，五脏之气非此不能荣，因此，肾与其他脏腑之间存在着密切的关系，在五脏之中占据主导地位。

生理状态下，五脏六腑之气相通，脏腑之间相生相克，维持动态平衡；病理状态下，脏腑太过或不及，五行生克关系紊乱，脏腑功能不协调，相乘相侮，一脏患病，可相互传递，如《素问·玉机真脏论》所谓"五脏相通，移皆有次，五脏有病则各传其所胜"，脏病传腑，腑病传脏，一荣俱荣，一损俱损。《金匮要略·脏腑经络先后病脉证并治》谓"夫治未病者，见肝之病，当先实脾""夫诸病在脏，欲攻之，当随其所得而攻之"，张仲景强调了病理状态下，脏腑病证可以相互传递，此时，不仅治疗本脏本腑的病证，还要兼顾相关脏腑病证，确立了"未病先防""已病防传"的思想，先安未受邪之地。

消渴肾病，病情迁延日久，常涉及多个脏腑功能失调，随着疾病的发展，脏腑病变，常累积于肾，即"五脏之伤，穷必及肾"，肾之精气亏损，五脏失养；肾的气化功能失调，则加重他脏他腑的病证，使疾病久治不愈，《景岳全书》言"肾为五脏之本，故肾水亏则肝失所养而血燥，肾水亏则水不归源而脾痰起，肾水亏则心肾不交而神色败，肾水亏则盗伤肺气而喘嗽频，肾水亏则孤阳无主而虚火炽"，张景岳强调肾与其他脏腑之间的关系，肾为五脏六腑的中心。临床从肾论治消渴肾病，依据五行生克制化关系，兼顾他脏功能，协调脏腑间的关系，常收满意疗效。

（1）心肾同治

心肾同属少阴，心主火，肾主水，心肾相交，水火既济，阴阳平衡。《素问·阴阳应象大论》谓"阴盛则阳病，阳盛则阴病。阳盛则热，阴胜则寒"，阴阳失衡则患病。消渴肾病若肾精不足，不能上济心火，则心火亢盛，上扰心神，出现神疲乏力、心悸怔忡、烦躁不安、口干口苦、入睡困难，甚则彻夜不寐等症状；心火上亢，不能下温肾水，则下焦阳虚寒盛，气化不利，出现小便频数、尿有余沥、腰膝酸软、舌尖红、少苔少津、脉沉等症，临床以肾气丸合黄连阿胶汤加减，补虚泻实，滋阴泻火，引火归元，心肾同治。

若肾阳亏虚，膀胱气化失司，开阖不利，水液停聚或泛溢肌肤，则颜面及四肢浮肿、晨起加重，小便清长、有泡沫，口干不喜饮；水气凌心，则心悸心慌，胸闷气短，夜间难以平卧，恐惧不安，神疲乏力，舌质淡嫩、苔薄白或水滑，脉沉。临床常以肾气丸合真武汤、苓桂术甘汤加减，以温补心肾、化饮利水，心肾同治，心肾阳旺，气化恢复，寒气水饮，不能上犯心胸。可见，消渴肾病，心肾同病，治当心肾同治。

（2）肺肾同治

肺主气，司呼吸，主宣发肃降，为水之上源，主通调水道，下输膀胱；肾为水脏，主封藏，司开阖。肺肾金水相生，共同完成吐故纳新及水液代谢的功能。《类证治裁·喘证》谓"肺为气之主，肾为气之根"，若肾精充盛，肾气摄纳及气化正常，肺气宣降有度，则呼吸如常，津液输布正常。消渴肾病，肾气亏虚，肾不纳气归源，元气浮越，肺气上逆发为气短、喘促；肾阳亏虚，气化不利，水饮停聚，水寒射肺，肺气上逆，加重喘促，难以平卧，咳痰清稀，形寒肢冷，小便清长，腰膝酸软，神疲乏力，舌质淡嫩、苔水滑，脉沉无力等。肺肾气虚，寒饮上犯，本虚标实，治当补肾纳气、温阳利水、温肺化饮，偏于肾阳亏虚者，以肾气丸、右归丸合小青龙汤加减，以肺肾同治，扶正祛邪。

（3）肝肾同治

肝藏血，肾藏精，肝肾乙癸同源，精血相互化生，肝为刚脏，体阴用阳，若肝血肾精充盛，肝体得养，疏泄正常，气机升降有序；若肝血肾精亏虚，肝失所养，加之久患消渴，情志抑郁，肝郁化火，风火相扇，表现为头晕目眩，耳鸣耳聋，心情烦闷，急躁易怒，身体震颤，腰膝酸软，小便频数，舌质红、苔薄白少津，脉弦。肝肾同病，本虚标实，欲潜其阳，必先滋其阴，滋补肝肾精血以治其本，清肝疏肝以治其标，以六味地黄丸合小柴胡汤加减，肝肾同治，标本兼顾。

（4）脾肾同治

脾为后天之本，气血化生之源，主运化；肾为先天之本，主藏精，肾中精气包含了来自父母的先天之精，以及脏腑化生的后天之精，皆藏于命门。脾主运化，通过升清以输布精微物质，补充先天肾精；肾之阳气又可温煦脾阳，助其运化水谷、升举清阳。消渴肾病久治不愈，肾气亏虚，火不暖土，脾气运化失司，气机升降失调，清阳不升，精微下泄，出现神疲乏力，脘腹胀满，纳差少食，小便清长，大便溏泄，完谷不化，舌质淡嫩、苔薄白，脉沉无力等，《类经》谓"补脾不如补肾，谓救本之义，莫先乎此也"，临床以肾气丸合四君子汤加减，以温补肾阳，健脾益气，燠火暖土，恢复运化及升清功能，使气血化生有源，气机升降有序，脾肾同治，迅速缓解症状，利于患者的康复。

可见，肾是五脏六腑的中心，对于久治不愈，涉及多个脏腑的消渴肾病，临床从肾论治，治病求本，滋补肾阴，温补肾阳，兼治他脏，常取事半功倍之效，从肾论治有广泛的临床价值。

5. 补肾治本，祛邪治标

精气不足、阴阳两虚贯穿于消渴肾病的始终，以本虚为主，临床强调从肾论治，采取滋补肾精、温补肾阳、恢复气化等法治疗，然而疾病不同时期病机有所变化，可兼夹痰饮、湿浊、瘀血等病理产物，在补肾基础上，兼顾祛邪，扶正祛邪，标本兼顾，方可取效。

糖尿病肾病早期，间歇性出现小便泡沫、腰酸乏力、神疲乏力，类似于"虚劳病"，以脏腑功能低下为主，尤其以肾精、肾气亏虚，肾阴、肾阳不足为主，此时以扶正为主，从肾论治，滋补肾精，温补肾阳，恢复气化，改善临床症状，往往可以临床治愈。

随着疾病的不断演变，精微下泄无度，肾之精气损伤更盛，阴精不足，脏腑失养，阳气不足，气化不利，功能低下，津液不布，停聚为饮，痰饮、水湿之邪停聚，阻滞气机，升降失调，气血运行不畅，气滞血瘀，最终导致痰饮、湿浊、瘀血等病理产物阻滞，本虚标实，本虚是前提，正气无力祛邪，临床以补肾为主治其本，兼顾祛痰化饮、祛湿行气、活血化瘀治其标，标本同治，病理产物祛除，有利改善肾功能，减少白蛋白的漏出。

消渴肾病晚期，脏腑功能低下，精微下泄，正气亏虚，无力祛邪，水饮、湿浊、瘀血等病理产物难以排出，气机升降出入失常，气机逆乱，出现"关格"等危重病证。病理产物的蓄积为糖尿病肾病加重的原因之一，临床不可忽视，依据"急则治标"的原则，祛除病理产物，畅通气机为先，及时排出有害代谢产物，有利于病情的稳定，同时扶助正气，待病证缓解后，权衡利弊，扶正祛邪。

可见，补肾祛邪法贯穿于消渴肾病的始终，疾病不同时期，依据正虚邪实主次不同，治疗有所侧重。《素问·标本病传论》谓"谨察间甚，以意调之，间者并行，甚者独行"，临床依据病机的演变，分清寒热虚实、标本缓急，灵活施治。

### 三、糖尿病肾病分期治疗

糖尿病肾病的病机演变与西医的分期有相似之处，病位在肾，由轻到重，由肾功能正常到肾功能衰竭，早期以肾精不足、肾气亏虚为主，脏腑气化功能低下为主，封藏失司，精微下泄，间歇性出现尿微量白蛋白。随着疾病迁延，肾气不固，精微下泄，痰浊、水湿、瘀血等病理产物难以祛除，气机升降逆乱，出现大量蛋白尿、肾功能异常、电解质紊乱、肾衰竭等。

早期糖尿病肾脏病即微量蛋白尿期，为 Mogensen 分期Ⅰ～Ⅲ期，燥热伤精耗气，气阴两虚，渐至肾精不足，肾气亏虚，阴阳两虚，以虚证为主，治疗时依据肾阴肾阳、肾精肾气的不同，以肾气丸、六味地黄丸、左归丸、右归丸、二仙汤、二至丸等方加减；气阴两虚合生脉散，气虚者合四君子汤，血虚合四物汤、当归补血汤等。

中期糖尿病肾脏病即持续蛋白尿期，为 Mogensen 分期Ⅳ期，症见持续尿蛋白、水肿、高血压等，肾气亏虚，兼夹痰饮、水湿、瘀血等病理产物，本虚标实，临床在补益肾精、温补肾阳、恢复气化的基础上，加二陈汤化痰行气，加桃红四物汤活血化瘀等，补肾有利于恢复脏腑功能，固摄精微物质，祛除病理产物有利于有害物质的排出。

终末期糖尿病肾脏病即尿毒症期，为 Mogensen 分期Ⅴ期，见大量尿蛋白、肾功能异常，伴严重高血压、低蛋白血症、肾性贫血等，肾小球广泛硬化荒废。此期阴阳俱虚、五脏俱损，水湿、浊毒泛滥，气机升降逆乱，出现"关格"等危重证，本着"急则治标""间者并行，甚者独行"的原则，以泻心汤、承气汤、中满分消饮等方，祛除病理产物为先，恢复升降出入，同时结合透析等措施，综合施治，保障患者生命安全，病证缓解后，标本同治。

糖尿病肾病以脏腑虚损为本，痰饮、瘀血、水湿、毒邪为标，病情稳定期以扶正治本为主，兼治其标；病情变化期以治标为主，常酌情选用祛痰利湿、活血化瘀、泄浊解毒等法。消渴肾病中西医分期，能够整体把握疾病的发展规律，有效指导临床辨证，更好地发挥中医辨证论治的治疗优势，治疗上详审虚实寒热，标本缓急，权衡利弊，寒热同调，补虚泻实，标本同治。

**病案举例** 1

王某，男，53 岁。

初诊：2020 年 9 月 2 日。

主诉：多饮多尿 8 年，腰酸乏力、小便泡沫 1 年。

8 年前口干口渴，体重减轻 5 公斤，确诊为 2 型糖尿病，长期口服二甲双胍0.5 g (tid，po)，阿卡波糖 50 mg (tid)，未规律监测血糖及控制饮食。1 年前出现小便泡沫，晨起加重，夜尿 1~2 次，尿有余沥，腰酸乏力，口干口渴，眠中易醒，舌质淡，苔薄白，脉沉无力，空腹血糖 9.4~10.1 mmol/L，餐后 2 h 血糖 11.5~13 mmol/L，尿蛋白 (++)，肾功能正常，泌尿系彩超正常。确诊为糖尿病肾病（临床期），停服二甲双胍，加服西格列汀 100 mg (qd)，百令胶囊6 粒 (tid)，空腹血糖 7~8 mmol/L，餐后 2 h 血糖 9~12 mmol/L，尿蛋白 (+++)，小便泡沫较多，夜尿 2~3 次，腰膝酸软，神疲乏力，口干口渴，舌质淡红、苔薄白，脉沉无力。既往高血压病史 12 年，脑梗死 9 年。西医诊断：2 型糖尿病，糖尿病肾病。中医诊断：消渴肾病，证属肾精不足、气阴两虚。以左归丸合生脉散加减。处方：熟地黄 24 g，山茱萸 12 g，山药 12 g，菟丝子 30 g，枸杞子 15 g，党参 30 g，麦冬 15 g，五味子 6 g，黄芪 30 g，莲子 15 g，芡实 15 g，女贞子 15 g，墨旱莲 15 g，淫羊藿 10 g，仙茅 10 g，桑寄生 30 g。

7 剂，每日 1 剂，分 2 次温服。治疗 2 个月后，复查尿常规：尿蛋白（+），尿微量白蛋白286.1 mg/L，腰酸乏力，口干口渴减轻，小便泡沫减少，尿有余沥，夜尿 1~2 次，大便略稀，舌质淡红、苔薄白，脉沉弱。上方加减又服药 3 个月，尿蛋白（+），尿微量白蛋白 126 mg/L，肾功能正常，小便泡沫减少，腰酸乏力减轻，尚在治疗中。

**按**：患者为临床期消渴肾病，患消渴 8 年，因血糖控制不佳，出现腰酸乏力、小便泡沫、尿有余沥、口干口渴、神疲乏力等症状，证属肾精不足，气阴两虚，气化不利，封藏失司，精微下泄，以左归丸合生脉散加减，以滋补肾精、益气养阴，肾精充盛，开阖有度，气化正常，症状减轻，实验室检查明显改善。

**病案举例 2**

杨某，女，68 岁。

初诊：2020 年 11 月 19 日。

主诉：口干乏力 15 年，加重伴小便泡沫2 年。

15 年前因口干多饮，神疲乏力，体重减轻，经查确诊为 1 型糖尿病，注射甘精胰岛素 20 U（qd），口服阿卡波糖 100 mg（tid），未规律监测血糖及控制饮食。2 年前因腰酸腰痛，双下肢疼痛麻木，小便有泡沫，他院检查腰椎 CT 提示腰椎间盘突出。空腹血糖 12.3 mmol/L，餐后血糖 16.4 mmol/L。尿常规：尿蛋白（+），隐血（+++），血肌酐214 μmol/L，尿素氮 18.8 mmol/L，尿酸606.8 μmol/L，甘油三酯 2.49 mmol/L，确诊为糖尿病肾病（肾功能不全）、腰椎间盘突出症，改用胰岛素泵治疗，基础胰岛素 20 U，三餐各注射10 U，空腹血糖 6~7 mmol/L，餐后血糖 9~11 mmol/L。血压136/76 mmHg，长期口服肾衰宁胶囊、阿司匹林、缬沙坦等药，既往有高血压 8 年。刻下小便无力，小便黄有泡沫，尿有余沥，眼睑浮肿，晨起明显，夜尿 2 次，腰酸腰困，恶寒怕冷，口干口渴，头晕头痛，神疲乏力，入睡困难，眠中易醒，大便成形，日2行，舌质淡嫩、少苔，脉沉无力。证属消渴肾病，肾气亏虚，脏腑失养，气化不利，精微下泄，以肾气丸、水陆二仙丹合五苓散加减，温阳化气。处方：熟地黄24 g，山茱萸12 g，山药12 g，牡丹皮9 g，茯苓12 g，泽泻18 g，猪苓12 g，白术12 g，桂枝10 g，制附子6 g，生黄芪30 g，党参15 g，金樱子15 g，石莲子15 g，芡实15 g，桑寄生30 g，葛根24 g。治疗2个月，腰酸乏力减轻，小便泡沫减少，血肌酐148 μmol/L，尿素氮12.98 μmol/L，尿酸606.8 μmol/L，目前尚在治疗中。

**按**：患者为消渴肾病（肾功能不全期），肾阳亏虚，气化不利，水饮停聚，精微下泄，小便有泡沫，排尿不利，尿有余沥，眼睑浮肿，神疲乏力，腰酸腰困，舌质淡嫩少苔，一派肾阳亏虚之象。《金匮要略》谓"男子消渴，小便反多，以饮一斗，小便一斗，肾气丸主之"。方以肾气丸、水陆二仙丹滋补肾精、温补肾阳，五苓散通阳化气，其中桂枝配伍附子温肾通阳，取"少火生气"之义，熟地黄、山茱萸、山药滋补肾精；金樱子、芡实、石莲子补肾涩精；黄芪、党参、葛根补气升阳，标本同治，取效颇佳。

# 补肾清热利湿法治疗劳淋的体会

劳淋以反复发作的尿频、尿急、尿痛，伴腰酸、乏力为主证，病程较长，时轻时重，遇劳则发，缠绵难愈，多见于慢性膀胱炎、慢性肾盂肾炎、尿道综合征等病，抗生素类药物治疗有效，但易产生耐药性，复发率高。临床观察劳淋的核心病机是肾虚膀胱湿热所致，治以补肾清热利湿，常取佳效。

## 一、对病因病机的认识

《中藏经》提出了"劳淋"的病名；《诸病源候论·淋病诸候》谓"劳淋者，谓劳伤肾气而生热成淋也，其状尿留茎中，数起不出，引小腹痛，小便不利，劳倦即发"，提出劳淋的主证及病因，强调遇劳而发的特点；"诸淋者，由肾虚而膀胱热故也"，揭示了肾气不足、膀胱湿热为劳淋反复发作的根本病机。

急性淋证常以膀胱湿热蕴结、气化不利为主，证候单一，病机简单易治，以清热利湿为主，预后良好。若失治误治，过用苦寒清利之品，损伤脏腑功能，致使病情迁延不愈，同时，湿热之邪耗气伤津，脏腑功能低下，防御功能减弱，易感受六淫邪气，遇劳而发，使病情反复加重，其病机发生根本性的改变。"五脏劳伤，久必及肾"，脏腑虚损，肾气亏虚，湿热留滞，本虚标实，缠绵不愈。

肾主水，司二便，若久病体虚，肾气不足，膀胱气化失司，开阖失司，水道不通，水湿停聚，蕴而化热，湿热阻滞气机，影响膀胱气化，恶性循环，缠绵难愈。可见，劳淋反复发作，本虚标实，病机实质是肾气不足、膀胱湿热。

劳淋的不同时期，可以出现寒热虚实的转化，急性加重期以膀胱湿热、气化不利为主，兼夹肾气不足；迁延期以肾虚为主，或偏于肾阴不足，或偏于肾阳不足，兼夹膀胱湿热；恢复期以肾气亏虚为主。临床观察发现单纯的虚证或实证较少见，寒热交错，虚实并见较多，因此，临床治疗不可盲目温阳益阴，或清热利湿，需权衡标本缓急，综合施治。

## 二、间者并行，甚者独行

劳淋的病机为肾气不足，膀胱湿热，不同时期存在虚实寒热的转化，临床以脏腑辨证为中心，权衡肾虚与膀胱湿热的主次，依据"急则治标，缓则治本""间者并行，甚者独行"的原则，将扶正祛邪的辨证思路贯穿于疾病始终。

### 1. 急性加重期

劳淋急性发作期，常以膀胱湿热为主，兼夹气阴两伤。湿热不去，气化受阻，湿为阴邪，易伤阳气，热为阳邪，易伤阴津，出现尿频、尿急、尿痛、尿色黄赤，口干口渴，五心烦热，神疲乏力，舌红、苔黄腻少津，脉滑数。在清热利湿的基础上，合用益气生津之品，在选择清热利湿药时，避免使用苦燥伤津或苦寒伤气之品。基本方：萹蓄 15 g，瞿麦 15 g，金银花 15 g，连翘 15 g，蒲公英 30 g，白花蛇舌草 30 g，车前子 20 g（包煎），滑石 15 g（包煎），茯苓 15 g，泽泻 15 g，芦根 15 g，黄芪 20 g，麦冬 15 g，生地黄 20 g，白芍 20 g，甘草 6 g。本方以清热利湿为主，甘寒清热，甘淡利湿，以助膀胱气化，辅以甘平益气养阴，标本同治，减少复发。

若湿热成毒，小便黄赤，尿道涩痛，大便黏滞或干燥，舌质鲜红、苔黄腻，加炒栀子 10 g、黄芩 10 g、黄柏 10 g、大黄 6 g、龙胆草 10 g 等药，加强清热解毒、利湿通淋之效，但此类药苦寒败胃，不可久用，应中病即止。

2. 劳淋慢性迁延期

劳淋慢性迁延期，常以肾气不足为主，兼夹膀胱湿热，本虚标实，或偏于肾精不足，或偏于肾阳亏虚，临床以阴阳两虚多见，气化功能失调，不能助膀胱化气行水，水湿之邪停聚，郁久化热，出现尿频尿急，夜尿频多，遇冷遇劳即发，小便欲出不尽，无涩痛感，小腹不适，腰腹酸困，口干不欲饮，畏寒怕冷，神疲乏力，舌淡红、苔薄白，脉沉。治以补益肾精、温阳化气、清利湿热，以肾气丸合五苓散加减。处方：熟地黄 24 g，山茱萸 12 g，山药 12 g，茯苓 10 g，泽泻 15 g，猪苓 10 g，白术 10 g，桂枝 6 g，牡丹皮 6 g，附子 6 g，萹蓄 15 g，瞿麦 15 g，蒲公英 30 g，竹叶 10 g，车前子 20 g（包煎），甘草 6 g。全方扶正为主，兼以祛邪，补益肾精，温阳化气，辅以清热利湿，以恢复膀胱气化功能，防闭门留寇，不可本末倒置。

3. 劳淋恢复期

劳淋恢复期以肾气亏虚、膀胱气化不利为主，表现为脏腑亏虚，膀胱气化功能低下，老年体虚者多见，《素问·上古天真论》谓"七八，肝气衰，筋不能动，天癸竭，精少肾脏衰，形体皆极；肾者主水，受五脏六腑之精而藏之，故五脏盛，乃能泻"，因此，治疗以扶正补肾为主，依据肾阴、肾阳亏虚的不同，分别以左归丸、右归丸合五苓散加减，补益肾精、温助肾阳，恢复膀胱气化，不可过用攻伐之品。

### 三、临证心悟

劳淋缠绵不愈与肾气不足、膀胱湿热密切相关，本虚标实，不同时期又有多种演变趋势，因此，在分期辨证的基础上，注重辨证用药，有的放矢。

1. 甘寒清热，淡渗利湿

针对劳淋肾气不足、膀胱湿热的病机特点，劳淋患者病史较长，存在湿热耗气伤阴的特点，因此，急性加重期选择清热利湿药时，以甘寒、咸寒清热为主，苦燥、苦寒清热利湿之品，如黄芩、黄连、龙胆草、栀子等，不宜久用，中病即止，久用败伤脾胃，使正气受损，湿热留恋不去，病必不除。临床喜用甘寒或咸寒清热药，如金银花、连翘、生地黄、石膏、芦根、白茅根、玄参等，清热不伤阴，养阴不敛邪。热毒较甚者，可短期使用清热解毒之品，如白花蛇舌草、蒲公英、紫花地丁、鱼腥草等。利湿选用甘淡渗湿之品，如茯苓、猪苓、泽泻、白术、车前子、滑石等，淡渗利湿，通利小便，使湿热之邪从小便而去，恢复膀胱气化功能。

2. 甘平益气，酸甘养阴

劳淋膀胱湿热易耗气伤津，在劳淋缓解期，以甘平益气、酸甘养阴、扶助正气为主，辅以清热利湿，不可盲目温阳，以防湿热留恋，缠绵难愈。《外感温热篇》第9条谓"面色苍者，须要顾其津液，清凉到十分之六七，往往热减身凉，不可就云虚寒而投补剂，恐炉烟虽息，灰中有火"，以太子参、黄芪甘平补气，白芍、甘草、芦根、麦冬、生地黄等酸甘养阴、清热生津，无燥烈伤阴之弊，尤其对体虚不耐峻补之人，适合长期服用，为迁延期清润之法。

3. 甘温益阳，咸寒益阴

劳淋遇劳则发，迁延不愈，"五脏劳伤，穷必及肾"，常出现肾阴、肾阳虚损，此时需阴阳平补，偏于肾阳虚损者，以右归丸合五苓散加减，菟丝子、鹿角胶、熟地黄、杜仲等甘温益阳之品，无燥烈助热之性，温补肾阳，恢复膀胱气化功能；偏于肾阴虚损者，以生地黄、山药、龟甲胶、山茱萸等咸寒益阴之品，无滋腻碍湿之弊，滋阴降火，以扶正为主。《景岳全书》谓"善补阳者，必于阴中求阳，则阳得阴助，生化无穷；善补阴者，当于阳中求阴，则阴得阳升，源泉不竭"，阴阳平调，使肾气旺盛，气化功能恢复，正盛邪去，可以迅速改善症状，减轻患者痛苦，减少复发，提高临床疗效。

**病案举例** 1

刘某，女，66 岁。

主诉：尿频尿急反复发作近 10 年，加重 1 周，每于劳累及受凉后加重。

近 1 周因为搬家劳累饮水过少，出现尿频尿急，每日数十行，夜尿 3~4 次，尿道酸涩，无烧灼感，小腹及腰背酸胀疼痛，神疲乏力，口黏口渴，时有胸闷乏力，下肢浮轻度肿，周身怕冷，大便调，舌体胖大、边有齿痕、苔白腻，脉细滑微数。尿常规示：白细胞（+++），蛋白（+）。泌尿系彩超正常。既往患甲状腺多发性结节 3 年。西医诊断：泌尿系感染急性发作。中医诊断：劳淋。证属膀胱湿热，气阴两虚，气化不利，治以清热利湿、益气养阴、恢复气化。处方：金银花 15 g，连翘 15 g，萹蓄 15 g，瞿麦 15 g，蒲公英 30 g，白花蛇舌草 30 g，车前子 20 g（包煎），滑石 10 g（包煎），太子参 20 g，玄参 15 g，黄芪 20 g，茯苓 10 g，猪苓 10 g，泽泻 10 g，白术 10 g，桂枝 6 g。7 剂，每日 1 剂，冷水煎，饭后分 2 次温服。

二诊：尿频、尿急明显好转，夜尿 2~3 次，仍小腹酸胀疼痛减轻，下肢轻度浮肿，周身怕冷，大便调，舌苔白滑，脉细滑。尿检：蛋白（-），白细胞（++）。效不更方，原方继服 14 剂。

三诊：尿后尿道酸涩，尿频，小便淡黄，小腹怕冷，腰膝酸软，神疲乏力，舌淡、苔薄白，脉沉细，复查尿常规正常。湿热渐去，肾阳不足，气化不利，当温助肾阳，化气行水。处方：熟地黄 24 g，山茱萸 12 g，山药 12 g，茯苓 12 g，猪苓 12 g，泽泻 18 g，白术 12 g，桂枝 10 g，制附子 6 g，菟丝子 20 g，车前子 30 g（包煎），滑石 10 g（包煎），太子参 20 g，生黄芪 30 g，炙甘草 6 g。冷水煎，每日 1 剂，饭后温服，再服药 20 剂，以肾气丸善后，随访半年，未复发。

## 病案举例 2

# 淋证（前列腺炎，前列腺增生）案

**提要：** 患者为前列腺增生合并前列腺炎，尿频尿急，尿痛，尿不尽，有少量白色分泌物，证属湿热蕴结成毒，下注膀胱，气化失司，开阖不利，以茵陈蒿汤、黄连解毒汤、八正散合方清热解毒、利湿通淋而取效，症状缓解；针对肾精不足，气化失司，以六味地黄丸合五苓散，补益肾精，恢复气化善后。

陶某，男，63 岁，已婚，退休。

初诊：2019 年 7 月 23 日。

主诉：尿频尿急 1 年，加重伴尿道口疼痛 2 个月。

1 年前逐渐出现尿频，尿急，尿线细，尿不尽，下腹彩超示前列腺增生，口服癃闭舒、前列舒通胶囊等药，症状减轻。1 个月前无明显诱因出现尿频，尿急，小便后尿道口烧灼疼痛，有少量白色分泌物，小便短赤涩痛，小腹部胀痛，腰酸无力，会阴潮湿坠胀，胸部以上汗出，汗后怕冷，口苦心烦，眠中易醒，大便正常，尿常规示隐血（+），既往有前列腺炎、前列腺增生、高血压、动脉硬化、高尿酸血症、肝囊肿、双肾囊肿、甲状腺结节、左肺上叶结节、肺大疱病史。刻下形体消瘦，面色晦暗，口臭，言语清晰，舌暗红，苔白厚腻，脉滑数。西医诊断：前列腺炎、前列腺增生、高血压。中医诊断：淋证。此为湿热下注、膀胱气化不利所致，法当清热利湿通淋，方拟茵陈蒿汤、黄连解毒汤、八正散加减。处方： 栀子 10 g，茵陈 15 g，龙胆草 10 g，酒大黄 6（后下），黄柏 10 g，黄连 10 g，黄芩 10 g，淡竹叶 10 g，萹蓄 15 g，瞿麦 15 g，车前子 30 g（包煎），滑石 20 g（包煎），通草 6 g，茯苓 10 g，泽泻 15 g，猪苓 10 g，生甘草 3 g。6 剂，冷水煎服，每日 1 剂，分 2 次温服，嘱其忌食生冷之品。

二诊（7月30日）：

汗出减轻，仍尿频，尿急，尿有余沥，有烧灼感，尿道口发红疼痛，少量白色分泌物，心烦急躁，晨起口苦，舌脉同前。尿红细胞相差镜检提示：红细胞变形70%，呈面包圈、花环等。效不更方，继服6剂。

三诊（8月6日）：

尿道烧灼感减轻，尿频，尿痛，尿不尽减轻，口干口苦，心情烦闷，舌边尖红、苔黄厚腻、少津，脉沉滑。上方加生地黄24g，以养阴清热，继服7剂。

四诊（8月20日）：

腰酸，尿频，尿急减轻，小便后尿道烧灼疼痛，口干口渴，紧张时汗出较多，舌质暗红、苔白腻少津，脉滑数。原方继服6剂。

五诊（8月27日）：

因饮酒又服辛辣之品，左侧腰酸，口苦加重，尿道疼痛，有烧灼感，小便黄赤，夜尿2次，舌质红赤、苔黄厚腻、少津，脉沉。上方加蒲公英50g、连翘20g，以清热解毒，继服6剂。

六诊（9月3日）：

腰酸减轻，尿道疼痛烧灼减轻，口苦减轻，时有头蒙，午后加重，小便黄无分泌物，小便畅利，舌脉同前。前方去淡竹叶，加知母12g，以滋阴清热，继服6剂。

七诊（9月10日）：

腰酸、活动后加重，尿道疼痛烧灼感减轻，汗出口干，舌质瘀暗、苔黄白厚腻，右脉弦滑无力、左关滑。调整处方：通草6g，败酱草15g，生甘草10g，车前子30g（包煎），滑石20g（包煎），萹蓄15g，瞿麦20g，栀子10g，茵陈15g，龙胆草10g，黄柏10g，黄连10g，黄芩10g，知母12g，金银花20g，连翘20g，蒲公英50g，白花蛇舌草30g。加强清热解毒、利湿通淋之效，继服6剂。

八诊（9月17日）：

腰酸减轻，尿频，晨起小便颜色如浓茶，尿道有烧灼感，尿道口发红，大便日1行，舌质边尖红、苔黄厚腻少津，右脉滑数。前方加琥珀3g（冲服），继服6剂。

九诊—十一诊（9月24日—10月22日）：

小便色黄畅利，尿道口疼痛消失，尿道口发红减轻，舌质红、苔薄黄腻，脉沉滑无力。继原方服20剂。

十二诊（11月5日）：

晨起小便黄，尿道口疼痛减轻，大便正常，口干，舌边尖红、苔黄燥，脉滑有力。前方蒲公英减至30g，去金银花，加刘寄奴12g、白芍30g，以酸甘化阴、缓急止痛、活血通淋，继服6剂。

十三诊（11月12日）：

尿道口疼痛减轻，会阴及小腹坠胀，尿有余沥，腰膝酸软，舌边尖红、少津少苔，脉沉细数。湿热渐去，肾精不足，气化不利，以六味地黄丸合五苓散加减滋补肾精，恢复气化。处方：熟地黄24g，山茱萸12g，炒山药15g，牡丹皮10g，茯苓10g，泽泻15g，炒白术15g，桂枝6g，猪苓10g，萆薢15g，瞿麦15g，车前子30g（包煎），滑石18g（包煎），生甘草3g。6剂。

十四诊（11月26日）：

尿频无烧灼感，尿道口无疼痛，小便正常，夜尿1次，舌质红、左侧苔白腻、右侧无苔，脉濡。上方加蒲公英30g、败酱草15g、白花蛇舌草30g、连翘15g、琥珀3g（冲服），制成丸药，补益肾精，清热利湿通淋，标本同治，每日3次，每次10g。

**按**：患者为前列腺增生伴前列腺炎，以尿频尿急尿痛为主症，小便后尿道口疼痛，发红，有白色分泌物，小便短赤涩痛，尿有余沥，会阴潮湿，腰骶酸困，舌边尖鲜红、苔黄腻少津，脉弦滑。证属湿热并重，下注膀胱，气化不利，酿生毒热伤津，属于标实证，治疗以清热解毒、利湿通淋为大法，以茵陈蒿汤、黄连解毒汤、八正散合方加减。《伤寒论》第 236 条云"……小便不利渴引水浆者，此为瘀热在里，身必发黄，茵陈蒿汤主之"，第 260 条云"伤寒七八日，身黄如橘子色，小便不利，腹微满者，茵陈蒿汤主之"，可见茵陈蒿汤不只是治疗湿热黄疸，只要符合湿热内蕴、湿热并重者，均可加减应用，合黄连解毒汤、八正散加强清热解毒、利湿通淋之效。湿热病缠绵难愈，坚持治疗是取效的关键。治疗后期，湿热渐化，肾精不足，气化不利，本着"缓则治其本"的原则，以六味地黄丸合五苓散加减，补益肾精，扶正固本，恢复气化。

# 经方治疗桥本甲状腺炎的体会

桥本甲状腺炎为自身免疫性甲状腺疾病，好发于 30~50 岁女性，起病隐匿，临床表现复杂多样，甲状腺自身抗体升高，伴见甲状腺功能异常，早期出现甲状腺功能亢进的表现，后期甲状腺滤泡细胞破坏萎缩，甲状腺激素水平降低，形成甲状腺功能减退，发病机制目前尚不明确，临床缺乏有效的治疗方法。疾病早期出现短暂的甲亢症状，以甲巯咪唑、普萘洛尔对症，后期出现甲减症状，以甲状腺素纳片治疗。中医个体化的治疗思路，在改善临床症状、降低抗体水平等方面有独到优势，笔者临床以经方分期治疗桥本甲状腺炎，收效颇佳。

## 一、病因病机

桥本甲状腺炎的病因与体质、情志及饮食失调等因素密切关系，先天禀赋不足是本病的内在因素，本病有明显的家族史。肝为刚脏，体阴用阳，内寄相火，主疏泄，调畅全身气机的升降，若情志不畅，肝失疏泄，肝郁化火，气机升降失调，水谷精微输布失司，津聚为痰，或火热灼津为痰，《济生方·瘿瘤论治》谓"夫瘿瘤者，多由喜怒不节，忧思过度，而成斯疾焉"，痰浊阻滞气机，血行不畅，导致痰瘀阻滞，壅结于颈前，形成瘿瘤。《外科正宗·瘿瘤论》谓"瘿瘤之症非阴阳正气结肿，乃五脏瘀血、浊气、痰滞而成"，痰浊、瘀血可相互影响，致疾病缠绵难愈，随着疾病的演变，耗伤正气，脏腑功能低下，阴损及阳，阳气亏虚，寒自内生，气化不利，水谷精微运化失司，津液停聚为饮，泛溢肌肤，导致颜面及下肢黏液性水肿、怕冷畏寒、神疲乏力等。

## 二、分期论治

桥本甲状腺炎早期，颈前肿胀，有异物感，或坠胀感，吞之不下，吐之不出，压之无疼痛，精神抑郁，神疲乏力，咽干口燥，多数患者体检时，彩超提示甲状腺弥漫性改变。若合并甲亢，则伴见心悸汗出、手抖消瘦、汗出怕热、小便黄赤、大便正常、舌质红赤、苔薄白或薄黄、脉弦数或滑数。彩超示：甲状腺弥漫性肿大。甲状腺功能示：TPO-Ab 及 TGAb 升高。随着社会发展，工作及生活压力增大，情志不畅，肝失疏泄，肝郁化火，或过食辛辣及海产品，胃火炽盛，肝胃郁热，灼津为痰，痰气交阻，痹阻颈部，病机以邪实为主，《临证指南医案》谓"躁急善怒，气火结瘿"，治当疏肝解郁、清热化痰，以小柴胡汤、金铃子散加减。基本方：柴胡 10 g，黄芩 10 g，半夏 10 g，党参 15 g，川楝子 10 g，延胡索 10 g，郁金 10 g，香附 10 g，桔梗 10 g，枳实 10 g，甘草 10 g。若合并亚急性甲状腺炎，咽喉疼痛，发热，可加银翘散辛凉宣透、清热利咽；合并甲状腺结节，加浙贝母、夏枯草、牡蛎软坚散结。

中期火热渐退，肝郁气滞，痰瘀阻滞，颈前肿大，无压痛，咽部异物感，晨起有痰，神疲乏力，心情烦闷，紧张焦虑，舌质淡红、苔薄白或白腻，脉沉。甲状腺彩超示：弥漫性改变。甲状腺功能示：TPO 及 TGAb 升高。治当疏肝行气、化痰软坚、活血化瘀，以四逆散、半夏厚朴汤加减。基本方：柴胡 10 g，枳实 10 g，白芍 10 g，半夏 12 g，厚朴 12 g，紫苏 10 g，茯苓 15 g，浙贝母 10 g，乳香 10 g，没药 10 g，三棱 10 g，莪术 10 g，甘草 10 g。《伤寒论》第 318 条谓"少阴病，四逆，其人或咳，或悸，或小便不利，或腹中痛，或泄利下重者，四逆散主之"，《金匮要略·妇人杂病脉证并治》第 5 条谓"妇人咽中如有炙脔，半夏厚朴汤主之"，经方相合，以疏肝理气、化痰软坚，配伍活血化瘀之品。

若神疲乏力，少气懒言，纳差少食，舌质淡红、苔薄白，脉沉，加四君子汤，健脾益气；胸脘痞闷，恶心欲呕，头晕目眩，舌质淡胖、苔白腻，脉濡，加三仁汤祛湿行气等。

后期阴损及阳，脏腑功能低下，尤其以脾肾阳虚为主，气化不利，清阳不升，水湿停聚，阻滞气机，出现颈前漫肿，面色苍白，颜面四肢浮肿，晨起加重，嗜睡健忘，形寒肢冷，神疲乏力，情绪低落，纳呆腹胀，大便秘结，小便不利，舌质淡胖、苔白腻，脉沉无力。临床以四逆汤合补中益气汤加减，温阳补气、恢复气化。基本方：制附子10 g（先煎），干姜10 g，生黄芪30 g，党参30 g，白术15 g，当归10 g，升麻6 g，柴胡6 g，葛根24 g，夏枯草10 g，牡蛎30 g（先煎），炙甘草6 g。《伤寒论》第281条谓"少阴之为病，脉微细，但欲寐也"，《素问·生气通天论》谓"阳气者，若天与日，失其所则折寿而不彰也故天运当以日光明"，阳气亏虚，脏腑功能低下，治当温补阳气、升举清阳。

肾阳亏虚，气化不利，津液代谢失常，阳虚水泛，颜面及下肢浮肿，小便不利，形寒肢冷，极度乏力，舌质淡、苔水滑，脉沉，常以真武汤、五苓散、防己黄芪汤合方，温振肾阳、化气行水；颈前结节肿大、凹凸不平，加山慈菇、土鳖虫、鳖甲等软坚散结。《伤寒论》第316条谓"少阴病，二三不已，至四五日，腹痛，小便不利，四肢沉重疼痛，自下利者，此为有水气。其人或咳，或小便利，或下利，或呕者，真武汤主之"。《金匮要略·痉湿暍病脉证并治》第22条谓"风湿，脉浮，身重，汗出恶风者，防己黄芪汤主之"，温助肾阳、化气行水，病情缓解后，以肾气丸善后。

可见，桥本甲状腺炎不同时期，病机及证候不同，临床发挥中医同病异治的特色，分期治疗，可缩短病程，改善临床症状，减轻西药的副作用，扩大经方的应用范围，有积极的临床意义。

**病案举例** 1

刘某，女性，43 岁。

初诊：2018 年 11 月 7 日。

主诉：神疲乏力 2 年，加重伴下肢浮肿 1 个月。

患者 2 年前无明显诱因出现神疲乏力，查甲功示：TSH 4.32 μIU/mL，TGAb 560 IU/mL，TPO-Ab 1 200 IU/mL，甲状腺彩超示弥漫性改变。未服药物。1 个月前神疲乏力加重，下肢浮肿，身体沉重，2 个月内体重增加 10 斤，头晕耳鸣，健忘纳呆，腰膝酸软，小便清长，大便正常，舌质淡嫩、苔薄白，脉沉无力。甲状腺肿大、质软、无压痛，双下肢中度水肿，甲功：FT 32.44 pg/mL，FT 41.40 ng/dL，TSH 8.84 μIU/mL，TGAb 393.2 IU/mL，TPO-Ab l 852 IU/mL。西医诊断：桥本氏甲状腺炎合并甲状腺功能减退。中医诊断：瘿病。证属脾肾阳虚、气化不利，以肾气丸、五苓散合补中益气汤加减。处方：熟地黄 24 g，山茱萸 12 g，山药 12 g，茯苓 12 g，泽泻 18 g，猪苓 12 g，白术 12 g，桂枝 10 g，制附子 10 g（先煎），生黄芪 30 g，党参 20 g，当归 10 g，柴胡 6 g，升麻 6，车前子 30 g（包煎），葛根 30 g，炙甘草 6 g。水煎服，日 1 剂，早晚分服，加减治疗 2 个月，神疲乏力诸症状好转，双下肢无水肿。

**病案举例** 2

## 瘿病（甲状腺功能减退）案

张某，女，43 岁。

初诊：2020 年 12 月 1 日。

主诉：乏力伴颜面及下肢浮肿 4 月余。

4 个月前无明显诱因出现颜面及下肢浮肿，晨起加重，面色无华，咽部异物感，神疲乏力，情绪低落，心情烦闷，郁郁寡欢，腰膝酸软，小便不利，大便正常，舌质淡嫩、边尖齿痕，脉沉无力。甲功五项：TSH 10.68 uIU/mL，甲状腺彩超：甲状腺右叶结节，左叶先天缺如。生化检查正常，口服左甲状腺素钠片 100 mg、qd，症状不缓解。西医诊断：甲状腺功能减退症。中医诊断：瘿病。证属肾精不足、气化无力、肝脾不和，以六味地黄丸、五苓散、防己黄芪汤、当归芍药散加减，以补益肾精、恢复气化、调和肝脾。处方：熟地黄 24 g，山茱萸 12 g，山药 12 g，茯苓15 g，牡丹皮 9 g，盐泽泻18 g，桂枝 10 g，猪苓 12 g，炒白术 12 g，防己 10 g，黄芪30 g，当归 10 g，川芎 15 g，炒白芍 15 g，盐车前子 30 g（包煎），滑石 18 g（包煎）。6 剂，水煎服，分两次温服。

二诊（2020 年 12 月 7 日）：

患者诉肿胀感缓解，颜面及下肢浮肿减轻，咽部异物感，小便不利，神疲乏力，腹部胀满，遇冷加重，舌质淡嫩有齿痕、苔薄白，脉沉缓。前方加党参20 g、厚朴 15 g，6 剂，水煎服。

三诊—七诊（2020 年 12 月 13 日—2021 年 2 月 1 日）：

肿胀感较前明显缓解，乏力较前减轻，心烦，情绪低落较前好转，舌质淡嫩齿痕、苔薄白，脉沉。前方去厚朴、车前子、滑石，加丹参 20 g、三棱 10 g、莪术 10 g 以活血软坚。

八诊（2021 年 2 月 10 日）：

颜面及下肢肿胀消失，神疲乏力消失，纳食正常，舌质淡、苔薄白，脉沉无力，复查甲功，TSH 4.68 uIU/mL。前方继服，目前尚在治疗中。

**按：** 患者颜面及下肢浮肿，咽部异物感，腰膝酸软，辨证属于"瘿病"。《素问·上古天真论》谓"肾者主水，受五脏六腑之精而藏之"，肾藏精主水，肾精充盛，气化正常，开阖有度，脏腑气化产生的糟粕能及时排出体外。《素问·水热学论》谓"肾者，胃之关也，关门不利，故聚水而从其类也。上下溢于皮肤，故为浮肿"。肝肾同源，肝血肾精相互化生，肾精不足，肝失所养，加之平素情志不畅，肝气郁结，木郁克土，脾气亏虚，运化失司，气血化生无源，酿生水湿，亦可导致浮肿。《素问·汤液醪醴论》谓"平治于权衡，去宛陈莝，……开鬼门，洁净府"，指出发汗、利小便等方法治疗水肿。《金匮要略·水气病脉证并治》谓"诸有水者，腰以下肿，当利小便，腰以上肿，当发汗乃愈"，进一步强调水肿部位及病机不同，治疗原则不同。本案以六味地黄丸、五苓散补益肾精、恢复气化；《金匮要略·脏腑经络先后病脉证第一》谓"见肝之病，知肝传脾，当先实脾"，当归芍药散、防己黄芪汤养肝健脾、补气利水，滑石、车前子淡渗利湿。七诊时，加入丹参、三棱、莪术活血散结，以消除甲状腺结节，后期疗效有待进一步观察。

# 养阴疏肝法治疗甲状腺功能亢进症的体会

甲状腺功能亢进症是多种原因导致甲状腺激素分泌过多引起的临床综合征，常影响全身多个系统的功能，单纯应用抗甲状腺药物治疗，周期长、易复发、副作用多，临床观察本病的发生与体质、饮食、情绪密切相关，以阴虚肝郁为基本病机，以养阴清热、疏肝解郁为基本治则，以一贯煎、四逆散合金铃子散加减，标本兼治，配合抗甲状腺药物，可以迅速缓解临床症状，恢复甲状腺功能，截断病情进一步发展，副作用小，不易复发。

## 一、病因病机

甲状腺功能亢进症属于中医"瘿病""瘿气"的范畴，临床症状繁多，涉及多个系统，发病机制复杂，多脏腑功能受累。先天禀赋不足是甲亢发病的根本原因，阴虚阳亢之体易患病，女性的发病率更高，同时，工作生活压力大、生活节奏快、情志不畅、饮食失节等为其诱发因素。情志致病至关重要，长期郁郁寡欢，肝失疏泄，肝气郁结，脏腑功能失调，随着疾病的演变气郁化火，火热耗气伤津。《素问·阴阳应象大论》谓"壮火之气衰，少火之气壮，壮火食气，气食少火，壮火食气，少火生气"，出现急躁易怒，心烦心悸，恶热汗多，手抖口苦，消谷善饥，消瘦，短气乏力，失眠多梦，口干口渴，喉中异物感，舌红苔黄，脉弦数，甲亢的病程长，病机以本虚标实为主，不同时期有不同的病机特点及证候类型，但阴虚肝郁是甲亢发病及复发的关键因素，贯穿疾病的始终。随着疾病的演变，"五志化火"，肝火灼津为痰，痰阻气机，气滞则血瘀，痰瘀等病理产物结于颈前及眼部，发为"瘿瘤"及瘿病突眼，病机更为复杂多变。

## 二、养阴疏肝法的治疗思路

### 1. 基本方药

阴虚肝郁贯穿甲亢的始终，针对病机确定养阴疏肝为基本大法，以一贯煎合四逆散加减。基本方：生地黄15 g，沙参15 g，当归10 g，枸杞子10 g，川楝子10 g，延胡索10 g，柴胡10 g，黄芩10 g，枳壳10 g，白芍10 g，夏枯草15 g，炙甘草6 g。

方中生地黄、沙参、麦冬、当归、枸杞子、白芍养阴柔肝，又有清肝之效，《素问·至真要大论》云"诸寒之而热者取之阴"，使肝阴得养，肝气不亢，疏泄正常，同时川楝子、延胡索、柴胡、枳壳、黄芩、夏枯草疏肝清热，使肝火得清，肝气调达。全方补肝体，助肝用，清肝火，行肝气，兼顾了肝阴不足、肝失疏泄、肝郁化火的病机，标本兼顾。

甲亢随着疾病的发展，病机也发生转化，出现多种兼夹证，如阴虚阳亢，肝郁化火，火热炽盛，出现急躁易怒、心烦心悸，手抖，恶热汗多，口苦，消谷善饥，消瘦，舌红苔黄，脉弦数；热盛伤津耗气，出现短气乏力，心悸心慌，失眠多梦，口干口渴，喉中异物感，舌红少苔，脉细数；还可兼夹痰凝、瘀血等病理产物阻滞，合并瘿瘤；病情进一步迁延，阴损及阳，出现肝郁脾虚、肝肾阴虚、脾肾阳虚等脏腑虚损的表现，如神疲乏力，腰膝酸软，形寒肢冷，纳呆，舌质淡、苔薄白，脉沉细。

### 2. 辨证加减

临床针对疾病发展不同时期的病机特点，在养阴疏肝的基础上合用益气、化痰、活血等治法进行加减。

甲亢早期：情绪低落，精神紧张，胸闷，善太息，加香附、郁金疏肝解郁；面红目赤，消谷善饥，烦躁易怒，头晕手抖，加菊花、桑叶、天麻、钩藤清肝平肝；口干口渴，加玄参、天花粉、石斛养阴清热；咽喉疼痛，加牛蒡子、金银花、菊花、连翘清热利咽；夜寐不安，汗出较多，加酸枣仁、首乌藤、浮小麦、龙骨、牡蛎安神敛汗。

甲亢中期：热盛伤津耗气，气短乏力，加太子参、五味子、黄芪益气养阴；心神不安，头晕神疲，月经量少，配伍熟地黄、何首乌养血补血；气滞痰凝互结于颈前，出现甲状腺肿大，质地柔软，有异物感，配伍半夏、浙贝母、玄参、牡蛎、鳖甲、山慈菇行气化痰、软坚散结；甲状腺肿大，质地坚硬，局部疼痛，配伍丹参、赤芍、土鳖虫活血化瘀。

甲亢后期：病程迁延，阴损及阳，阴阳两虚，脏腑虚损，或以肝肾阴虚为主，或以脾肾阳虚为主，如手足心热，虚烦潮热，腰膝酸软，口干口渴，配伍熟地黄、麦冬、五味子、女贞子、墨旱莲滋补肝肾；若乏力，形寒肢冷，配伍淫羊藿、狗脊、巴戟天、附子温补脾肾。

### 三、临证心悟

1. 强调禀赋与情志致病

临床观察发现甲亢的发病与禀赋、情志密切相关，体质偏于阴虚之体易于患病，情志失调是甲亢发生的前提和反复发作的诱因。随着社会及经济的发展，各种压力增多，时刻影响着人们的心理状态，长期精神压抑或突然受到剧烈的精神创伤，肝的疏泄功能失常，肝气郁结，气滞则津液运行不畅，凝聚而成痰，痰气交阻于颈前，则逐步形成瘿病。如《诸病源候论》谓"瘿者，由忧患、气结所生"。加之饮食不节，过食肥甘厚味或海产品，更易生痰生热，加重病情。阴虚之体为病之根，情志失调为主要诱发因素。肝为藏血之脏，"肝体阴而用阳"，肝阴不足，肝失疏泄，就会出现气郁化火，火灼津液，炼液为痰，痰阻气机，气滞血瘀等一系列病机变化，使得病程迁延不愈或易于复发。

2. 标本兼顾，扶正与祛邪相结合

甲亢的病程较长，其病机实质是本虚标实，阴虚肝郁的基本病机贯穿于疾病的始终，在疾病的演变过程中可出现标本虚实的不同变化，如病程中常兼夹肝火、痰凝、血瘀等病理产物，也可出现气阴两虚、阴阳两虚等虚损症候，因此应针对不同时期有不同的病机特点及证候进行加减，标本兼顾，扶正祛邪，权衡利弊，处理好标本虚实辨证关系，避免一味祛邪戕伐正气，或一味扶正邪无出路。在养阴疏肝的基础上，合用清肝、益气、化痰、活血、温阳等治法。

3. 中西合璧，辨证与辨病相结

由于本病疗程长，病情易反复，在治疗甲亢时，发挥中西医结合的治疗优势，各取所长，优势互补，辨证与辨病相结合。兼有甲状腺肿大、疼痛及突眼征，与气滞、痰凝、血瘀有关，在辨证的基础上加强行气、化痰、活血。在中医辨证基础上配合抗甲状腺药物，可以迅速缓解症状，减轻西药的副作用，缩短疗程，提高疗效，降低复发率，同时增加了患者的依从性，坚定了治疗的信心。应定期检测甲状腺功能等临床指标，及时调整抗甲状腺药物，嘱咐患者坚持规律性服药，预防复发及医源性甲减。

**病案举例 1**

王某，女 29 岁。

初诊：2018 年 12 月 27 日。

主诉：消瘦心悸，多食易饥 2 个月。

患者近 2 个月因学习压力过大，体重减轻 8 kg，心悸心烦，紧张易怒，食欲旺盛，汗出恶热，口干口渴，神疲乏力，时觉手抖，夜寐不安，大便次数增多，日 4 行，不成形，小便黄，舌体瘦小、质红少津、苔薄白、脉细数。

实验室检查：TT3 101 nmol/L，TT4 220.5 nmol/L，FT3 17.7 mol/L，FT4 47.6 mol/L，TSH 0.005IU/L，TPO>1 000 IU/mL。心电图：窦性心动过速 108 次/分。甲状腺彩超：甲状腺弥漫性改变，西医诊断：甲状腺功能亢进症。中医辨证：瘿病，证属阴虚肝郁、气阴两虚。治以养阴疏肝益气生津，以一贯煎合四逆散加减。处方：生地黄 15 g，沙参 15 g，当归 10 g，枸杞子 10 g，川楝子 10 g，柴胡 10 g，枳壳 10 g，白芍 10 g，太子参 20 g，麦冬 15 g，五味子 6 g，夏枯草 15 g，炙甘草 6 g。日 1 剂，冷水煎，分 2 次服。甲巯咪唑 10 mg（bid）；普萘洛尔 10 mg（bid）。连服 3 周后心悸心烦、口干口渴、神疲乏力、手抖明显缓解，大便次数减少，日 2 行，仍感汗出恶热，夜寐不安，舌红、苔薄白，脉沉细。前方减枸杞子，加浮小麦 30 g、龙骨 30 g、牡蛎 30 g，继服。1 个月后，TT3 60 nmol/L，TT4 81 nmol/L，FT3 10.2 mol/L，FT4 22.6 mol/L，TSH 0.05IU/L，肝功、血常规、心电图正常，甲巯咪唑 10 mg（qd）。继续以上方加减治疗半年，甲状腺功能测定正常，甲巯咪唑 5 mg（qd），加服左甲状腺素钠片 25 ug（qd）。半年后复查，各项指标正常。

### 病案举例 2

## 瘿病（甲状腺功能亢进）案

**提要：** 本案为甲状腺功能亢进，服抗甲状腺药物后心悸手抖、汗出乏力等症状不能改善，证属肝阴亏虚，肝郁化火，伤津耗气，治以一贯煎、金铃子散、生脉散加减，养肝柔肝、清肝疏肝，佐以益气养阴而取效。

侯某，女，64 岁，已婚，职员。

初诊：2019 年 2 月 22 日，发病节气：雨水后 3 天。

主诉：心悸消瘦，怕热汗多消瘦 2 个月。

平素性情急躁，近 2 个月无明显诱因出现心悸，怕热汗多，乏力倦怠，咽干口燥，食多消瘦，体重减轻 10 kg，夜寐不安，小便黄，大便干，每日时明显，眼裂增大，小便黄，大便正常，舌质红、苔薄白，脉弦。效不更方，上方继服 6 剂。

四诊（3 月 15 日）：

心悸怕热、汗出手抖减轻，眼裂增大，目光炯炯有神，睡眠正常，仍感神疲乏力，偶有心烦易怒，小便黄，大便正常，舌质红、苔薄白，脉弦。上方黄芪、党参分别加至 20 g，以益气顾本。6 剂，冷水煎服，分 2 次温服。

五诊（3 月 24 日）：

体重增加 4 斤，心悸、手抖汗出明显减轻，仍有口干口渴，小便正常，纳食正常，舌脉同前。上方生地黄、白芍分别加至 30 g，加强养阴清热。6 剂，冷水煎服，分 2 次温服。

六诊（4 月 15 日）：

口干口渴、神疲乏力均减轻，无心悸汗出及手抖，睡眠正常，二便正常，舌质淡红，苔薄白，脉沉，症状缓解，患者不愿再服中药汤剂，嘱其忌食海产品，复查 TSH 0.253 mIU/L，TT3 5.17 nmol/L，TT4 27.4 nmol/L，FT3 5.17 pmol/L，FT4 27.24 nmol/L，调整普萘洛尔 10 mg（bid，po），甲巯咪唑 10 mg（tid，po），依据甲功情况递减药量。

**按**：甲亢属于中医学"瘿病"范畴。《诸病源候论》谓"瘿者，由忧恚、气结所生……饮沙水，沙随气入于脉，搏颈下而成"，说明本病的病因与情志因素、饮食、环境等因素密切相关。长期忧郁、精神压抑，或突然受到剧烈的精神创伤，肝疏泄功能失常，肝气郁结，气郁化火，火热伤津耗气，气滞则津液运行不畅，津聚而成痰，痰气交阻于颈前，则逐步形成瘿病。现代医学以对症治疗为主，常常化验指标改善，但临床症状无明显改善，中医辨证论治，采取个体化诊疗思路，可以迅速改善症状。本病初期以标实为主，日久则本虚，或虚实错杂。病理变化以气阴两虚、气郁化火、痰气阻滞为主。

患者素体多阴虚，依据肝体阴用阳，主疏泄的特性，以一贯煎、金铃子散、生脉散加减，养阴柔肝、疏肝清热，佐以益气，标本同治，重用生地黄、北沙参、麦冬、枸杞子以滋阴生津，养血柔肝，佐以当归、白芍养血和肝；以川楝子、延胡索疏肝泄热、理气止痛；双花、连翘、栀子清泄肝热；黄芪、党参益气扶本。诸药合用，标本同治，肝体得养，肝气条达，三焦通畅，痰结瘿瘤可散。

# 清热疏肝法治疗亚急性甲状腺炎的体会

亚急性甲状腺炎是甲状腺及全身急性炎症反应，起病较急，多见于 20~40 岁的女性，是一种自限性非化脓性炎症，病程较长，一般 4~8 周，重者可半年以上，表现为颈前疼痛，吞咽时疼痛加重，可放射至耳部及下颌部位，伴发热恶寒、肌肉疼痛、咽喉疼痛、食欲减退、心悸烦躁、多汗口苦等症状。查体见甲状腺局部压痛、颈部淋巴结肿大，现代医学以非甾体抗炎药及糖皮质激素治疗，以减轻炎症反应，但在减量或停药过程中，复发率高，若长期大量应用糖皮质激素，则产生明显的副作用，如消化道溃疡、糖尿病骨质疏松等。中医以辨证论治为主，采取个体化分期治疗的模式，临床疗效显著，复发率低，无不良反应。

## 一、病机特点

亚急性甲状腺炎发病急，常有外感等诱因，多数患者素体蕴热，或情志不畅，肝郁化火，或喜食辛辣等刺激之物，火热内蕴，若外受风热邪气侵袭，内外相引，火热蕴结成毒，火性上炎，耗气伤阴，《外感温热篇》云"不尔，风夹温热而燥生，清窍必干，谓水主之气不能上荣，两阳相劫也"，可见素体蕴热、肝郁化火为内因，风热邪气侵袭为诱因，热邪蕴结成毒，结于颈前，成为瘿病。

颈部为肝胆经循行之处，咽喉为肺胃经所主，因此病位涉及肺、胃、肝、胆，属气分实热证，出现发热恶寒，伴寒战，咽喉疼痛，颈前疼痛、向耳部下颌部放射、触之痛甚，转侧不利，烦躁易怒，口燥咽干，渴喜冷饮，乏力多汗，舌淡红、苔薄黄，脉浮数，临床易误诊。随着疾病的演变，火热灼津，炼液为痰，痰气交阻，血行不畅，痰瘀阻滞，壅滞于颈前，发为"瘿瘤"，颈部肿大，影响吞咽，伴有气短胸闷等症状。

### 二、清热解毒，养阴疏肝

亚急性甲状腺炎的病机为外感风热，肺胃热盛，肝郁化火，郁热成毒，病位涉及肺胃、肝胆，病机以邪实为主，"火郁发之"，针对风热上扰证，当以银翘散轻清透热、清热解毒，《外感温热病篇》第 2 条云"温邪则热变最速……夹风，则加入薄荷、牛蒡之属；夹湿，加芦根、滑石之流。或透风于热外，或渗湿于热下，不与热相搏，势必孤矣"。热毒易伤津耗液，因此合咸寒增液汤养阴生津；肝郁化火为发病的内因，以金铃子散清热疏肝，热清气畅，气机升降有序，肝气疏泄正常，有利于热毒的消散。基本方：金银花 15 g，连翘 15 g，牛蒡子 10 g，薄荷 10 g（后下），大青叶 10 g，白花蛇舌草 20 g，炒栀子 10 g，芦根 30 g，生地黄 15 g，玄参 15 g，麦冬 15 g，川楝子 10 g，延胡索 10 g，桔梗 10 g，党参 15 g，生甘草 10 g。方中金银花、连翘、牛蒡子、薄荷辛凉宣透、清热利咽；蒲公英、白花蛇舌草、大青叶、炒栀子清热解毒；麦冬、玄参、生地黄、芦根甘寒养阴；川楝子、延胡索清热疏肝；桔梗、甘草解毒，引药上行；党参益气健脾，佐制苦寒药物。

若合并甲状腺功能亢进，症见心慌手抖，汗出心悸，舌质红赤、少苔，脉弦数，合白虎加人参汤，清热益气养阴；后期合并甲状腺功能减退，症见神疲乏力、反应迟钝、纳差少食、舌质淡有齿痕、苔薄白、脉沉，合六君子汤健脾益气，寒温并用；若合并甲状腺结节、甲状腺囊肿，见颈部肿大、有异物感或堵塞感、舌质淡暗、苔薄白、脉沉弦，加三棱、莪术、半夏、浙贝母、乳香、没药等药，化痰软坚、活血散结等。

随着疾病的演变，火热伤津耗气，气阴两虚，灼津为痰，痰阻气机，气血运行不畅，最终导致痰瘀热毒蕴结于颈部，形成"瘿瘤""石瘿"等病证，病机更为复杂。因此，早期诊断、早期治疗有积极的临床意义。

## 病案举例

张某，女，56 岁。

初诊：2020 年 5 月 6 日。

主诉：颈前疼痛 3 周。

患者 3 周前无明显诱因出现颈前疼痛，牵及下颌及耳部，左侧明显，咽喉疼痛，颞侧头痛，无发热恶寒，口干心烦，神疲乏力，嘈杂反酸，二便正常，自服蒲地蓝消炎片、连花清瘟胶囊，服中药汤剂 10 天，症状不缓解，舌红、苔黄腻、少津，脉沉无力。血常规：白细胞 $12.4 \times 10^9$/L，中性粒细胞 $8.49 \times 10^9$/L，血沉 70 mm/L，C 反应蛋白 30 mg/L。甲功：TSH<0.06 mIU/L，FT 39.11nmol/L。甲状腺彩超：甲状腺右侧结节 TI-RAD3 级（2.0 cm×1.3 cm），双侧甲状腺增大，亚甲炎。既往患慢性胃炎、HP（+）、高脂血症。西医诊断：亚急性甲状腺炎、甲状腺结节。口服泼尼松 20 mg（qd）。中医诊断：瘿痛。辨证属风热成毒，肝郁化火，气阴两伤，治以清透郁热、疏肝养阴，以银翘散、金铃子散合增液汤加减治疗。处方：金银花 15 g，连翘 15 g，牛蒡子 15 g，薄荷 6 g（后下），芦根 30 g，玄参 20 g，桔梗 10 g，川楝子 10 g，延胡索 10 g，蒲公英 30 g，白花蛇舌草 30 g，大青叶 10 g，炒栀子 10 g，麦冬 20 g，生地黄 15 g，党参 15 g，甘草 10 g。本方加减治疗月余，诸证消失，甲功正常。

**按**：初诊以颈部疼痛，牵及左侧下颌、枕部，咽喉疼痛，依据体格检查和实验室检查，诊断为亚急性甲状腺炎，证属"瘿痛"，乃风热成毒，肝郁化火，阴津亏虚，以邪实为主，阴虚次之，"急则治标"，以银翘散、金铃子散、增液汤合方加减，祛除火热毒邪，气阴无伤，恢复肝主疏泄的功能，气机升降有序，气化功能正常。

# 疏肝祛痰活血法治疗甲状腺结节的治疗体会

甲状腺结节为临床常见的内分泌疾病，多数为良性结节，女性多见，若体积较大，形态不规则，回声不均匀，结节坚硬如石，活动度差，易发展成为甲状腺癌，现代医学无特异性的治疗方法，多以手术切除为主，但术后复发率较高，患者难以接受。临床发现肝郁气滞、痰瘀阻滞型甲状腺结节多见，通过疏肝行气、祛痰活血，可以缓解症状，消减结节，副作用小。

## 一、病因病机

良性甲状腺结节证属中医学"瘿瘤"的范畴。《诸病源候论》云"瘿者，由忧恚气结所生，亦由饮沙水，沙随气入于脉，搏颈下而成之"，揭示了甲状腺疾病多因情志失调、饮食失宜所致。肝为刚脏，体阴用阳，主疏泄，寄相火，肝之经脉行于颈前。随着社会的发展，生活节奏的加快，精神压力日渐增大，长期情志不畅，肝失疏泄，肝气郁结，气机升降失调，水谷精微布散失常，津液停聚为痰，《济生方·瘿瘤论治》谓"夫瘿瘤者，多由喜怒不节，忧思过度，而成斯疾焉"。痰阻气机，血行不畅，"久病必瘀"，痰瘀阻滞，结于颈前，形成瘿瘤，可见，情志致病，肝气郁结为主要病因，痰浊瘀血既为病理产物，又是新的致病因素。肝郁气滞，痰瘀阻滞贯穿于疾病的始终，使瘿瘤缠绵难愈，损伤正气，《外科正宗》谓"夫人生瘿瘤之症，非阴阳正气结肿，乃五脏瘀血、浊气、痰滞而成"。

甲状腺结节早期常无明显症状，多为彩超体检时发现，随着疾病的演变，出现颈前弥漫性肿大，或局限性肿大，局部皮肤颜色正常，颈前有明显坠胀感或异物感，压之无疼痛，伴心情烦闷、口苦咽干、胸闷气短、二便正常，舌质红、苔薄白或薄黄，脉弦细或沉。严重者呼吸困难，声音嘶哑，吞咽困难，临床以女性多见，伴月经不调、入睡困难等症，病位在肝，病机以肝郁气滞、痰瘀阻滞为主。

### 二、治疗体会

依据甲状腺结节的病机特点，结合前贤相关论述，临床以疏肝行气、祛痰活血法治疗甲状腺结节，肝气郁结、痰瘀阻滞是瘿瘤病机的核心，病属邪实，治疗以疏肝清热、化痰软坚、活血散结为主，以小柴胡汤、金铃子散、半夏厚朴汤合方治疗，取效颇佳。基本方：柴胡12 g，黄芩10 g，半夏10 g，川楝子10 g，延胡索10 g，厚朴12 g，茯苓15 g，紫苏10 g，浙贝母10 g，夏枯草30 g，乳香10 g，没药10 g，三棱10 g，莪术10 g，牡蛎20 g（先煎），桔梗10 g，甘草10 g。

瘿瘤多见情志不畅，少阳枢机不利。颈前为肝经所过，肝气郁结，气郁化火，故以小柴胡汤、金铃子散和解少阳、疏肝清热。如《伤寒论》第101条言"伤寒中风，有柴胡证，但见一证便是，不必悉具"，颈前为肝经循行所过，若痰瘀阻滞，壅结颈前，则形成瘿瘤。《素问·至真要大论》谓"坚者削之，客者除之……结者散之，留者攻之"，因此化痰软坚、活血散结，有利于气机的畅达，《金匮要略·妇人杂病脉证并治》谓"妇人咽中如有炙脔，半夏厚朴汤主之"，半夏厚朴汤化痰降气，气行痰消，痰祛气畅，《丹溪心法》谓"善治痰者，不治痰而治气"。合用活血散结之品，如夏枯草、浙贝母、乳香、没药、三棱、莪术、牡蛎化痰软坚、活血散结。桔梗载药上行，使药达病所，为佐使之用。甲状腺结节病史较长，病机复杂，短期内难以消散，应嘱咐患者坚持治疗。

临证需依据证候及病机的变化，加减变通，使方证相应，有是证用是药。如肝郁化火，火热上炎，口苦咽干，颈部疼痛，加黄连、栀子、龙胆草、酒大黄等清热解毒；合并亚急性甲状腺炎，咽喉及颈前疼痛，头部胀痛，加金银花、连翘、牛蒡子、薄荷清热利咽；肝郁气滞，胸闷气短，加郁金、香附、青皮等疏肝解郁；晨起痰多色白，咽部异物感，加白芥子、紫苏子、陈皮、胆南星等；结节较大，质地坚硬，加山慈菇、鬼箭羽、土鳖虫活血软坚；合并甲状腺功能减退，神疲乏力，颜面及下肢肿胀，身体沉重，小便不利，合肾气丸、五苓散，温阳化气等。

甲状腺结节病程长，病机复杂，服药周期长，治疗以疏肝理气、化痰活血贯穿始终，痰浊瘀血祛除，有利于气机畅达。疾病早期，不可妄用补法。若甲状腺结节直径大于 3 cm，或表面不光滑有钙化，建议手术治疗，术后继续服用中药，预防复发。

## 病案举例

### 瘿瘤（甲状腺结节）案

王某，女，38 岁，无业。

初诊：2021 年 1 月 2 日。

主诉：颈前堵塞，心情烦闷 2 个月。

2 个月前体检发现甲状腺结节，TPO>700 IU/mL，甲状腺彩超示：甲右叶 0.8 cm×0.6 cm，左叶 0.5 cm×0.6 cm，外院诊断为结节性甲状腺肿。既往有乳腺结节病史，患者恐惧手术，寻求中医治疗。刻下心情焦虑烦躁，郁郁寡欢，颈前有堵塞感，胸闷气短，入睡困难，无心悸、汗出、手抖等症状，口干口苦，二便正常，舌质淡红、苔少，脉弦细。西医诊断：结节性甲状腺肿。中医诊断：瘿瘤。证属肝郁化火，痰瘀阻滞，治以疏肝清热、化痰软坚、活血散结。方药：柴胡 12 g，黄芩 10 g，半夏 10 g，川楝子 10 g，延胡索 10 g，厚朴 12 g，茯苓 15 g，紫苏 10 g，浙贝母 10 g，夏枯草 30 g，乳香 10 g，没药 10 g，三棱 10 g，莪术 10 g，牡蛎 20 g（先煎），桔梗 10 g，甘草 10 g。以本方加减治疗 3 个月，甲功正常，甲状腺及乳腺结节均消失。

**按：** 患者为家庭妇女，长期情志不佳，郁郁寡欢，肝气郁结，气郁化火，郁火灼津为痰，痰阻气机，血行不畅，瘀血阻滞，肝郁、痰浊、瘀血搏结，结于颈前，形成瘿瘤，以小柴胡汤、金铃子散、半夏厚朴汤加减，疏肝清热、化痰软坚、活血散结为治。经中药治疗 3 个月，甲状腺结节、乳腺结节均消失。

# 甲亢性突眼的治疗体会

甲亢性突眼又称 Graves 眼病，表现为眼球突出，眼睑挛缩肿胀，眼睑闭合不全，白睛外露，眼部异物感，怕光流泪，视力减退。突眼可与甲亢同时发生，也可在甲亢症状控制后出现，眼球后眼肌肥大，脂肪沉积。现代医学常以皮质激素及免疫抑制剂治疗，副作用较大，久治不愈。

《灵枢·脉度》谓"肝气通于目，肝和则目能辨五色矣"，《素问·五脏生成》谓"诸脉者皆属于目……肝受血而能视"，揭示了肝与目的关系。肝开窍于目，体阴用阳，肝藏血，主疏泄，肝血充盛，肝气条达，精血得以布达，目窍得养，眼球活动自如，视力正常。若素体肝血亏虚，目窍失养，肝失疏泄，肝郁化火，火热上扰，则出现眼睑肿胀、闭合不全、畏光流泪、眼目干涩、视力下降等症状。

《诸病源候论·瘿候》谓"瘿者，由忧患、肝气郁结所生，亦由饮沙水，搏颈而成之。诸山水黑土中出泉流者，不可久居，常食令人作瘿病"，揭示了瘿病的发生与情志失调、饮食密切相关。当今社会，物质生活日益丰富，工作及生活压力增大，过食海鲜及辛辣油腻之品，加之情志不畅，气郁化火，尤其女性经历了经、带、胎、产等生理过程，耗伤气血，使肝体失养，疏泄失调，肝郁化火，火热上扰，灼津为痰，痰瘀阻滞，络脉不通，出现眼球突出，眼睑肿胀，眼部异物感，怕光流泪，视力减退，眼睑闭合不全，心情烦躁易怒，胸胁胀满，心慌心悸，汗出怕热，夜寐不安，口干口苦，小便黄赤，大便干燥或黏滞，舌质红赤、苔薄黄或黄腻，脉弦数或滑数，早期多以实证为主，病位在肝，肝郁化火，痰瘀阻滞。

《素问·阴阳应象大论》谓"善诊者，察色按脉，先别阴阳……以治无过，以诊不失矣"，诊治甲亢性突眼，先要辨别阴阳、寒热、虚实及病位，方能有的放矢。临床观察甲亢性突眼，久治不愈，情志不畅，以肝郁化火，肝火上炎，火热灼津为痰，痰瘀阻滞多见，属于阳热实证。《素问·至真要大论》谓"谨查阴阳之所在而调之，以平为期"，治疗时首先疏肝解郁、清热祛痰、活血软坚，祛除痰热、瘀血等病理产物，使肝气调达，疏泄正常，有利于痰瘀等病理产物的祛除，不可厚此薄彼。

甲亢性突眼的发生与情志失调密切相关，"五志化火"，临床以女性多见，因此，疏肝解郁、清热行气贯穿始终，常以小柴胡汤合金铃子散加减。基础方：柴胡 10 g，黄芩 10 g，川楝子 10 g，延胡索 10 g，栀子 10 g，黄连 6 g，龙胆草 10 g，夏枯草 15 g，浙贝母 10 g，半夏 10 g，三棱 10 g，莪术 10 g，甘草 6 g。方中小柴胡汤疏肝解郁，金铃子散清肝行气，栀子、黄芩、龙胆草、黄连清肝泻火，夏枯草、浙贝母、半夏化痰软坚，三棱、莪术化瘀散结。清肝泻火之品易苦寒败胃，应中病即止，或改用甘寒的桑叶、菊花等药清肝养肝，不可矫枉过正，《素问·五常政大论》谓"能毒者以厚药，不胜毒者以薄药……大毒治病，十去其六；常毒治病，十去其七"。

"壮火食气"，若肝火炽盛，则易耗气伤津，口干，乏力者加麦冬、玄参、生地黄、太子参、沙参等药，养阴益气，标本同治。肝郁气滞，升降失调，水谷精微运化及布散失常，津液停聚或热灼津液，形成痰浊，阻滞气机，血行不畅，最终导致痰瘀阻滞，因此加郁金、香附、乳香、没药等行气活血、软坚散结之品。

甲亢性突眼病程较长，病机复杂，涉及多个脏腑功能失调，临床以肝郁化火、痰瘀阻滞最为常见，治疗时应根据病机的变化，调整治疗思路，以求方证相应。

## 病案举例

### 瘿病（甲亢性突眼）案

谯某，女，69 岁。

初诊：2021 年 3 月 5 日。

主诉：双眼突出，视物不清 4 年。

4 年前无明显诱因，出现心悸乏力，口干口渴，形体消瘦，烦躁易怒，他院确诊为甲亢性突眼，突眼度：左眼 17.8 mm，右眼 17.4 mm，服甲巯咪唑 30 mg（qd）后，TT3、TT4、FT3、FT4、TSH 均在正常范围。甲状腺彩超示：甲状腺弥漫性改变，口服泼尼松治疗 8 个月，效果欠佳。刻下：双眼前突，结膜、巩膜均见充血，眼睛干涩，怕光流泪，视物模糊，上眼睑挛缩，眼裂增宽，白睛外露，视野受限，口干口渴，心情烦躁，伴头晕眼花，耳鸣腰酸，极度乏力，食欲欠佳，小便黄赤，大便正常，舌边尖红赤、苔黄白厚腻，少津，脉左弦细数、右细滑。西医诊断：甲亢性突眼。中医诊断：气瘿。证属肝郁化火，湿热内蕴，痰瘀阻滞，以小柴胡汤、金铃子散、茵陈蒿汤合增液汤加减，疏肝理气、清热祛湿、化瘀散结。处方：柴胡 10 g，黄芩 10 g，川楝子 10 g，延胡索 10 g，栀子 10 g，茵陈 15 g，酒大黄 3 g，黄连 6 g，龙胆草 10 g，夏枯草 15 g，生地黄 15 g，玄参 15 g，麦冬 15 g，浙贝母 10 g，三棱 10 g，莪术 10 g，炙甘草 6 g。本方加减治疗 2 个月，双侧眼睑突出减轻，上眼睑挛缩、视物不清、口干口苦、急躁易怒等症状改善，尚在治疗中。

**按：** 甲亢性突眼临床属于疑难杂病，属于中医"瘿病"范畴，患者平素性情急躁易怒，肝气郁结，气郁化火，火热灼津为痰；喜食辛辣刺激之物，酿生湿热，阻滞气机，"久病必瘀"，气滞血瘀。肝开窍于目，肝经循行于颈前及眼周，湿热、痰浊、瘀血等病理产物蓄结，肝脉阻滞，发为瘿病突眼。

治疗以小柴胡汤、金铃子散疏肝解郁，清热行气；茵陈蒿汤加黄连、龙胆草清利湿热，湿热祛除，则气机畅达；增液汤养阴增液，量肝养肝；夏枯草、浙贝母、三棱、莪术化痰软坚，活血散结。全方以疏肝解郁、清热祛湿、化痰活血为主，辅以养阴增液，以祛邪为主，兼以扶正，标本同治，近期疗效较好。

# 益气温阳法治疗血小板增多症的体会

原发性血小板增多症属慢性骨髓增殖性肿瘤，发病原因不明，以巨核细胞克隆性增殖为主，有出血倾向及血栓形成，发病机制不清，起病隐匿，进展缓慢，好发于中老年人。现代医学缺乏特异性的治疗手段，临床以羟基脲、干扰素等药物为主，降低血小板聚集，但副作用大，停药后易复发。

依据其临床表现及疾病的演变规律，属中医"虚劳"的范畴，乃正气亏虚，先天禀赋不足，后天失于调养，尤其以脾肾亏虚为主，脏腑气化功能低下，气血化生乏源，脏腑百骸失养，表现为极度乏力、胸闷心悸、肢体麻木；清阳不升，清窍失养，则头晕目眩；腰为肾之府，肾气不足，肾阳亏虚，肾府失养，则腰膝酸软、畏寒怕冷；气虚不摄血，则牙龈口鼻出血淡红、舌质淡嫩、苔薄白、脉沉。临床易误诊，多数患者久治无效。

笔者在临床发现，血小板增多症临床症状繁多，涉及多个脏腑，常使医生无从诊治，脾为后天之本，肾为先天之本，素体脾肾亏虚，或久病不愈，病及于脾，运化失司，导致气血化生不足，气化功能低下，脏腑失养，精微不布，清阳不升，清窍失养，久病不愈。"肾者主水，受五脏六腑之粕而藏之""五脏劳伤，穷必及肾"，则肾气不足，肾阳不足。其病机以脾肾阳气亏虚为主，临床以健脾补肾、益气温阳为主，依据患者体质及兼夹证加减，常取佳效。

**病案举例**

郝某，女，52岁，从事干洗业务。

初诊：2021 年 2 月 15 日。

主诉：极度乏力，腰膝酸软 4 年。

2017 年 3 月，因神疲乏力，腰膝酸软，畏寒怕冷，肢体麻木，口干口渴就诊，血常规示：血小板 $750 \times 10^9$/L，血糖 16.4 mmol/L，尿糖（+++），他院确诊为血小板增多症、2 型糖尿病。先后 2 次骨髓穿刺，以成熟巨核细胞增生为主，口服羟基脲 4 粒（tid），注射甘精胰岛素 20 U（qd），多次住院治疗，极度乏力、头晕目眩、腰膝酸软、畏寒怕冷、下肢冰冷、晨起手足肿胀、心悸胸闷等症状不缓解，入睡困难，眠中易醒，小便正常，大便略干，日 1 行，舌质淡嫩、苔薄白，脉结代，就诊时血小板 $475 \times 10^9$/L，血糖 10.4 mmol/L，尿糖（++）。心电图示：偶发性房性期前收缩。肌电图正常。既往有心律失常、高脂血症、脂肪肝等病史。证属脾肾阳虚，气化失司，治当温补脾肾、补气升阳，以补中益气汤合四逆汤加减。处方：生黄芪 30 g，党参 30 g，炒白术 10 g，当归 10 g，葛根 20 g，柴胡 10 g，升麻 10 g，陈皮 10 g，熟地黄 30 g，制附子 12 g（先煎），干姜 6 g，细辛 6 g，桑寄生 30 g，独活 20 g，杜仲 20 g，牛膝 20 g，炙甘草 6 g。本方加减服药 20 剂，复查血常规，白细胞 $4.58 \times 10^9$/L，红细胞 $4.02 \times 10^{12}$/L，血小板 $350 \times 10^9$/L，乏力诸症减轻，尚在治疗中。

**按**：患者血小板增多症合并 2 型糖尿病，极度疲乏无力，腰膝酸软，畏寒怕冷，《伤寒论》第 281 条谓"少阴之为病，脉微细，但欲寐也"，证属脾肾阳虚，气血化生无源，脏腑百骸失养。《素问·生气通天论》谓"阳气者，若天与日，失其所则折寿而不彰，故天运当以日光明"，治当温补脾肾、益气温阳，以扶正为主。

补中益气汤出自《脾胃论》，可健脾益气、升阳举陷，加葛根升阳举陷，陈皮行气化湿，补而不滞，恢复脾胃运化功能，使气血化生有源，清阳得升，清窍及脏腑百骸得养。四逆汤温补肾阳，恢复气化，加桑寄生、独活、杜仲、牛膝补肾强筋，熟地黄、当归养血，佐制补气温阳药的温燥之性。全方具有温补脾肾、益气养血之效。

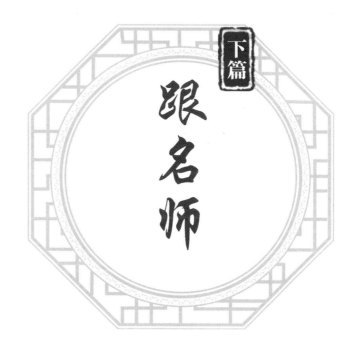

下篇

跟名师

研修期间，有幸跟诊国医大师吕仁和、李佃贵，经方大家黄煌教授、张宁教授学习，受益匪浅，此篇收录了王晶总结老师们的学术思想、临床经验及临证医案。

# 吕仁和教授治疗慢性肾脏疾病的学术思想

吕仁和，国医大师，首都国医名师，主任医师，教授，博士后导师。首批全国中医药传承博士后合作导师，国家中医药管理局重点学科和重点专科学术带头人，中央保健局会诊专家，享受国务院特殊津贴。北京中医药大学东直门中医医院肾病学科和内分泌代谢病创立者。临床擅长治疗糖尿病及其并发症、慢性肾脏疾病等。

随着社会及经济的发展，饮食结构的变化，高血压、糖尿病的发病率日渐增高，由其所致的慢性肾脏疾病发病率亦逐年增高，随着疾病的进展，肾脏损害加重，最终导致肾衰竭，需要腹膜透析、血液透析、肾移植等治疗，国医大师吕仁和潜心研究慢性肾脏疾病数十年，积累了丰富的临床经验，临床不断总结慢性肾脏疾病证候演变规律，探求病因、病机，结合现代医学慢性肾脏病理学的研究成果，针对肾小球硬化、肾间质纤维化等微观病理改变，提出了"肾络微型癥瘕"学说，针对气血两虚、病理产物停聚、肾络瘀滞的病机特点，强调益气养血，活血消癥，恢复脏腑气化功能，改善肾脏功能，提高患者生存质量。笔者有幸拜吕老为师，通过跟诊学习，对"肾络微型癥瘕"学说有了深刻的认识，总结如下。

## 一、肾络微型癥瘕的病机

慢性肾脏病包括原发性、继发性肾病，随着社会的发展，后者发病率日渐增高，多继发于糖尿病、高血压、高尿酸血症等疾病，随着疾病的发展，导致终末期肾病。吕老认为先天禀赋不足，肾元亏虚，脏腑气化功能低下，气血化生不足，血脉不充，气血运行不畅，肾络瘀阻，影响肾的生理功能，导致慢性肾脏疾病。

《灵枢·痈疽》谓"中焦出气如露，上注溪谷，而渗孙脉，津液和调，变化而赤为血，血和则孙脉先满溢，乃注于络脉，皆盈，乃注于经脉"，中焦脾胃腐熟运化功能正常，气血化生有源，经脉充盈，脏腑百骸得养，气化功能正常，气机升降有序，则百病不生。《灵枢·经脉》谓"谷入于胃，脉道以通，血气乃行……经脉者，所以决死生，处百病，调虚实，不可不通"，血脉充盈，脏腑得养，然络脉细小，气血运行缓慢，若气血亏虚，血脉不充，运行无力，易出现络脉阻滞不通，影响脏腑气化功能。

慢性肾脏疾病，脏腑虚损，正气不足，气化功能低下，易产生水湿、痰饮、瘀血等病理产物，阻滞气机，若逢六淫邪气侵袭，或饮食、情志、起居失和，脏腑气化功能失调，疾病迁延不愈，导致"久病必瘀""久病入络"，痰浊、瘀血等病理产物胶结难祛，阻滞肾络，耗伤正气，恶性循环，脏腑失养，最终导致"肾络微型癥瘕"的形成。随着病情的进展，出现肾小球微小病变、系膜增生、毛细血管内增生、局灶节段性肾小球硬化、肾脏纤维化等病理改变，导致肾脏功能衰竭。

"肾络微型癥瘕"理论，是吕老依据《黄帝内经》络病理论，以及现代医学肾脏解剖、病理为基础，结合数十年临床实践而创立的，用以解释慢性肾脏病的病因、病机及演变规律，指导临床辨证治疗。吕老认为慢性肾脏疾病的根本病机为先天禀赋不足，肾元亏虚，气血化生乏源，人体正气亏虚，脏腑气化功能低下，加之外感六淫、内伤七情、饮食不节、起居无常等因素，导致痰浊、水湿、瘀血等病理产物阻滞，久治不愈，"五脏劳伤，久必及肾""久病入络"，最终形成"肾络微型癥瘕"，本虚标实，肾脏功能逐渐损伤，甚至肾功能衰竭。可见，肾元亏虚、气血两虚、肾络瘀阻贯穿于疾病的始终，因此，培补肾元、益气养血、活血消癥，积极祛除病理产物，恢复脏腑气化功能，标本同治，扶正祛邪为第一要务，贯穿于治疗慢性肾病的不同阶段。

### 二、分期论治思路

慢性肾脏病起病缓慢，病程较长，病机复杂，正虚邪实并见，吕老根据慢性肾脏病虚、损、劳、衰的发展规律，将其分为早、中、晚三期，即虚损期、虚劳期、虚衰期，进行论治。《医宗必读》谓"积之成也，正气不足而后邪气踞之……初中末三法不可不讲也。初者，病邪初起，正气尚强，邪气尚浅，则任受攻；中者，受病渐久，邪气较深，正气较弱，任受且补且攻；末者，病魔经久，邪气侵凌，正气消残，则任受补。盖积之为义，日积月累，匪朝伊夕，所以去之，亦当有渐，太亟伤正气，正气伤则不能运化，而邪反固矣"，揭示了癥瘕积聚的不同时期正虚邪实的病机不同，临证当详辨邪正关系，权衡扶正祛邪的主次。

慢性肾脏疾病虚损期相当于现代医学慢性肾脏病（CKD）的 1~2 期，肾功能正常，兼有蛋白尿、血尿、浮肿、腰膝酸软、神疲乏力等症状，肾元亏虚，气血不足，经脉空虚，脏腑气化功能低下，肾不藏精，开阖失司，精微下泄，痰浊、瘀血等病理产物蓄积，形成"肾络微型癥瘕"。癥瘕初结，以正气虚损为主，吕老强调"间者并行"的原则，扶正祛邪。吕老重视补益先后天脾肾，恢复气化功能，补气养血，强调补气以生血，使气旺血行。祛邪方面，针对不同邪气及病理产物，确立相应的治则，如祛湿、化饮、活血、消癥等，治疗中兼顾行气，使气机畅达，补而不滞，有利于病理产物的祛除。

虚劳期相当于慢性肾脏病 3~4 期，肾功能失代偿期，肾功能异常，持续蛋白尿、血尿、低蛋白血症、肾性贫血等，涉及多个系统、多个脏腑功能失调，代谢产物蓄积。肾气亏虚日渐加重，病理产物胶结难祛。吕老强调在扶助正气的基础上，积极祛除病理产物，可减轻肾功能损害，协调脏腑之间的关系，临床依据本虚标实的不同，分为多个证型进行辨证，强制祛除痰浊、瘀血等病理产物，延缓疾病的进展及肾功能的进一步恶化。

虚衰期相当于慢性肾脏病 5 期，即尿毒症期，表现为肾脏功能严重受损，血肌酐>707 μmol/L，常合并电解质紊乱、慢性心衰、代谢性酸中毒等危重证候。吕老认为此期五脏元气衰败，气化功能低下，代谢产物蓄积，气机升降出入失调，出现"关格""癃闭"等危重证，若不及时采取腹膜透析、血液透析、肾移植等措施，常危及生命。吕老强调中西医并重，各取所长，在积极透析的基础上，扶助正气，积极祛除病理产物，协调脏腑之间的关系，延长透析的时间，有积极的临床意义。

### 三、用药特点

吕老认为慢性肾脏疾病的发展演变，正虚邪实贯穿于疾病的始终，正气虚损，脏腑功能低下，脉络空虚，血行不畅，外邪易乘虚而入，与病理产物胶结难去，肾络阻滞形成微型癥瘕，癥瘕不去更伤正气，恶性循环，病情进一步加重。因此，治疗以扶正为主、祛邪为辅，吕老在扶正消癥的基础上，注重气血辨证，强调补气生血，使气旺血行，加大补气药的剂量，临床喜用当归补血汤补气生血、补气行血。常用药为黄芪、党参、太子参、灵芝、红景天、当归等。

黄芪甘温，为补气健脾之要药，常用量为 30~60 g。吕老认为肾中络脉的气血来源于脾胃，有形之血生于无形之气，生黄芪补气以生血，气旺则血行。同时，生黄芪健脾益气，使气血化生有源。当归甘辛温，养血活血，为消癥之圣药。生黄芪、当归相须相使，益气生血、养血活血。临床实践中，吕老常根据病情的轻重缓急、气血亏虚的侧重不同，决定黄芪、当归的用量比例，如气血亏虚较轻，生黄芪 30 g，当归 10 g 以补气养血；若精血大亏，阳气有浮越之势，"有形之血不能速生，无形之气当所急固"，重用黄芪 60 g，当归

10 g，以求补气生血、补气活血。多项临床研究证实，加味当归补血汤具有减少蛋白尿、减轻血尿的作用，吕老依据虚损累积的脏腑不同，灵活变通，延缓肾脏纤维化进程，减轻了肾功能恶化程度，保护了肾功能。

针对"肾络微型癥瘕"，兼有痰浊、水湿等病理产物，临床常加化痰、祛湿、活血、通络之品。痰湿盛者，加半夏、陈皮、茯苓等，燥湿化痰；瘀血阻滞较盛者，加鬼箭羽、丹参、赤芍、牡丹皮、川牛膝等活血消癥；后期加入虫类走窜搜剔之品，如僵蚕、地龙、全蝎、蜈蚣、乌梢蛇等，以活血通络，延缓肾纤维化的进展。因化饮、祛痰及虫类药性味温燥，吕老常以甘寒养阴之品，如麦冬、白芍、生地黄等，佐制虫类药、补气药、活血药的温燥之性。临床依据不同时期痰饮、水湿、湿热、气滞等致病因素的特点，佐以祛痰、化饮、清热、行气等治法，病理产物祛除，气机畅达，利于元气的恢复。

慢性肾脏疾病不同时期，临床证候不同，早期类似于"虚劳""腰痛""眩晕"等病，中期类似"癃闭""呕吐"等病；晚期则出现"关格"等危重证候。吕老将其归纳为虚损期、虚劳期、虚衰期等不同时期，正虚邪实的表现不尽相同，治疗的侧重点亦不同。

临证要从整体认识病机，如虚损期以蛋白尿为主，证属气阴两虚，精微下泄，瘀血阻滞，微型癥瘕形成，治疗以益气养阴、行气活血、消癥化积为主，常用方：生黄芪 30 g，太子参 30 g，当归 15 g，丹参 30 g，牡丹皮 15 g，赤芍 15 g，川芎 15 g，牛膝 30 g，药少力专；若以脾气亏虚、清阳不升为主，精微下泄，当补气健脾、升阳举陷，常用方：生黄芪 30 g，当归 10 g，党参 15 g，白术 10 g，陈皮 10 g，升麻 6 g，柴胡 6 g，炙甘草 6 g，清阳得升，精微得布，尿蛋白减少。

吕老临床善用大黄，不仅通腑泄热，尚有活血消癥之效，现代药理研究表明，大黄可以改善肾脏微循环，减轻肾小球硬化及肾纤维化。若兼有瘀热阻滞，大便干燥，每日 1 行者，加生大黄 10 g（后下）；若大便稀，加酒大黄

10 g, 不需后下, 清热活血。若以气不摄血, 以血尿为主, 治当益气摄血, 常用方: 生黄芪 30 g, 太子参 30 g, 墨旱莲 15 g, 女贞子 15 g, 紫草 10 g, 侧柏炭 30 g, 大黄炭 30 g, 在补气养血的基础上, 凉血止血, 同时活血化瘀, 消除微型癥瘕, 标本同治。

**病案举例 1**

## 水肿 (膜性肾病 II 期) 案

张某, 男, 60 岁。

初诊: 2018 年 5 月 3 日。

2018 年 1 月因颜面及双下肢水肿, 小便大量泡沫, 行肾穿刺检查, 确诊为肾病综合征、膜性肾病 (II 期)。口服氨氯地平、缬沙坦、阿托伐他汀钙片及利尿药对症治疗, 水肿有所减轻, 2018 年 3 月 19 日复查尿常规示: 尿蛋白 (+++), 潜血 (++)。血生化示: 白蛋白 27.2 g/L, 甘油三酯 3.74 mmol/L, 胆固醇 6.56 mmol/L, 24 h 尿蛋白定量 6.3 g。气短乏力, 面色晦暗, 腰酸畏寒, 口干口渴, 小便泡沫较多, 夜尿 2~3 次, 大便调, 纳寐可, 双下肢轻度水肿, 舌淡暗、边有齿痕、苔薄白, 脉弦细。西医诊断: 肾病综合征、膜性肾病 II 期。中医诊断: 水肿病。证属气血亏虚, 水饮、瘀血阻滞, 治当益气养血、化瘀利水。处方: 生黄芪 60 g, 当归 10 g, 川芎 15 g, 泽兰 30 g, 猪苓 30 g, 茯苓 30 g, 刘寄奴 10 g, 丹参 30 g, 补骨脂 10 g, 刺猬皮 10 g, 茵陈 30 g, 羌活 30 g。28 剂, 水煎服, 日 1 剂。避免劳累及感冒, 保持情绪稳定。

二诊 (6 月 21 日):

尿中泡沫明显减少, 腰膝酸软好转, 气短乏力, 善太息, 口干, 纳寐可, 夜尿 2~3 次, 大便调, 舌淡暗、苔白腻, 脉沉细。复查尿常规: 尿蛋白 (++), 潜血 (++), 24 h 尿蛋白定量 3.73 g。血生化示: 白蛋白 25.7 g/L,

甘油三酯 3.02 mmol/L，胆固醇 6.01 mmol/L。前方加川牛膝 30 g，继服 28 剂。

三诊（7 月 20 日）：

尿中泡沫减少，腰酸背痛，善太息，神疲乏力，舌淡暗、苔薄黄，脉沉。处方调整为：生黄芪 60 g，当归 10 g，川牛膝 30 g，猪苓 30 g，茯苓 30 g，泽兰 30 g，水红花子 10 g，乌梢蛇 10 g，全蝎 10 g，僵蚕 10 g，蝉衣 10 g，白花蛇舌草 30 g。28 剂，水煎服，日 1 剂。

四诊（8 月 15 日）：

腰脊酸痛明显减轻，仍有神疲乏力，24 h 尿蛋白定量 2.07 g、血甘油三酯 1.97 mmol/L。上方中加入太子参 30 g、葎草 30 g、土牛膝 15 g、狗脊 10 g，水煎服，日 1 剂。患者间断服用上方，于 2019 年 3 月 2 日复查 24 h 尿蛋白定量为 0.06 g。

**按：**本案为脾肾两虚，脾失运化，气血化生不足，气化失司，水湿停聚，阻滞气机，瘀血阻滞，肾络瘀阻，"五脏劳伤，久病及肾"，肾气亏虚，气化不利，水湿泛溢肌肤；封藏失司，精微外泄，可见颜面及下肢水肿、蛋白尿、神疲乏力等。《素问·汤液醪醴论》谓"平治于权衡，去菀陈莝……开鬼门，洁净府，精以时服，五脏阳已布，疏涤五脏"。治疗当以补气养血、活血利水为主。方中黄芪、当归补气生血；猪苓、茯苓利水消肿；"血不行则为水"，水肿加重瘀血阻滞，反之亦然，利水不忘活血，故佐用泽兰、川芎、丹参、刘寄奴活血消癥；佐补骨脂补肾固涩；茵陈清热祛湿。二诊时，水饮之邪已去除，加牛膝以补肾活血。肾病综合征病程长，病机复杂，瘀血阻滞肾络，不易根除，加用僵蚕、全蝎、乌梢蛇等虫类药物，搜剔逐邪，消癥散结，直达病所。清代吴鞠通言"以食血之虫，飞者走络中气血，走者走络中血分，可谓无微不入，无坚不破"，充分体现了吕教授治疗肾病补气养血、活血消癥的学术思想。

**病案举例** 2

# 肾衰病（尿毒症）案

**提要**：本案为慢性肾炎所致慢性肾功能不全，尿毒症期，周身浮肿，小便有大量泡沫，神疲乏力，反复感冒，咽喉疼痛，吕老依据"急则治标，缓则之本"的原则，急性发作期，以清热解毒为治；缓解期以益气养血、行气化瘀、淡渗利水而取效。

林某，男，38岁，已婚，哈尔滨籍。

初诊：2017年11月26日。

主诉：反复浮肿，小便泡沫35年，加重2年。

1982年因感冒出现全身浮肿，尿蛋白（+++），确诊为慢性肾炎，经激素治疗好转，2015年因患乙肝大三阳，口服雷易得，出现血肌酐200 μmol/L，在当地以中药治疗。2016年血肌酐升至300 μmol/L。2017年10月急性脑梗死，复查：血红蛋白79 g/L，红细胞2.39×10$^{12}$/L，尿素氮15.49 mmol/L，血肌酐867 μmol/L，血尿酸548 μmol/L，白蛋白26.4 g/L，尿蛋白（+++），Glu（+），24小时尿量2 000 mL。右上肢行动静脉造瘘术，行血液透析，口服泼尼松10 mg（qd）。刻下形体消瘦，面色晦暗，恶寒发热，鼻流清涕，咽喉疼痛，咳嗽，少量白痰，口周少量红色丘疹灼痛，口臭口苦，神疲乏力，头痛头晕，纳差恶心，皮肤瘙痒，小腿抽筋，胸闷气短，小便泡沫多，夜尿4次，大便稀溏，日3行，舌质暗尖红、苔白腻，左脉数，右脉震动。西医诊断：慢性肾功能不全、尿毒症期、肾性贫血、低蛋白血症、脑梗死恢复期、乙型肝炎、上呼吸道感染。中医诊断：肾衰病合并风热感冒。此为热毒炽盛、气血两虚、瘀血阻滞所致，法当清热解毒、益气养血、活血化瘀。处方：桑白皮30 g，金银花30 g，连翘30 g，白前10 g，前胡10 g，青蒿15 g，黄芩10 g，猪苓30 g，丹参30 g。7剂，冷水煎服，每日1剂，分2次温服，嘱其忌食生冷之品。

二诊（12月24日）：

皮肤瘙痒，咳嗽咳痰减轻，无发热恶寒，乏力汗出，腰膝酸软，偶有心悸气短，头晕耳鸣，纳食不佳，小便泡沫多，夜尿4~5次，大便黏滞不畅，舌质红、苔薄黄微腻，脉弦。2017年12月21日哈医大复查：HgB 71 g/L，RBC 2.55×10$^{12}$/L，Bun 25.78 mmol/L，Scr 546 μmol/L，UA 423 ummol/l，ALB 26.4 g/L，尿蛋白（+++），Glu（++），Blo（+），24小时尿蛋白定量8 g。处方：桑白皮30 g，桑叶10 g，丹参30 g，红景天15 g，川芎10 g，猪苓30 g，牡丹皮15 g，赤芍15 g，枳实10 g，炒白术10 g。继服14剂。

三诊（2018年1月7日）：

咳嗽咳痰、耳鸣减轻，眠中盗汗怕风，乏力头晕，腰腿酸软，活动后胸闷气短，舌质紫黯、苔薄白，脉弦数。HGB 77 g/L，RBC 2.8×10$^{12}$/L，Scr 218 μmol/L，UA 403 μmol/L，Bun 28.9 mmol/L，尿蛋白（+++），Glu（++），潜血+。前方去白术，加姜黄10 g，14剂。

四诊（2018年2月4日）：

反复感冒，遇风则鼻流清涕，乏力气短，腰腿酸痛，右侧后头痛，盗汗，大便黏滞不畅，小便泡沫多，夜尿4次，舌根硬，舌淡黯尖红，脉弦数。HGB 73 g/L，RBC 2.42×10$^{12}$/L，Scr 376 μmol/L，UA 520 μmol/L，ALB 32 g/L，Bun 30.3 mmol/L，AST 66 U/L，TP 57.1 U/L，尿蛋白（+++），Glu（+），Blo（+）。双肾彩超：双肾弥漫性改变。处方：桑白皮20 g，桑叶10 g，川芎15 g，丹参30 g，红花10 g，桃仁20 g，生黄芪30 g，当归10 g，木香10 g，川续断15 g，川牛膝30 g，太子参30 g。21剂。

五诊（2018年3月4日）：

夜间盗汗，夜尿4次，小便泡沫量多，舌暗、有齿痕，脉弦。HgB 60 g/L，RBC 2.42×10$^{12}$/L，Scr 370 μmol/L，UA 478 μmol/L，ALB 32 g/L，Bun 24.6 mmol/L，

AST 42 U/L，TP 54.1 g/L，尿蛋白（+++），Glu（+），Blo（+）。前方加红景天 20 g、灵芝 30 g，14 剂。

六诊（3 月 18 日）：

神疲乏力，小便泡沫减轻，HGB 56 g/L，RBC 2.0×10$^{12}$/L，Bun 30.3 mmol/L，Scr 344 μmol/L，UA 478 μmol/L，ALB 29.9 g/L，AST 55 U/L，尿蛋白（+++），Glu（+），Blo（+）。前方加泽兰 15 g，14 剂。

七诊（4 月 15 日）：

乏力头晕，心悸气短，腰腿酸痛，皮肤瘙痒，口干口渴，大便干燥，每日 1 行，舌暗红、少苔，脉弦滑，HgB 96 g/L，Sc 338 μmol/L，UA 477 μmol/L，ALB 29.9 g/L，Bun 32.3 mmol/L。处方：太子参 30 g，丹参 30 g，川芎 15 g，牡丹皮 15 g，赤芍 15 g，枳实 10 g，灵芝 30 g，红景天 15 g，猪苓 30 g。14 剂。

八诊（4 月 28 日）：

腰腿酸痛，腿部抽筋，盗汗怕风，皮肤瘙痒，口干口渴，口苦，大便黏滞不畅，每日 3~4 行，小便泡沫量多，下肢浮肿，舌质暗红，少苔，脉弦数，HgB 101 g/l，RBC 2.42×10$^{12}$/l，Scr 342 μmol/L，UA 478 μmol/L，ALB 28.3 g/L，Bun 24.6 mmol/L，AST 72 U/L，TP 50.7 g/L，尿蛋白（+++）。处方：太子参 20 g，丹参 30 g，川芎 10 g，牡丹皮 10 g，赤芍 10 g，葛根 10 g，枸杞子 10 g，生黄芪 20 g。14 剂。

九诊（5 月 13 日）：

神疲乏力，下肢沉重酸痛，轻度浮肿，活动后减轻，近日感冒，咳嗽无发热，4 月 29 日肢体抽搐 2 次，意识清楚，宣武医院诊断为脑梗后遗症，癫病发作，服抗癫痫药症状缓解，舌紫红、少苔，脉弦细，HGB 103 g/L，Scr 333 μmol/L，UA 466.5 μmol/L，Bun 29.2 mmol/L，尿蛋白（+++），Glu（+），Blo（+）。处方：太子参 30 g，葛根 10 g，猪苓 30 g，丹参 30 g，川芎 15 g，灵芝 20 g，红景天 15 g。14 剂。

十诊（5 月 27 日）：

神疲乏力，胸闷气短，腹部胀满，下肢酸沉，口中尿素味，夜尿 2 次，大便日 3~4 行，舌绛红、少苔，脉数，HGB 103 g/L，Scr 433 μmol/L，UA 473 μmol/L，ALB 28.7 g/L，Bun 30.9 mmol/L，AST 86 U/L，TP 52 g/L。尿蛋白（+++），Blo（+）。处方：生黄芪 30 g，太子参 30 g，葛根 10 g，香橼 10 g，佛手 10 g，丹参 30 g，川芎 10 g，枳实 10 g。14 剂。

十一诊（6 月 10 日）：

皮肤瘙痒，神疲乏力，胸闷气短，下肢酸困，大便稀，日 3~4 行，午后枕部胀痛，双侧足踝浮肿，舌暗、苔黄腻，脉滑细，HGB 10.4 g/L，Scr 411 μmol/L，UA 557 μmol/L，ALB 28.3 g/L，Bun 25.8 mmol/L，尿蛋白（+++），Glu（+），Blo（+）。前方加灵芝 30 g、红景天 20 g，14 剂。

十二诊（6 月 24 日）：

乏力减轻，饭后腹胀，小便泡沫多，夜尿 2 次，大便正常，HGB 110.1 g/L，SCr 356 μmol/L，UA 455 μmol/L，ALB 31 g/L，Bun 32 mmol/L，AST 104 U/L，TG 3.05 mmol/L，尿蛋白（+++），Blo（++）。处方：苏梗 10 g，苏子 10 g，香橼 10 g，佛手 10 g，川芎 10 g，丹参 30 g，猪苓 30 g，泽兰 15 g，茯苓 30 g。14 剂。

十三诊（7 月 8 日）：

神疲乏力，胸闷气短，下肢酸困，盗汗怕风，腹胀，口涩口干，下肢浮肿，舌质暗红、苔薄白，脉弦数，HGB 102 g/L，Scr 293 μmol/L，UA 420 μmol/L，ALB 28.3 g/L，Bun 29.6 mmol/L，尿蛋白（+++），Glu（+），Blo（+）。前方加太子参 30 g、五味子 10 g、麦冬 10 g、生黄芪 20 g、当归 10 g，21 剂。尚在治疗中。

**按**：患者年幼时因感冒失治，确诊为慢性肾炎，经治疗临床痊愈。后因患乙肝、脑梗死等病，诱发加重，导致慢性肾功能衰竭，为尿毒症期，虽经多方治疗，病情不缓解，求治于吕老，初诊时，兼有风热成毒的病机，吕老本着"急则治标"的原则，大剂清热解毒之品为主，佐活血利水，药简力专，症状缓解后，针对正气亏虚、气血两虚的本证，加入益气养血之品，扶正祛邪，以养正为主，充分体现了"缓则治本"的治疗原则，以益气生血为主，辅以行气、渗湿、活血诸法，吕老用生黄芪30~60 g，太子参30 g，红景天20 g，灵芝30 g，补益元气，使气旺生血、气旺血行；以当归、丹参、川芎、川牛膝养血活血；牡丹皮、赤芍活血化瘀，同时，可以佐制补气药的温燥之性。

吕老数十年研究慢性肾脏疾病发现，瘀血阻滞贯穿疾病的始终，创立了"微型癥瘕"学说，慢性肾脏疾病存在血液黏稠度、血脂增高等高凝、高黏状态，影响肾小球的微循环。活血化瘀药，可改善微循环，有利于改善肾小球的滤过率，促进体内代谢产物的排出。

吕老临床用药时强调恢复脏腑气化功能，使气血化生有源，气血运行有序，气机升降出入正常，维持动态平衡。临床配伍生脉散益气养阴，佐制补气养血的温燥之性，值得临床借鉴。

**病案举例** 3

## 水肿（肾病综合征）案

**提要**：本案为肾病综合征，颜面及四肢水肿，小便不利有泡沫，神疲乏力。证属气血两虚、瘀血阻滞，病程中兼有脾虚湿盛、外感风热论。吕老以当归补血汤加减，益气养血、活血化瘀为主，健脾利湿、疏散风热为辅，标本同治而取效。

姚某，女，30岁，已婚，河北衡水籍。

初诊：2019年2月13日。

主诉：颜面及四肢水肿，小便大量泡沫2个月。

2018 年 12 月，妊娠 2 个月时出现颜面及双下肢浮肿，晨起加重，腰酸乏力，查尿常规示尿蛋白（++），Blo（+++），Scr 72 μmol/L，Bun 4.5 mmol/L。肾脏彩超正常，当地医院确诊为肾病综合征，患者拒绝肾穿检查，并终止妊娠，口服中药治疗，症状无缓解。2019 年 1 月 30 日于北大医院检查示：抗核抗体谱正常，CHO 16.25 mmol/L，TG 3.85 mmol/L，ALB 20.8 g/L，LDL 10.57 mmol/L，Scr 7.8 μmol/L，Bun 4.6 mmol/L，UA 341 μmol/L，尿蛋白（+++），24 小时尿蛋白定量 8.5 g、尿 mALB 544 mg/L。口服泼尼松 40 mg（qd，po），头晕乏力，双下肢浮肿麻木，纳差少食，小便泡沫较多，夜尿 3 次，大便正常，形体消瘦，面色晦暗，语言清晰，舌质红、苔薄白，脉弦细，血压 145/105 mmHg。西医诊断：肾病综合征。中医诊断：水肿病。证属气血两虚、瘀血阻滞，法当益气养血、活血化瘀，方拟当归补血汤加减。处方：生黄芪 30 g，当归 10 g，川芎 15 g，赤芍 30 g，牡丹皮 30 g，生甘草 10 g。14 剂，冷水煎服，每日 1 剂，分 2 次温服，嘱其忌食生冷之品。

二诊（2 月 27 日）：

乏力头昏减轻，双下肢麻木减轻，纳差少食，偶有腹胀，大便次数增多，日 4 行，颜面及四肢浮肿，晨起加重，小便不利，泡沫较多，腰部酸困，舌质淡红、脉弦细。此乃气血两虚、脾虚湿盛、瘀血阻滞，治当补气养血、健脾利湿、活血化瘀。调整方药：生黄芪 30 g，当归 10 g，猪苓 30 g，茯苓 30 g，丹参 30 g，川芎 10 g，泽兰 15 g，川牛膝 30 g。继服 14 剂。

三诊（3 月 13 日）：

乏力、腹胀减轻，颜面及四肢浮肿减轻，午后腹胀加重，腰膝酸软，纳食差，大便不成形，每日 1~3 行，尿蛋白（++），Blo（+），复查 24 小时尿蛋白定量 6.3 g。上方加鸡内金 10 g，7 剂。

四诊（3 月 20 日）：

1 周前感冒，鼻塞流黄涕，咳黄痰，午后腰疼，上半身出汗，双下肢浮肿减轻。尿蛋白（++），Blo（－）。外感风热，肺失宣降，通调水道失司，治当补气养血、活血化瘀、疏散风热。处方：羌活 20 g，益智仁 10 g，生黄芪 30 g，当归 10 g，川芎 10 g，丹参 30 g，猪苓 30 g，泽兰 15 g，桑白皮 30 g。21 剂。因跟诊时间有限，后续治疗不能记录在案。

**按**：肾病综合征以水肿、蛋白尿、低蛋白血症、高脂血症、高血压为特征，现代医学以激素及免疫抑制剂治疗，在减药或停药时易复发，易出现消化道溃疡、骨质疏松等多种并发症。本案妊娠合并肾病综合征，以颜面及周身浮肿，神疲乏力，小便泡沫量多为主证，吕老辨为气血两虚、瘀血阻滞、本虚标实。初诊以当归补血汤加减，补气养血、活血化瘀。二诊针对脾虚湿盛，加用健脾胜湿之品。四诊针对外感风热之诱因，加疏散风热之品。吕老扶正祛邪，标本同治，将补气养血、活血化瘀贯穿始终，短期内控制病情，改善临床症状。

《素问·经脉别论》谓"饮入于胃，游溢精气，上输于脾，脾气散精，上归于肺，通调水道，下输膀胱。水精四布，五经并行……"肺为水之上源，通调水道，针对外感风热，肺失通调水道，以大剂羌活、桑白皮疏散风热、宣降肺气，恢复肺主通调水道的功能，同时猪苓、茯苓、泽泻淡渗利水，从不同渠道分消水湿之邪，药味虽少，兼顾标本虚实，圆机活法，值得借鉴。

# 吕仁和教授治疗糖尿病肾病的经验

糖尿病肾病是糖尿病最常见的微血管并发症之一，随着疾病的演变，肾小球进行性硬化，最终导致肾功能衰竭。吕老认为消渴久治不愈，"五脏劳伤，穷必及肾"，出现肾精亏虚，肾气不足，气阴两虚，逐渐发展为阴阳两虚，脏腑气化功能失调，津液代谢失常，气机阻滞，水湿、痰浊、瘀血等病理产物郁阻肾络，形成"肾络微型癥瘕"，最终导致肾气衰败，气化无力，开阖失司，气机升降出入逆乱，痰浊、水湿等病理产物排出障碍，产生"关格"等危重证候。吕老临床强调分期治疗糖尿病肾病，通过补虚泻实，维持吐故纳新的正常进行，提高患者生存质量。

## 一、消渴病肾病的病机

现代医学认为糖尿病肾病的发病机制，主要与非酶糖基化和多元醇代谢异常有关，其终产物在肾小球基底膜及毛细血管内膜上沉积，使其结构和功能发生改变，肾小球滤过率降低，最终导致糖尿病肾病。糖尿病肾病存在高凝、高黏状态及局部微循环障碍，早期治疗可逆转，随着病情的进展，肾脏损害不断加剧，最终导致肾小球硬化，成为一种不可逆的病变。目前，现代医学以降糖、降压、降脂对症治疗为主，尚无特效的治疗措施。

吕老认为消渴久治不愈，气阴两伤，涉及多个脏腑功能失调，最终导致"五脏劳伤，穷必及肾"，肾精不足，肾气亏虚，气化功能失调，水谷精微的化生、输布以及糟粕的排出障碍，吐故纳新障碍，开阖不利，精微下泄，脏腑失养，气化功能低下，《素问·水热穴论》谓"肾者，胃之关，关门不利，故聚水而从其类也"。水饮停聚，酿生痰湿、水湿、湿热等病理产物，使三焦气机阻滞，气滞血瘀，"久病必瘀""久病入络"，最终形成"肾络微型癥瘕"，加重肾脏损害。随着疾病的进展，出现阴阳两虚，气化无力，代谢产生的糟粕及病理产物蓄积，气机升降逆乱，出现"关格""癃闭"等危重证候，最终导致阴阳离决，危及生命。

消渴肾病的病机以本虚标实为特征，不同分期，正虚邪实的侧重不同，吕老临床强调早期诊断、早期治疗，保护肾功能，预防肾衰竭，提高患者生存质量，依据"甚者独行，间者并行"的原则，权衡标本利弊，扶正祛邪。

## 二、分期治疗

吕老根据糖尿病肾病的发病规律，采取分期、分型论治消渴肾病，结合现代医学相关检查，借鉴现代医学病理分期的方法，将糖尿病肾病分为早中晚三期，早期为微量蛋白尿期，中期为临床期肾病期，晚期为肾衰期。

其中早、中期以多个脏腑气血亏虚为主，兼有水湿、痰浊、瘀血、湿热等病理产物，"久病入络""久病必瘀"，病理产物蓄积，形成"肾络微型癥瘕"，影响肾脏藏精及气化功能，开阖不利，精微物质下泄，尤其在劳累、感冒或饮食不慎时，出现小便有泡沫，小便不利，尿频夜间加重，腰膝酸软，神疲乏力，颜面及下肢浮肿等。

吕老依据累积脏腑不同，将糖尿病肾病分为四型，如肝肾气阴亏虚证、肺肾气阴虚证、肝脾肾阴阳两虚证、脾肾阳虚证等，根据兼夹证及诱因，详审痰湿、湿热、瘀血等病理产物的性质。治疗以补肾为主，兼顾他脏功能，扶正祛邪，调补气血，调畅气机，同时辅以祛湿、化痰、活血等方法，祛除病理产物。针对肾络"微型癥瘕"，喜用鬼箭羽、大黄、莪术、三七、牡蛎、水蛭等药活血化瘀、软坚散结、修复肾络。

糖尿病肾病中期，以大量蛋白尿为主，吕老强调脾肾气虚为主，脾失健运，气血化生无源，脾气不升，精微下泄；肾气不足，封藏失司，开阖不利，精微漏下，同时，瘀血等病理产物阻滞，形成"肾络微型癥瘕"，病机以本虚标实为主，治疗以健脾补气、补肾活血为主，使气旺血行。常用基础方：生黄芪 30 g，太子参 30 g，当归 15 g，金樱子 10 g，芡实 10 g，丹参 30 g，牡丹皮 15 g，赤芍 15 g，川芎 15 g，牛膝 30 g。若以血尿为主，病机多为脾肾两虚、气不摄血所致，治宜健脾补肾、益气摄血，常用方：生黄芪 30 g，太子参 30 g，墨旱莲 15 g，女贞子 15 g，紫草 10 g，茜草 10 g。在补气养血的基础上，活血止血，消除微型癥瘕。

消渴病肾病晚期，出现肾衰竭，肾脏损害日益严重，阴阳气血俱虚，肾不藏精，大量精微物质下泄，脏腑功能衰败，代谢产物蓄积，糟粕排出障碍，浊毒内留，气机升降逆乱，出现小便闭塞不通、恶心呕吐、面色晦暗、神疲乏力、口臭喷人，出现"关格""癃闭"等危重证候，结合现代医学腹膜透析、血液透析、肾脏移植等手段，在保障患者生命安全的基础上，吕老以补益肾精、益气养血、泄浊活血法综合施治，延长血液透析的时间，提高患者生存质量。

吕老认为糖尿病肾病虽有不同的分期，病机的主次不同，其实质不外正虚邪实，以气血亏虚，脾肾两区气化功能低下为主，同时水谷精微的输布及糟粕的排泄受阻，兼有病理产物蓄积，最终形成"肾络微型癥瘕"，治疗时遵循"补虚泻实"的原则，健脾补肾，补气养血，活血消癥，标本同治。

**病案举例**

## 消渴病肾病（糖尿病肾病）案

**提要：**本案系糖尿病肾病 4 期，间断性小便不利，泡沫较多，口干口苦。

证属湿热内蕴、气虚血瘀、本虚标实。初诊以清热祛湿、活血化瘀为主，湿热祛除则以补气养血、活血化瘀为主，将活血化瘀贯穿始终，充分体现了吕老"微型癥瘕"学说对临床实践的指导性。

樊某，男，62 岁，已婚，退休。

初诊：2018 年 9 月 22 日。

主诉：间断性小便泡沫 8 年。

1995 年体检时发现糖尿病，口服二甲双胍片、阿卡波糖等药，血糖控制不佳。2010 年改为皮下注射诺和 30R，早、晚各 13u，空腹血糖控制在 6.28 mmol/L，2011 年体检时出现尿蛋白 (+++)，肾功能正常，口服金水宝、六味地黄丸，并间断口服中药汤剂。小便不利，泡沫较多，视力下降，双手肿胀，散在淡红色湿疹，有抓痕，无疼痛，口干口苦，神疲乏力，心情烦闷，大便干燥，日 1 行。彩超示：胆汁淤积症。尿常规示尿蛋白 (+++)，24 小时尿蛋白 2.62 g。生化检查：Bun 9.3 mmol/L，Scr 135 $\mu$mol/L，UA 428 $\mu$mol/L，Glu 6.0 mmol/L，HbA1c 6.6%。既往有高血压 8 年，口服缬沙坦 80 mg（qd），氨氯地平 5 mg（qd），血压控制在 130/80 mmHg。头颅 CT 示：多发腔隙性脑梗死。形体略胖，颜面萎黄无泽，口唇发绀，爪甲淡暗，舌质边尖红、根部黄腻，脉沉。西医诊断：2 型糖尿病合并肾病、高血压（高危）、高尿酸血症、腔隙性脑梗死、胆汁淤积症。中医诊断：消渴肾病。证属湿热内蕴，气虚血瘀，本虚标实，湿热瘀血为标，气虚为本。本着"急则治标，缓则治本"的原则，治当清热祛湿、活血益气、标本同治，以治标为重点，兼顾补气，方以茵陈蒿汤加减。处方：茵陈 30 g，炒栀子 10 g，酒大黄 10 g，猪苓 30 g，茯苓 30 g，丹参 30 g，牡丹皮 20 g，赤芍 20 g，川芎 15 g，枳实 10 g，太子参 30 g，生黄芪 30 g。28 剂，每日 1 剂，冷水煎，分 2 次温服，嘱其忌食生冷油腻辛辣之品。

二诊（11 月 17 日）：

服用前方 2 个月，24 小时尿蛋白 0.92 g，生化检查：Bun 5.6 mmol/L，

Cr 79 μmol/L，UA 395 μmol/L，Glu 6.2 μmol/L，HbA1c 5.3%。小便泡沫明显减少，乏力减轻，大便通畅，日 1 行，口唇及爪甲淡暗，时有口干，舌质红、苔有花剥。内热渐去，阴液不足，上方去酒大黄、枳实、川芎、牡丹参、丹皮、赤芍，加当归 10 g、川牛膝 30 g、北沙参 30 g，以温通活血兼养阴，15 剂，每日 1 剂，冷水煎，分 2 次温服。

三诊（2019 年 1 月 12 日）：

间断服用前方近 3 个月，20 天前因感冒，小便泡沫增多，双手肿胀，气短乏力，双下肢可凹性浮肿，偶有咳嗽，咯少量黄痰，大便正常，舌质暗红、苔薄黄有花剥，脉沉。生化检查：Bun 10.49 mmol/L，Scr 97 μmol/L，UA 379 μmol/L，Glu 6.8 mmol/L，HbA1c 7.0%，尿常规示尿蛋白（+++），24 小时尿蛋白 2.76 g。治当益气健脾、养血活血。拟方如下：生黄芪 60 g，当归 10 g，丹参 30 g，赤芍 20 g，牡丹皮 20 g，川芎 10 g，泽兰 15 g，川牛膝 30 g，白芍 50 g，猪苓 30 g，白花蛇舌草 30 g，生甘草 10 g。继服 28 剂，每日 1 剂，冷水煎，分 2 次温服。

四诊（3 月 19 日）：

眼睑及双下肢轻度浮肿，晨起加重，午后减轻，腰酸无疼痛，乏力，活动后加重，尿道口发红，夜尿 3 次，小便泡沫减少，大便日 1 行，血压 130/78 mmHg。尿常规示尿蛋白（+），24 小时尿蛋白 1.65 g，UA 579 μmol/L，Glu 7.8 μmol/L，2 h Glu 6.0 μmol/L，HbA1c 6.3%。舌质红，舌尖有口疮溃烂，右侧舌根无苔，脉沉无力。证属阴虚血瘀，以增液汤加减。处方：黄精 30 g，玄参 30 g，生地黄 30 g，麦冬 10 g，丹参 30 g，赤芍 20 g，白芍 50 g，土茯苓 30 g，生甘草 10 g。14 剂，每日 1 剂，冷水煎，分 2 次温服。

**按：**患者糖尿病 23 年，血糖控制不佳，微小血管受损，肾小球硬化，肾小球滤过率降低，出现大量蛋白尿，体内代谢产物如肌酐、尿素氮不能正常排出。吕老辨为消渴肾病，证属湿热内蕴、瘀血阻滞、气血两虚，吕老依据

"急则治标，缓则治本""间者并行"等原则，初诊以清热祛湿、活血化瘀治其标，益气养血治其本，以茵陈蒿汤加减，加入补气活血之品。三诊时，湿热渐去，气血两虚明显，改用益气养血为主，兼以活血化瘀。四诊针对阴津不足，以增液汤加减，养阴活血，标本同治。

糖尿病肾病为糖尿病最常见的微小血管并发症，由于其发病机理不清，现代医学在控制血糖、血脂、血压的基础上，促进代谢产物排泄，保护肾功能，终末期则采用腹透、血液透析以及肾脏移植等方法治疗，吕老依据糖尿病肾病存在微血管并发症的特点，提出"微型癥瘕"学说，在辨证的基础上，将活血化瘀法贯穿于疾病的始终。

可见，临床以病证为主，证变药变，不可固守一方一法，本案临床症状及实验室检查，在短期内迅速改善，验证了中医在糖尿病肾病的治疗中有确凿的疗效，值得借鉴。

# 吕仁和教授治疗糖尿病周围神经病变的经验

糖尿病周围神经病变为糖尿病常见并发症之一，吕老治疗本病，强调疾病的演变趋势，分期论治；依据标本虚实，进行分型论治；依据寒热及病理产物的性质，加减变化，纲举目张，临床易于掌握，疗效显著。

## 一、分期论治

糖尿病周围神经病变不同阶段的临床症状、体征及神经系统损害程度有轻重之别，病机存在虚实、寒热的不同，吕老主张在"二、五、八"方案的基础上，依据脏腑气血虚损、痰瘀等病理产物阻滞的程度不同，进行分期论治。

消渴久治不愈，出现气血亏虚，气虚则无力运血，血虚则脉道不充，气血运行不畅，气滞血瘀，瘀血阻滞，阳气不通，气血不能达于四末，经脉失养，既存在"不荣则痛"，又有"不通则痛"的病机，本虚标实。

早期以感觉神经受损为主，下肢受累重于上肢，手足远端对称性麻木、疼痛、怕冷、有虫蚁感，范围局限。本虚标实，吕老强调补气养血、活血通络，经中药治疗可以恢复正常。

病至中期，病变范围逐渐扩大，四肢麻木、呈针刺样疼痛、夜间加重，活动时存在间歇性跛行，无肌肉萎缩。"肝主筋，肾主骨"，肝肾乙癸同源，肝血肾精充盛，则筋骨得养，吕老强调补益肝肾、活血化瘀，标本同治。

病至晚期，四肢麻木、疼痛剧烈，肌肉萎缩，活动受限，丧失工作能力，形寒肢冷，神疲乏力。"五脏劳伤，穷必及肾"，脾肾两虚，气血化生乏源，气血运行不畅，痰瘀等病理产物阻滞，吕老强调补益脾肾、祛痰活血、通络止痛。此期神经损伤不可逆转，植物类活血药常难取效，吕老在辨证的基础上，喜用虫类药活血祛痰、通络止痛。

吕老对糖尿病周围神经病变进行分期论治，有利于客观评价疾病的发展趋势，指导临床辨证及用药，判断预后。

## 二、分型论治

吕老通过大量临床观察发现，脏腑正气亏虚的表现相对稳定，不易改变，其与患者的体质因素相关；邪实的表现往往多变，易受情志、饮食、起居等因素的影响而发生改变，证候兼夹常不同。因此，在分期辨证的基础上，辨别正虚及邪实的不同，以正虚确定证型，据脏腑虚损的不同，分为气阴两虚、肝肾阴虚、脾肾阳虚三个证型；以六淫邪气及病理产物的不同，临床依据邪实的变化，将兼夹证分为肺胃燥热、肝郁气滞、脾胃湿热、瘀血内阻、痰湿阻滞、湿热下注、肝胆湿热等八个类别。

糖尿病周围神经病变不同时期，正虚、邪实存在动态改变，正气亏虚以脏腑气血、阴阳虚损为主，邪实则以瘀血阻滞贯穿疾病始终，其中又兼夹痰浊、水湿、湿热等病理产物为患。吕老临床依据主证及兼夹证，判断正虚邪实的关系，以及标本寒热的属性，判断病证的演变，纲举目张，有效指导临床遣方用药。

1. 气阴两虚，瘀血阻络

证候：肢体麻木疼痛，夜间加重，疲乏无力，动则汗出，或口干多饮，手足心热，舌质红暗、少苔或有瘀斑，脉沉弱。

治法：益气养阴，活血祛瘀。

方药：太子参 15 g，麦冬 10 g，五味子 12 g，生地黄 20 g，枸杞子 15 g，丹参 30 g，赤芍 15 g，狗脊 15 g，续断 15 g，木瓜 30 g，牛膝 15 g。

2. 肝肾阴虚，痰瘀阻滞

证候：肢体麻木疼痛，周身沉重无力，夜间加重，腰膝酸软，头晕耳鸣，乏力健忘，口干咽燥，舌暗红、少苔少津、有瘀斑，脉细数。

治法：补益肝肾，活血通络。

方药：桑寄生 15 g，黄精 10 g，狗脊 15 g，续断 15 g，生地黄 30 g，白芍 30 g，丹参 30 g，川芎 15 g，乌梢蛇 10 g，地龙 10 g，蜈蚣 2 条，土鳖虫 10 g。

3. 脾肾阳虚，痰瘀阻滞

证候：肢体麻木疼痛，畏寒肢冷，遇寒加重，神疲乏力，小便清长，大便溏泄，舌质淡胖、有齿痕、苔薄白腻，脉沉。

治法：温补脾肾，化痰活血。

方药：人参 10 g（另煎），生黄芪 30 g，肉桂 3 g，制附片 10 g（先煎），熟地黄 15 g，丹参 30 g，桃仁 15 g，陈皮 10 g，半夏 10 g，牛膝 30 g，乌梢蛇 10 g，蜈蚣 2 条，地龙 10 g。

### 三、加减化裁

糖尿病周围神经病变为慢性疑难杂症，本虚标实，以脏腑阴阳气血亏虚为本，标实证的病机更为复杂多变，难以一个病机概括，如兼夹湿热、痰浊、瘀血、气滞等。标实证常是疾病加重的诱因之一，临床治标也是取效的关键，不可忽视，吕老临床遵循"急则治标，缓则治本""甚者独行，间者并行"的原则，急则治标为主，兼以治本，缓则治本为主，兼以治标，标本同治。

1. 肺胃燥热

兼口渴多饮，多食易饥，小便黄赤，性情急躁，舌质红赤、苔薄黄，脉滑数。在本虚辨证的基础上，加麦冬 10 g，天冬 10 g，知母 10 g，沙参 10 g，玉竹 10 g，石膏 15 g（先煎），清泻肺胃。

2. 肝郁气滞

兼两胁胀痛，善太息，急躁易怒，郁郁寡欢，舌质淡红、苔薄白，脉弦。加木香6 g，香附 6 g，乌药 6 g，柴胡 10 g，枳壳 8 g，佛手 6 g，白芍 12 g，疏肝解郁。

3. 脾胃湿热

兼脘腹痞满，口渴少饮，口苦口黏，纳差少食，舌体胖、苔黄腻，脉滑数。加苍术10 g，黄柏 10 g，薏苡仁 15 g，厚朴 6 g，砂仁 6 g，茯苓 12 g，清热祛湿、宣畅气机。

4. 胃肠结滞

兼大便干燥，腹部胀满，口干口渴，心情烦闷，舌红、苔黄厚，脉数有力。加大黄 6 g（后下）、芒硝 6 g（后下）、郁李仁 10 g。

5. 瘀血内阻

兼疼痛如针刺刀割，夜间加重，面色晦暗，舌质紫暗，或有瘀斑，脉细涩。加赤芍30 g，川芎 12 g，红花 10 g，鬼箭羽 10 g，水蛭 10 g，地龙 10 g。

6. 痰湿阻滞

兼四肢沉重，头晕目眩，胸脘满闷，咳吐痰浊，恶心欲呕，纳差少食，舌质淡、苔白腻，脉滑。加陈皮 10 g，半夏 12 g，茯苓 12 g，白芥子 6 g，薏苡仁 15 g。

7. 湿热下注

小便浑浊，小腹憋胀，大便黏滞，口苦口黏，舌苔黄腻，脉滑数。加苍术 10 g，黄柏10 g，牛膝 15 g，茯苓 10 g，薏苡仁 15 g，草薢 10 g。

8. 肝胆湿热

兼急躁易怒，胸胁胀满，口苦口干，小便黄赤，舌边尖红、苔黄腻，脉弦滑数。加龙胆草 15 g，黄芩 10 g，栀子 8 g，生甘草 3 g。

糖尿病周围神经病变的病机为本虚标实，具体辨证治疗时，依据临床症状、体征、病史及相关检查，判断本虚标实的主次，在分型的基础上，辨别证候的兼夹，"急则治标，缓则治本"，扶正祛邪，并将活血化瘀贯穿疾病始终。早期疾病轻浅，常用植物类活血通络药，如桃仁、红花、丹参、赤芍、牡丹皮、当归、川芎、川牛膝等；中、晚期，瘀血阻络较重，同时兼夹痰浊等病理产物，痰瘀互结，痹阻经脉，以地龙、蜈蚣、水蛭、土鳖虫、全蝎等虫类药，搜剔经络、祛痰活络。

## 病案举例

### 消渴病痹证（糖尿病周围神经病变）案

李某，女，65 岁，退休。

初诊：2019 年 4 月 7 日。

主诉：口干多饮，乏力 8 年，伴手足末端疼痛 10 个月。

患者 2011 年因口干多饮、形体消瘦、小便粘脚就医，查空腹血糖 15.0 mmol/L，餐后 2 h 血糖 20.0 mmol/L，诊断为 2 型糖尿病，口服二甲双胍肠溶片等药，未监测血糖。2017 年 9 月开始注射诺和 30R 胰岛素，空腹血糖 6.0~7.0 mmol/L，餐后 2 h 血糖 9.0~10.0 mmol/L。10 个月前出现手足远端麻木，夜间疼痛，足有踩棉感，腰膝酸软，双下肢轻度浮肿，急躁易怒，口干口渴，视物模糊，二便正常，舌质淡暗、苔薄白、脉沉弱。西医诊断：2 型糖尿病合并周围神经病变。中医诊断：消渴病痹证。证属肝肾亏虚、瘀血阻络，治当补益肝肾、活血通络。处方：桑寄生 15 g，枸杞子 15 g，狗脊 10 g，续断 10 g，川牛膝 30 g，炒杜仲 10 g，丹参 30 g，川芎 12 g，生地黄 20 g，黄精 15 g，鸡血藤 30 g，当归 15 g。14 剂，水煎服。

二诊（2019 年 4 月 21 日）：腰膝酸软减轻，手足远端疼痛未减轻，神疲乏力，眠中易醒，二便正常，舌质淡暗、苔薄白，脉沉。前方加生黄芪 30 g，丹参 30 g，益气养血，服 28 剂。

三诊（2019 年 5 月 20 日）：腰腿酸痛，神疲乏力减轻，手足麻木疼痛减轻，以下肢为甚，夜间加重，舌质淡暗、苔薄白，脉沉无力，加乌梢蛇 15 g、地龙 10 g、土鳖虫 10 g、水蛭 3 g，在当地连续服药 60 剂，手足麻木等症状消失。

按：患者糖尿病 8 年，手足远端麻木疼痛，夜间加重，有踩棉感，腰膝酸软，双下肢轻度浮肿，口干口渴，视物模糊，舌质淡暗、苔薄白，脉沉弱。辨为消渴痹证，证属肝肾亏虚、瘀血阻滞。病证既有经脉失养的"不荣则痛"，又有经脉阻滞的"不通则痛"，本虚为主，兼见标实，以补肝肾、强腰膝为主，活血通络为辅，病程中依据气血两虚的病机特点，合入当归补血汤，补气养血，使气血充盛，气旺血行，四肢经脉得养，疼痛麻木减轻。后期以乌梢蛇、地龙、土鳖虫、水蛭等虫类药加强活血化瘀、舒筋活络的作用，收效颇佳。

# 李佃贵教授诊治脾胃病的经验

李佃贵（1950—　），男，教授，博士研究生导师，国医大师，全国第三、四、五批老中医药专家学术经验继承工作指导老师，从事中医临床、教学、科研工作 50 余年，主张"承古而创新"，尤其在诊治脾胃病方面积累了丰富的临床经验，形成了以"浊毒"为病的诊疗体系，创立的"化浊解毒"法有效指导内科临床实践，取得了显著疗效，现将李老诊治脾胃病的学术经验整理如下：

## 一、诊治特点

1. 四诊合参，中西汇通

《素问·阴阳应象大论》谓"善诊者，察色按脉，先别阴阳；审清浊而知部分；……观权衡规矩，而知病所主；按尺寸，观浮沉滑涩，而知病所生；以治无过，以诊则不失矣"。李老临床在诊治疾病时，注重四诊合参，尤其强调舌诊、脉诊在诊治疾病中的重要性，重视中医证候的动态观察，广泛采集四诊资料，抓主证，照顾兼证，审证求因，抓住病机的实质，使理法方药相得益彰。

李老临证还十分重视现代实验室及影像学检查，现代医学的检查手段可以看作中医四诊的延伸和补充，不仅丰富了四诊的内容，还可以指导辨证用药。李老临床强调中西医汇通，各取所长，不排斥现代医学先进的诊疗手段，如幽门螺杆菌感染、胃镜征象、胃黏膜病理学改变等，尤其重视肠上皮化生、不典型增生等癌前病理改变，早期治疗可以截断病情的发展，应引起医患的高度重视。

李老在以辨证为主的基础上结合辨病，既重视宏观辨证，也不忽视微观辨病，当慢性萎缩性胃炎出现肠上皮化生、不典型增生等，病机多与浊毒瘀血有关，在辨证论治基础上化浊解毒、活血化瘀，甚至使用虫类药破血逐瘀，可收到良好的效果。李老反对不加辨证，单纯依据西医诊断、中药药理学的研究处方用药，如果中药西用，必然影响临床疗效。

2. 审证求因，浊毒为先

《素问·经脉别论》谓"饮入于胃，游溢精气，上输于脾；脾气散精……"饮食谷物的代谢及输布，与中焦脾胃密切相关，只有脾胃运化功能正常，水谷精微的输布才能正常，才可濡养脏腑及四肢百骸。

随着社会的发展，物质生活极大丰富，生活习惯及饮食习惯改变，精神压力增大，许多人过食肥甘、辛辣刺激之品，酗酒无度，饥饱无度，都会影响脾胃的功能。《素问·上古天真论》记载"今时之人不然也，以酒为浆，以妄为常，醉以入房……逆于生乐，起居无常"，当今不正常的生活方式，使脾胃功能不断损伤，脾胃病的患病率逐年攀升。脾胃不和会出现一系列临床表现，如《素问·阴阳应象大论》谓"清气在下，则生飧泄；浊气在上，则生䐜胀，此阴阳反作，病之逆从也"，脾胃不和，脾气不升，胃气不降，水谷不化精微以输布周身，反致湿邪内停，聚生湿浊，湿浊不去，蕴结成毒，阻止气机，气滞不通，久则瘀血阻滞，加之食饮不节，湿浊、瘀血、食滞等裹结不去，形成"浊毒"，此既是疾病发展过程中的病理产物，又成为新的致病因素，毒借浊质，浊夹毒性，缠绵胶着侵犯三焦，影响多个脏腑功能，临床只有祛除"浊毒"之邪，才能恢复脾胃运化功能。可见"浊毒"是消化系统疾病最关键的致病因素和病机的核心。

3. 谨守病机，祛邪为先

《素问·至真要大论》谓"谨守病机，各司其属，有者求之，无者求之，盛者责之……令其调达，而至和平"。李老强调探求病机实质是辨证论治的关键所在。脾胃病常表现为脾胃运化失司，不能升清降浊，病机关键是"浊毒"

内蕴，阻滞气机运行，《素问·太阴阳明论》记载"故阳道实，阴道虚；阳受之则入六腑，阴受之则入五脏……入五脏则䐜满闭塞，下为飧泄，久为肠澼"。胃属阳，患病多实证，脾属阴，患病多虚证，如叶天士《临证指南医案》谓"实在阳明，虚在太阴"，阐述了胃属阳明，脾属太阴，阳明之病多燥热伤津，以热证、实证多见，太阴病以寒证、虚证多见，其与患者的体质、感邪的不同密切相关。

"浊毒"是脾胃病最关键的致病因素及病机的核心，"浊毒"致病缠绵难去，随气机的升降无处不到，症状变化多端，因此，李老强调祛除"浊毒"为治病之先，"浊毒"不祛，脾胃腐熟运化的功能难以恢复，临床依据"浊毒"的性质、侵犯的部位以及患者的体质，制定了一系列祛除"浊毒"的方剂，包括芳香化浊、清热利湿、淡渗利湿、软坚散结、活血化瘀等，因势利导，从不同渠道给"浊毒"以出路，"浊毒"祛除，脾胃功能恢复，精微化生正常，病可痊愈。

4. 注重体质，详辨浊毒

李老临证重视"浊毒"体质的辨识。"浊毒"体质与先天禀赋、后天失养、饮食失节有关。"浊毒"体质包括痰浊体质和热毒体质，痰浊体质多见于形体肥胖，尤其是腹型肥胖者，汗出较多质黏，面部及背部油腻，困倦无力，女子白带量多质黏，男子会阴湿冷，小便黄而混浊，大便不畅质黏，舌体胖大、舌苔白腻，脉细滑；热毒体质多见形体消瘦，焦虑不安，面垢油光，易生痤疮，口渴口苦，小溲短赤，大便干结、数日1行，舌红、苔黄少津或黄厚腻，脉弦滑数。李老从多方面进行体质的辨识，指导临床辨证及用药，临床观察单纯的痰浊或热毒证型较少见，多数患者痰浊热毒胶着为病，因此还需要详辨浊与毒轻重不同，确立不同的治法。

浊重毒轻者常汗出粘衣，大便不畅或排便"粘马桶"，小便混浊或不利，舌体胖大、苔白厚腻或黄腻，脉细滑；毒重浊轻者，大便干燥，口苦口渴，烦躁，舌质红或绛红，脉数；浊毒并重者，口渴口黏，身体困倦，大便干燥，小便色黄，舌质暗紫、苔白黄厚腻，脉滑数等。辨别"浊毒"的轻重异同，有利于确立治则及方药，或化浊为主，或解毒为主，或化浊解毒并重。

5. 重视脾胃，治病求本

李老治疗脾胃病强调"浊毒"致病，以"化浊解毒"法贯穿疾病始终，治疗了许多疑难杂症，尤其是萎缩性胃炎伴肠化、不典型增生等癌前病变，但是随着病情的演变，疾病缓解期出现"浊毒"已去、脾虚不运，或"浊毒"兼有脾虚且以脾虚为主的病证，当以健脾扶正为主治其本，辅以化浊解毒。《素问·至真要大论》谓"诸湿肿满，皆属于脾"，揭示了"浊毒"产生的根本在于后天不足，脾失健运，饮食不能化生为精微物质，反成"浊毒"困遏中焦，"浊毒"又进一步影响脾胃运化，使气机升降失司，恶性循环，出现连锁反应。《素问·六微旨大论》谓"出入废，则神机化灭；升降息，则气立孤危"，因此，健脾和胃，恢复中焦运化功能，调理中焦不容忽视。《素问·标本病传论》云"谨察间甚，以意调之，间者并行，甚者独行"，李老依据"间者并行""急则治标，缓则治本"等原则，将健脾和胃、化浊解毒并用，扶正祛邪，标本同治，使脾运恢复，病证不易复发。

## 二、用药思路

1. 因势利导，邪有出路

李老治疗脾胃病强调"浊毒"致病为病机核心，无论外感湿邪，还是内伤饮食，都会引起饮食水谷不能化生为精微物质，反成湿浊困脾，久则湿浊化热成毒。"浊毒"既是疾病发展过程中的病理产物，又是新的致病因素，"浊毒"非人体所需物质，从不同渠道清除"浊毒"势在必行，依据"浊毒"所处的部位，采用因势利导、化浊解毒之法，祛除"浊毒"，以防闭门留寇。依据《素问·汤液醪醴论》之"平治于权衡，去菀陈莝……开鬼门，洁净府"，对邪在上焦采用微汗法，邪在中焦采用分消走泄法，邪在下焦采用通腑泄浊或淡渗泄浊法等，使"浊毒"之邪从汗液、小便、大便等不同渠道排出。

临床许多医生及患者喜用补益之法，畏惧祛邪攻伐，李老临证强调一切以病证为主，如果病证以实证为主，无正虚表现，一定先治其实祛其邪，只要病证相符，不必畏惧苦寒攻伐药的副作用。《素问·六元正纪大论》谓"有故无殒，亦无殒也……大积大聚，其可犯也，衰其大半而止，过者死"。李老认为药物的偏性，自有病邪当，不会对身体产生损伤，其在诊治脾胃病癌前病变时，喜用黄药子、血竭、壁虎、鸡骨草、急性子等有毒药物，以活血化瘀、化痰软坚、清热解毒。

在药物的加减方面，强调辨证用药，无论病情新旧轻重，查色辨脉，先别表里阴阳，在脏在腑，分辨标本缓急，寒热虚实，辨别病因病机，施以方药。反对"仅凭化验单就开中药"的现象，如见到幽门螺杆菌感染，不辨寒热虚实，在脏在腑，就使用大剂量清热解毒之品，只有在辨证基础上的辨病，才符合中医辨证论治的思维模式，同病异治，异病同治，灵活变通，才能取效。

2. 化浊解毒，贯穿始终

李老认为"浊毒"为脾胃病的核心病机，确立了化浊解毒的治疗大法，并贯穿疾病始终，对于浊毒内盛以邪实为主者，单纯使用化浊解毒法，兼有正气不足，在扶正基础上合用化浊解毒法，并根据"浊毒"与正气的主次决定治疗的侧重不同，解毒化浊法可以在各个阶段加减使用。

应用化浊解毒法时，还需要辨别浊邪与毒邪的轻重不同，用药有所不同。如以湿浊困脾为主，表现为上腹满闷、纳差少食，身困无力，排便不成形，舌质淡红、苔白而腻，脉濡，以紫豆蔻、藿香、砂仁、佩兰、苍术等芳香化浊。如浊毒不去，阻滞气机，腑气不通，出现脘腹痞闷，恶心，口臭，排便不畅，烦躁，舌质绛红、苔黄或黄腻，脉沉数，以酒军、枳实、厚朴、芦荟等泄热通腑。如果浊毒偏于下焦，身体沉重，小溲不利，排便不成形，舌质淡白、苔薄白，脉沉弱，以泽泻、苍术、车前子淡渗利湿。若浊毒皆巨，心情烦躁，头疼身重，口渴口苦口黏，恶心，排便不畅，小溲黄赤不利，舌质红、绛红或暗红，苔黄腻，脉弦滑，以龙胆草、黄芩、栀子、黄连清热祛湿等。

3. 善用虫类，以毒攻毒

"浊毒"内蕴，病情迁延，缠绵不去，郁结难解，易形成癥瘕积聚，出现不典型增生或肠化等癌前病变，严重者出现消化道恶性肿瘤，"浊毒"既是消化系统癌前病变的病理产物，也是新的致病因素，"浊毒"不去，病证常表现为寒热错杂、本虚标实，病机更加复杂多变。李老临床注重"治未病"的理念，慢性萎缩性胃炎出现肠化、增生等早期病变时，使用清热解毒、化痰软坚、活血化瘀甚至破血逐瘀的药物，如半枝莲、黄药子、浙贝母、半边莲、乳香、没药、全蝎、土鳖虫、壁虎、地龙、三棱、莪术等药，以毒攻毒，以防疾病进一步发展。对脾胃亏虚的患者，在健脾和胃的基础上使用攻伐类药物，祛除邪气而不伤正气。《素问·五常政大论》谓"大毒治病，十去其六；常毒治病，十去其七……无使过之，伤其正也"，李老应用有毒类中药，衰其大半而止，以免克伐正气，不利于疾病的康复。

## 病案举例

### 胃痛（慢性萎缩性胃炎）案

**提要：**本案慢性萎缩性胃炎，胃窦及食道低级别上皮内瘤，属于癌前病变，李老依据湿热成毒、气滞血瘀的病机特点，清热解毒、化浊活血，在辨证的基础上，以虫类及甲壳类活血祛瘀，截断病程，效如桴鼓。

王某，男，67岁，离休。

初诊：2017年10月25日。

主诉：间断性胃脘疼痛胀满 6 个月。

胃脘疼痛胀满伴反酸烧心，无呃逆嗳气，恶心欲吐，大便黏滞不成形，日 2~3 行，小便无异常，服用雷贝拉唑、斯达舒等药无效。间断性胃脘部疼痛胀满，疼痛无规律，反酸烧心，无呃逆嗳气，时有恶心欲吐，排便不成形，日 2~3 行，小便无异常。舌质淡暗、舌体胖大、齿痕、苔黄腻，脉滑数。胃镜（2017 年 10 月 10 日）示慢性萎缩性胃炎、胃窦黄斑瘤，肠镜示直肠多发性息肉、结肠多发性息肉；病理检查示胃窦黏膜局灶性腺体低级别上皮瘤，慢性炎症（+），不典型增生，肠化（+），HP（++），升结肠息肉，降结肠息肉为低级别管状腺瘤。生化检查正常，既往有前列腺增生病史。西医诊断：慢性萎缩性胃炎、胃窦部黄斑瘤、胃窦部黏膜局灶性腺体低级别上皮瘤、慢性炎症（+）、肠化，幽门螺杆菌（+）、升结肠息肉、降结肠息肉。中医诊断：胃痛。证属浊毒蕴结、痰瘀阻滞，治以清热解毒、化浊活血。处方：藿香 12 g，佩兰 12 g，滑石 25 g，砂仁 15 g（后下），木香 9 g，葛根 15 g，百合 12 g，乌药 12 g，白术 15 g，紫豆蔻 12 g，鸡内金 15 g，黄连 12 g，苦参 12 g，板蓝根 15 g，茵陈蒿 15 g，半枝莲 15 g，白花蛇舌草 15 g，鸡骨草 15 g，绞股蓝 12 g，三七 2 g（冲服），全蝎 9 g，蜈蚣 3 g，山甲珠 9 g。14 剂，每日 1 剂，冷水煎，分 2 次温服。

二诊（2017 年 11 月 8 日）：胃脘胀痛消失，仍有反酸嗳气，纳差少食。上方加瓦楞子 15 g（先煎）、海螵蛸 15 g，继服 14 剂。

三诊（2017 年 11 月 22 日）：纳食正常，泛酸减轻，神疲乏力，上方加减服药 6 个月，无明显不适。胃镜（2018 年 5 月 30 日）示：慢性萎缩性胃炎；肠镜示直肠多发性息肉、结肠多发性息肉。病理检查示胃窦黏膜局灶性腺体低级别上皮瘤、升结肠息肉、降结肠息肉为低级别管状腺瘤、无肠化。

**按**：患者慢性萎缩性胃炎伴胃窦部黄斑瘤，黏膜局灶性腺体低级别上皮瘤，慢性炎症（+），肠化（+），HP（++），升结肠息肉，降结肠息肉为低级别管状腺瘤。患者多处求治，担心癌变，来诊时间断性胃脘部疼痛胀满，疼痛无规律，反酸烧心，时有恶心欲吐，无呃逆嗳气，排便不成形，日 2~3 行，小便无异常，舌体胖大淡暗、苔黄腻，脉弦滑，李老以清热解毒、化浊活血为治，患者服药半年，不典型增生、肠化逆转，HP（-）。本案浊毒内蕴，缠绵不去，浊毒瘀血胶结难解，出现不典型增生、肠化、幽门螺旋杆菌感染，李老治以清热解毒、化痰软坚、活血化瘀，配合虫类之品以毒攻毒，取得满意的疗效。

# 李佃贵教授治疗胆汁淤积性肝硬化的经验

胆汁淤积性肝硬化是一种慢性肝内胆汁淤积性疾病，胆汁生成、分泌、排泄障碍，胆汁在肝内淤积，使肝细胞受损，早期以肝功能损害、门静脉高压为主要表现，晚期出现上消化道出血、脾功能亢进、腹水等，发病机理尚不清楚，中年女性多见，临床见胁下及胃脘部胀满、神疲乏力、周身瘙痒、四肢多处皮下结节、小便色深如茶等，属于中医"胁痛""积聚"范畴。现代医学以抗病毒及对症治疗为主，中药治疗胆汁淤积性肝硬化具有独特优势，李老依据浊毒蕴结、气滞血瘀、痰瘀阻滞的病机特点，以化浊解毒、行气散结、祛痰活血为治，辅以养血柔肝，标本同治。

## 一、病机特点

胆汁淤积性肝硬化的病因多为饮食不节、情志不畅，或其他疾病久治不愈转变所致。生理状态下，肝气疏泄有度，脾胃运化正常，脾主升清，胃主降浊，升清降浊有序，纳运出入正常；同时，脾胃化生的水谷精微可滋养肝体，以助肝用，使肝气疏泄正常，因此，肝脾功能相辅相成。若饮食不节，损伤脾胃，脾胃运化失司，水谷不化精微，反生痰浊水湿，浊邪郁而化热，日久形成浊毒，阻滞气机，升降失常，胆汁生成及输布障碍；同时，情志不畅，肝失疏泄，气机不畅，木郁化火，克伐脾土，脾失健运，水湿停聚，湿热蕴结成毒，浊毒胶结难祛，气滞血瘀，日久痰瘀阻滞，终成肝硬化之变。

### 二、治疗思路

李老遵循《黄帝内经》"治未病"的学术思想，力求做到早期诊断、早期治疗、既病防变，施以扶正祛邪、调肝实脾等法。《金匮要略·脏腑经络先后病脉证并治》谓"夫治未病者，见肝之病，知肝传脾，当先实脾"，肝病最易传脾，浊毒内蕴，气机阻滞，肝失疏泄，克伐脾土，同时，浊毒困脾，脾失健运，气机升降失常，肝失疏泄，胆汁不循常道输布。李老在治肝的同时，先调补脾气，使脾气充实，运化正常，气血精微化生有源，浊毒邪气通过降浊功能排出体外，脏腑不受邪侵。本病湿热浊毒久留，阻滞气机，损伤正气，临床可见上腹部痞满，右胁疼痛，恶心欲吐，胸闷短气，神疲乏力，纳差少食，舌质淡红、苔白腻，脉细等，此时应化浊解毒、疏肝理气、调理脾胃，有利于正气抗邪而使肝病向愈。

肝脏损伤，疏泄失常，气机不畅，肝郁脾虚，运化失司，酿生浊毒，李老以化浊解毒、疏肝理气为主，依据湿浊、热毒的不同，有所侧重。祛湿化浊，常用砂仁、豆蔻、荷叶、藿香、佩兰、香薷、白芷等，芳香化浊；茯苓、猪苓、泽泻、滑石，淡渗祛湿，使浊邪从小便而解；黄芩、黄连、黄柏、大黄、龙胆草，清热利湿；大黄、芒硝、冬葵子等，通腑泄浊，使浊邪从二便而去；根据热毒之轻重而加清热解毒之品，轻者常用黄连、黄芩、黄柏、大黄、绞股蓝、板蓝根、连翘、金银花等；毒重者可用黄药子、红景天、半边莲、半枝莲、白花蛇舌草、败酱草等。浊化毒解，肝脾功能协调，气机升降有序，胆汁疏泄正常。

李老强调疏肝理气不可过用温燥，以免伤阴，常用香附、佛手、姜黄、郁金、香橼、砂仁、大腹皮等药；病轻体弱者，以当归、丹参、赤芍等药，活血化瘀而不伤正，养血而不滞血；病程长、体质强者，以三棱、莪术、水蛭、鳖甲、龟甲、穿山甲、山慈菇活血软坚等。随着浊毒瘀血逐渐祛除，病情亦随之好转，肝功能恢复正常。

## 病案举例

### 积聚（胆汁淤积性肝硬化）案

**提要：** 本案系原发性胆汁生成排泄障碍，淤积于肝脏，使肝细胞受损，发展为肝硬化、脾大等一系列病证，胁下及胃脘胀满，周身瘙痒，四肢多处皮下结节，皮肤萎黄等，属于中医痰核，李老依据气滞血瘀，痰瘀阻滞的病机特点，以行气散结，祛痰活血为治，辅以养血柔肝而取效。

马某，女，37岁，已婚，无业。

初诊：2018年1月8日。发病节气：大寒前2天。

主诉：乏力，上腹胀满，四肢皮下硬结1年余。

2016年11月因劳累，长期加班，饮食不规律，出现乏力，皮肤暗黄，四肢皮下多个大小不等的结节，结节质地硬、边界清楚、按之疼痛、无发红溃破，周身散在少量粉红色丘疹，瘙痒难忍，夜间加重，小便黄赤，胃脘胀满，纳差乏力，消瘦，下肢无力。当地医院诊为肝功受损待查，后在北京某三甲医院确诊为胆汁淤积性肝硬化（代偿期）、脾大、慢性胆囊炎、脂肪肝。口服水飞蓟宾、熊去氧胆酸等药，症状无改善。面色晦暗萎黄，白睛轻度黄染，形体消瘦，神疲乏力，上下肢有多个皮下结节、边界清楚、无发红。压之疼痛，皮温正常，无破溃，躯干及四肢散在少量粉红色丘疹，瘙痒难忍，夜间加重，小便黄赤，月经量多，先期4~5日，有血块，胃脘胀满，时有恶心未吐，纳差乏力，下肢无力，活动不利，大便正常，舌质瘀暗、苔薄白微腻、舌下脉络迂曲，脉弦细。西医诊断：胆汁淤积性肝硬化（代偿期）、脾大、慢性胆囊炎、脂肪肝。中医诊断：积聚。证属浊毒内蕴、气滞血瘀，痰瘀阻滞，法当行气散结、化痰活血，以李老经验方加减。处方：香附9 g，苏梗9 g，厚朴9 g，枳实9 g，胆南星6 g，半夏9 g，砂仁9 g（后下），青蒿9 g，延胡索15 g，当归9 g，白芍15 g，赤芍9 g，川牛膝9 g，红花9 g，丹参9 g，蒲黄 9 g（包煎），五灵脂 9 g（包煎），穿山甲 9 g，鳖甲 12 g（先煎），全蝎 9 g，水蛭 6 g，土鳖虫 6 g，桂枝 9 g。14 剂，每日 1 剂，冷水煎，分 2 次温服，嘱其忌食生冷油腻辛辣之品。

二诊（2 月 23 日）：

服用前方 14 剂，胃脘胀满堵塞感减轻，四肢多处结节，按之疼痛，纳食增加。前方加龟甲 15 g（先煎）、三棱 9 g，加强软坚散结、活血化瘀之力。14 剂，每日 1 剂，冷水煎，分 2 次温服。

三诊（3 月 10 日）：

服用前方 14 剂，四肢结节及脘腹胀满疼痛减轻，因外出会餐，皮肤出现红色斑丘疹，压之褪色，二便正常，舌脉同前。前方加苦参 9 g、徐长卿 9 g、地肤子 9 g、蛇床子 9 g，以祛湿止痒。继服 14 剂，每日 1 剂，冷水煎，分 2 次温服。

四诊（3 月 24 日）：

皮肤丘疹已褪，无瘙痒，四肢结节疼痛减轻，胃脘痞满堵塞感减轻，舌质暗红、苔白厚腻，脉沉细。原方去苦参、徐长卿、地肤子、蛇床子，继服 14 剂，每日 1 剂，冷水煎，分 2 次温服。

五诊（4 月 10 日）：

近日无明显诱因，出现皮肤及巩膜黄染，小便黄赤，大便正常，舌质暗红、苔薄黄，脉滑细。上方加金钱草 12 g、田基黄 12 g、红景天 12 g、茵陈 15 g、黄芩 12 g、黄连 12 g、板蓝根 12 g，清热解毒、利湿退黄。继服 14 剂，每日 1 剂，冷水煎，分 2 次温服。

六诊（4 月 25 日）：

面部及巩膜仍黄染，四肢结节缩小质硬，按之疼痛，固定不移，纳食减少，睡眠正常，小便黄赤，大便正常，月经先期 5 日，有血块，色暗，无痛经。此乃湿热俱重，加强清利湿热、活血退黄之力。拟方如下：黄芩 12 g，黄连 12 g，苦参 12 g，板蓝根15 g，金钱草 15 g，田基黄 12 g，半枝莲 15 g，半边莲 15 g，白花蛇舌草 15 g，鸡骨草15 g，绞股蓝 12 g，急性子 12 g，冬葵子 15 g，鳖甲 15 g（先煎），红景天 12 g，生大黄12 g，当归 9 g，白芍 15 g，赤芍 9 g，蒲公英 9 g，香附 9 g，枳实 9 g，红花 9 g，丹参 9 g，水蛭 9 g。继服 14 剂，每日 1 剂，冷水煎，分 2 次温服。

七诊（5 月 10 日）：

面部及巩膜仍黄染明显减轻，四肢结节缩小变软、按之疼痛减轻，二便正常，舌质淡暗、苔薄白，脉沉无力。上方加半夏 9 g、胆南星 6 g 以化痰降逆、软坚散结，继服 14 剂，每日 1 剂，冷水煎，分 2 次温服。

八诊（5 月 25 日）：

皮肤及巩膜无黄染，四肢结节明显缩小变软、按之疼痛减轻，舌脉如前。上方加三棱 9 g、莪术 9 g、川牛膝 12 g、鸡血藤 15 g，加强活血养血之力，祛邪以扶正，目前尚在治疗中。

**按**：患者以上腹部胀满，四肢皮下结节、边界清楚、压之疼痛为主证，现代医学认为原发性胆汁淤积性肝硬化（代偿期）属于自身免疫性疾病，皮肤及巩膜黄染，小便色赤，与胆汁的代谢密切相关；中医认为系湿邪蕴结成毒，浊毒留而不去，浊毒入血痰瘀相结，故四肢多处出现大小不等的结节；浊毒阻滞气机，中焦斡旋功能失司，气机不畅，出现胃脘及胁肋部胀满，纳差少食，消瘦乏力，胆汁疏泄不利，出现皮肤黏膜发黄、小便黄赤等症。可见，本病的发生与肝失疏泄、脾失运化、浊毒瘀血等病理产物阻滞密切相关，李老临床抓住病机实质，从解毒利湿、化浊活血入手，辅以养血柔肝、健脾行气之品，切中病机，使疑难杂症迎刃而解。

李老在初诊时针对四肢结节，胃脘胀满，以行气活血、化痰软坚为主，加用穿山甲、水蛭、土鳖虫、鳖甲等虫类及甲壳类活血药，加强软坚活血之力，加青蒿引药入肝胆经，同时佐制行气活血化痰药的燥烈之性，少量桂枝温通血脉。三诊、四诊因聚餐出现皮肤散在红色丘疹，瘙痒难忍，加苦参、徐长卿、地肤子、蛇床子祛湿止痒。五诊出现皮肤及巩膜黄染，小便黄赤，李老认为湿热聚而成毒入血，肝胆疏泄失司，脾之本色外露，加强清热利湿、解毒退黄，尤其加急性子、田基黄、生大黄以毒攻毒，使湿热等病理产物迅速排出体外，同时合用祛痰软坚、活血化瘀之味，使四肢结节缩小软化。八诊时皮肤巩膜黄染消失，四肢皮下结节明显缩小变软，可见李老辨证准确，用药有效，值得借鉴。

# 李佃贵教授化浊解毒法治疗
# 慢性萎缩性胃炎的经验

慢性萎缩性胃炎，为胃黏膜固有腺体萎缩，胃黏膜变薄或数量减少，常伴肠化或异型增生，属中医学"痞满""胃脘痛"的范畴，早期治疗可以使肠化逆转，预防癌变。李老在总结前人经验的基础上，结合数十年的临床实践，发现其病机的核心是脏腑功能失调，气机升降失调，水谷运化及输布功能失常，代谢产物不能及时排出，蓄结体内，酿生湿热，蕴久成毒，阻滞气机。"浊毒"既是病理产物，又是新的致病因素，贯穿疾病全过程，最终导致癌变，因此，李老以"浊毒"理论为指导，临床以化浊解毒法治疗慢性萎缩性胃炎，常取佳效。

## 一、病因病机

慢性萎缩性胃炎多因先天禀赋不足、饮食不节、情志不畅，导致脾胃虚损，脾失健运，运化失司，水谷不化精微，反生痰浊、水湿等病理产物。浊邪困脾，郁而化热，湿热胶结，形成浊毒，阻滞气机，升降失调，清阳不升，浊阴不降，影响气血运行，"久病入络"，气滞血瘀，最终导致浊毒、瘀血阻滞胃络，腺体失养，萎缩形成肠上皮化生、异型增生等，临床表现为胃脘痞满疼痛，嗳气呃逆，神疲乏力，食欲欠佳，舌质红、苔黄厚腻、脉濡等。李老认为"浊毒"既是病理产物，又是新的致病因素，贯穿慢性萎缩性胃炎的始终。

## 二、治疗特色

针对浊毒相关为害的病机，李老采用清热化浊、解毒活血法治疗慢性萎缩性胃炎，临床若单纯苦寒清热则湿浊不去，单纯化浊利湿则热毒不除，李老将清热化浊、解毒活血等法合用，浊毒祛除，气机畅达，脾气升清，胃气降浊功能正常，脾胃升降有序，精微得以布散，气行血畅，脏腑得养，萎缩的腺体、肠上皮化生、异型增生可逆转。

李老临床辨证时根据浊毒轻重，处方用药有所侧重。若以湿浊为主，常用藿香、佩兰、豆蔻等药芳香化浊、醒脾助运；或茯苓、泽泻、薏苡仁甘淡渗湿、分消湿浊；同时加升麻、柴胡等风药胜湿升阳。若以热毒炽盛为主，以苦寒的黄芩、黄连、黄柏、大黄、龙胆草等药清热祛湿；兼有肠化、异型增生者，加半边莲、半枝莲、白花蛇舌草、败酱草、绞股蓝、黄药子等清热解毒、软坚散结，现代药理研究表明此类药物具有抗癌作用。气机阻滞，升降失调，常加川楝子、延胡索、柴胡、郁金等药疏肝理气、缓急止痛；"久病入络"，瘀血阻滞，血脉不通，常加五灵脂、蒲黄、三七、当归等药。

李老在辨证论治的基础上，参考胃镜下微观表现辨病用药。胃黏膜色泽灰黯、黏膜下血管显露者，加丹参、桃仁、红花等药活血化瘀；黏膜充血、色鲜红或出血者，加白及、三七粉、仙鹤草等活血止血；胃镜下黏膜粗糙呈颗粒状，黏膜皱襞粗大，或形态似息肉样的结节，肠上皮化生、不典型增生，加三棱、莪术破血消癥，如《灵枢·百病始生》所言，"凝血蕴里而不散，津液涩渗，着而不去，而积皆成矣"。

若慢性萎缩性胃炎久治不愈，出现肠上皮化生、异型增生，此为癌前病变，最终可发展为胃癌。因此，胃癌前病变是疾病发展的关键阶段，李老在辨证论治的基础上，加用虫类药，如全蝎、蜈蚣、水蛭、虻虫、地龙、山甲珠、土鳖虫等软坚散结、破血消癥，临床应根据不同药物的特性，进行加减。

浊毒为患易伤津耗气，出现虚损之象，如神疲乏力、食纳欠佳、少气懒言等证候，李老认为此时以祛除浊毒为先，勿过早使用补益之剂，否则闭门留寇，病必不除。

## 病案举例

### 胃痛（慢性萎缩性胃炎伴异型增生）案

**提要**：本案慢性萎缩性胃炎伴异型增生，出现胃脘疼痛、烧心反酸等症，属于中医胃痛，李老依据脾虚湿蕴、湿热成毒、瘀血阻滞的病机特点，清热化浊、健脾活血，标本同治，扶正祛邪，注重祛除病理产物，预防肿瘤复发。

徐某，男，69岁，已婚，退休。

初诊：2018年1月15日。

主诉：反复胃脘疼痛、反酸烧心8年，加重2个月。

8年前因胃脘疼痛、乏力消瘦就医，确诊为慢性萎缩性胃炎伴异型增生、肠化，时有反酸烧心等症状，自服奥美拉唑等药，症状可缓解。2个月前出现胃脘疼痛，呈胀痛闷痛，反酸烧心，食固体食物时吞咽不利，胃镜示：慢性萎缩性胃炎伴异型增生、肠化，胃窦部黏膜下溃疡0.3 cm，反流性食道炎，胆汁反流性胃炎。面色少华，形体消瘦，神疲乏力，胃脘隐痛，胀痛痞闷，嘈杂嗳气，烧心反酸，口干少饮，纳食无味，小便黄赤，大便黏滞不畅，日1~2行，舌边尖红、苔微腻少津，脉弦细。

此乃七旬老人，旧有宿疾，损伤脾胃，脾胃运化失司，水谷不化精微，反生湿浊，蕴而化热，湿热久聚成毒，浊毒阻滞气机，三焦失畅，水谷精微运行不畅，气滞血瘀，浊毒瘀血阻滞，"不通则痛"，同时，影响脾胃腐熟受纳、运化输布，脾不升清，胃不降浊，胃气上逆，恶性循环，气血化生不足，不能濡养脏腑百骸。西医诊断：慢性萎缩性胃炎伴异型增生、肠化、胃溃疡、胆汁反流性胃炎、反流性食道炎。中医诊断：胃痛。证属浊毒内蕴、脾虚血瘀，法当清热化浊、健脾活血，使浊毒瘀血分消而去，以李老经验方治疗。

处方：黄芩12 g，黄连12 g，苦参12 g，板蓝根15 g，半枝莲15 g，半边莲15 g，白花蛇舌草15 g，鸡骨草15 g，绞股蓝12 g，白术6 g，茯苓15 g，豆蔻12 g（后下），海螵蛸20 g，瓦楞子15 g，焦三仙各10 g，鸡内金15 g，百合12 g，乌药12 g，当归9 g，川芎9 g，白芍30 g，三七2 g（冲服），全蝎9 g。30剂，每日1剂，冷水煎，分2次温服，嘱其忌食生冷油腻辛辣之品。

二诊（2月16日）：

服用前方30剂，胃脘疼痛减轻，时有胀满堵塞感，饭后明显，仍有胃脘烧心，口干口渴，心烦易怒，无呃逆嗳气，纳食增加。前方去焦三仙、鸡内金，加寒水石15 g，枳实12 g，砂仁12 g（后下），加强清热化湿行气之力。15剂，每日1剂，冷水煎，分2次温服。

三诊（3月6日）：

胃脘疼痛胀满减轻，时有胸闷短气，情志抑郁，纳食尚可，二便正常，舌脉同前。前方加瓜蒌12 g，半夏9 g，宽胸理气、化痰降逆，继服20剂，每日1剂，冷水煎，分2次温服。

四诊（4月27日）：

胃脘疼痛胀闷，胸闷气短减轻，偶有烧心嘈杂，食后胃脘有堵塞感，大便黏滞，每日1~2行，舌质红、苔白厚腻，脉沉细。原方继服30剂，每日1剂，冷水煎，分2次温服。

五诊（5月30日）：

嘈杂烧心减轻，食纳佳，睡眠好，无反酸嗳气，二便正常，舌质淡红、苔白微腻，脉沉。湿热瘀毒久蕴，难以速除，效不更方，原方继服30剂，每日1剂，冷水煎，分2次温服，嘱其在当地继续治疗。

**按**：患者慢性萎缩性胃炎伴肠化、不典型增生、胃溃疡。长期服药，损伤脾胃，脾胃运化失司，水谷不化精微，反生湿浊，蕴久化热，湿热久聚成毒，浊毒阻滞气机，三焦失畅，气滞血瘀，浊毒瘀血阻滞，"不通则痛"。浊毒阻滞气机脾胃腐熟受纳、运化输布失司，脾不升清，胃不降浊，胃气上逆，恶性循环，气血化生不足，不能濡养脏腑经络，故见形体消瘦、神疲乏力、胃脘胀满疼痛、烧心嘈杂、嗳气、纳差等症。脾虚不运是产生浊毒、瘀血等病理产物的根源，而诸多的病理产物蕴结于中焦，困阻脾胃，影响脾胃运化，又是疾病加重的主要因素。同时，脾虚肝旺，肝木必然克伐脾土，使脾气更虚。肝木体阴用阳，主疏泄，调节脾胃升清降浊的功能，李老遵《内经》"间者并行"理论，既清热化浊，行气活血治其标，又健脾养肝治其本，标本同调，祛邪扶正，同时结合现代药理研究成果，合用抗肿瘤的药物如半枝莲、半边莲、白花蛇舌草、鸡骨草、绞股蓝等，预防肿瘤的发生。

李老在使用清热化浊药时，针对病机选择一药多效之品，如黄芩、黄连、苦参、龙胆草等，既可清热，又能化浊，使浊毒从上、中、下三焦而去，苦寒不伤阴，化浊不助热。同时，健脾化湿以杜生湿之源，以四物汤养血柔肝，活血以散瘀，肝气疏泄正常，有利于脾胃升降的恢复。《金匮要略·脏腑经络先后病脉证治》谓"见肝之病，知肝传脾，当先实脾……虚虚实实，补不足，损有余"，李老临床强调"治未病"的思想，更将此理论运用于临床实践中，生理状态下，脏腑之间相互络属，相生相克，病理状态下，脏腑之间相乘相侮，因此，从整体观念出发，协调脏腑之间的关系，提高临床疗效。

# 李佃贵教授浊毒致病理论及用药经验

李佃贵教授临床倡导"浊毒致病"理论，浊毒既是脏腑功能失调产生的病理产物，又是新的致病因素，李老临床以祛除"浊毒"为第一要务，通过跟师学习，对"浊毒"理论及李老用药经验有了深刻的认识，现总结于下。

## 一、浊毒致病理论

浊毒有广义和狭义之分。广义的浊毒指一切对人体有害的不洁物质，狭义浊毒则指由多种原因导致脏腑功能紊乱，水谷精微的代谢异常，酿生痰湿、湿热，蕴久成毒，阻滞气机。浊毒既是病理产物，也是新的致病因素，其临床表现为面色瘀暗无泽，口中黏腻异味，纳呆少食，脘腹胀满，大便黏滞不畅，舌红苔白腻或黄腻，脉弦细滑。

浊邪停留不去，可单独致病，也可与气滞、血瘀、食积等并见，阻滞气机，蕴久为毒，形成浊毒证，使病机更为复杂，病程缠绵。李老临床强调祛除浊毒为治疗的关键，浊毒祛除，气机畅达，脏腑气化功能恢复，病证可愈。

## 二、常用治法

李老认为浊乃湿之甚，毒为热之极，浊与毒合，缠绵难愈，病程漫长。湿宜燥，浊宜化，热宜清，毒宜解，浊毒蕴结，阻滞气机，升降失常，久则瘀血阻滞，因此，浊毒致病，常寒热错杂、虚实并见，气机升降紊乱。李老临床针对浊毒致病的特点及演变规律，确立以下治则：

1. 芳香化浊

以芳香避秽、化湿醒脾为主要功效的药物，此类药物气味芳香，性味温燥，可芳化湿浊、消胀除痞，治疗胸脘痞闷，口中黏腻，纳呆少食，大便黏滞，舌苔白腻或水滑者。浊重毒轻者，李老常以藿香、佩兰、砂仁、紫蔻仁相须为用，芳香化浊，和胃降逆，宣通三焦气机；但芳香药物具有辛温之性，极易伤阴化热，助生热毒，对浊毒化热，湿热并重者，李老以苦寒燥湿药为主，如茵陈、黄连、黄芩、黄柏、苦参、龙胆草等以清热祛湿；浊毒并重，则以清热解毒药为主，如白花蛇舌草、半边莲、半枝莲、蒲公英、青黛清热解毒。芳香化浊类药性温易伤津，临床浊毒减轻，或阴精不足，加滋阴养血药，佐制芳香化湿药的温燥之性，如当归、白芍、百合、麦冬、玄参等。

2. 苦寒清化

李老常用茵陈、黄连、黄芩、苦参、龙胆草等苦寒药清热燥湿、化浊解毒，"以苦化浊，用寒解毒"，适用于浊轻毒重的病证。胸胁苦满，脘腹胀满，口臭咽干，口舌生疮，大便黏滞，肛门灼热，小便短赤，舌红或赤，舌苔黄腻者，在辨证的基础上，加半边莲、半枝莲、白头翁增强清热祛湿解毒之效。苦寒燥湿药，久用败胃，应中病即止。

3. 行气祛浊

浊毒停聚，阻滞气机，脏腑气化功能失调，气机升降出入紊乱，恶性循环。因此，在化浊解毒基础上，李老善用理气祛浊药，调畅气机有利于分消浊毒，使三焦畅达，浊毒从不同的渠道排除，常用香附、青皮、柴胡、姜黄、枳实、厚朴、槟榔、木香、炒莱菔子等，恢复脏腑气机的升降出入，使脾升胃降、肝气条达，浊毒易于宣散消解，同时，脾胃的运化功能强健，肝的疏泄功能正常，则不易产生浊毒，从而达到标本兼治的效果。

4. 活血祛浊

浊毒阻滞气机，病久不愈，"久病必瘀""久病入络"，浊毒与瘀血相结，胶结难祛，尤其在治疗癌前病变时，李老强调在化浊解毒的基础上，加用活血化瘀之品，当归、川芎、生蒲黄、五灵脂活血化瘀，使气血通畅，利于浊毒排出；痰瘀阻滞，加守宫、全蝎、蜈蚣、穿山甲等虫类药物，祛痰活血、通络散结。若浊毒蕴结肠腑，阻滞气机，腑气不通，大便先干后黏，李老多用芦荟 0.5~1 g、酒大黄 6 入煎剂后下，泻热通便、活血化瘀，使气机畅达，脏腑气化功能恢复。

## 病案举例

### 胃脘痛（慢性萎缩性胃炎伴肠化）案

**提要：**本案系慢性萎缩性胃炎伴肠化，胃脘疼痛，得温则减，烧心反酸，大便黏滞不畅，病机为脾胃气虚，湿热内蕴，气滞血瘀。此为本虚标实证，李老治以清热化湿，行气活血，健脾化湿，标本同治，扶正祛邪，取效颇佳。

师某，男，46 岁，已婚，个体。

初诊：2018 年 4 月 25 日。

主诉：胃脘隐痛烧心反酸 6 个月。

6 个月前出现胃脘隐痛，得温则减，烧心反酸，恶心欲吐，纳差，疲乏无力，口干口渴，咽喉不适，大便不畅，前干后黏，日 1 行，小便正常，胃镜示（2017 年 10 月 17 日）：慢性萎缩性胃炎伴肠化、胆汁反流性胃炎、十二指肠球炎、食道黏膜炎症、贲门松弛，病理示中度肠上皮化生。自服莫沙必利、奥美拉唑等药，症状不缓解，求治于李老。面色晦暗萎黄，形体消瘦，语声低微，神疲乏力，剑突下压痛，舌质暗、苔薄黄腻、舌下脉络迂曲，脉沉无力。西医诊断：慢性萎缩性胃炎伴肠化、胆汁反流性胃炎、十二指肠球炎、食道黏膜炎症、贲门松弛症。中医诊断：胃脘痛。证属脾胃气虚、湿热内蕴、气滞血瘀，法当清热利湿、理气活血、益气健脾，以李老经验方治疗。处方：

百合 12 g，乌药 12 g，白术 6 g，茯苓 15 g，紫豆蔻 12 g，当归 9 g，川芎 9 g，白芍 30 g，三七 2 g（冲服），鸡内金 20 g，黄芩 12 g，黄连 12 g，苦参 12 g，板蓝根 15 g，茵陈 15 g，半枝莲 15 g，半边莲 15 g，鸡骨草 12 g，绞股蓝 12 g，藿香 9 g，佩兰 9 g，荷叶 9 g，滑石 15 g（包煎），砂仁 9 g（后下），半夏 9 g，延胡索 9 g，蒲公英 9 g，白芷 9 g，丹参 12 g，全蝎 9 g，蜈蚣 3 g。30 剂，每日 1 剂，冷水煎，分 2 次温服，嘱其忌食生冷油腻辛辣之品。

二诊（5 月 21 日）：

服用前方 30 剂，胃脘胀满隐痛减轻，反酸烧心，口干口苦，晨起少量黄痰，头晕汗出，怕冷，纳食正常，大便不成形，日 3~4 行，舌质暗红、苔黄腻。前方去苦参、板蓝根、半枝莲、半边莲、鸡骨草、绞股蓝、荷叶、半夏、白芷，加石膏 30 g（先煎），炒栀子 9 g，海螵蛸 15 g，瓦楞子 15 g，浙贝母 12 g，牡蛎 20 g（先煎），白花蛇舌草 12 g，儿茶 9 g，寒水石 20 g（先煎），厚朴 9 g，枳实 12 g。30 剂，每日 1 剂，冷水煎，分 2 次温服。

三诊（7 月 2 日）：

服用前方 30 剂，胃脘疼痛，反酸烧心明显减轻，口渴，眼干涩，大便稀，日 3 行，肛门处红色湿疹，下肢冰冷，头项及颞侧疼痛，恶心，舌暗、苔白腻。处方：石膏 30 g（先煎），寒水石 20 g（先煎），黄芩 12 g，黄连 12 g，炒栀子 9 g，苦参 12 g，板蓝根 15 g，茵陈 15 g，半枝莲 15 g，半边莲 15 g，白花蛇舌草 15 g，鸡骨草 15 g，绞股蓝 12 g，海螵蛸 15 g，瓦楞子 15 g，浙贝母 12 g，牡蛎 20 g（先煎），当归 12 g，白芍 15 g，川芎 9 g，儿茶 9 g，厚朴 9 g，枳实 12 g，广藿香 9 g，佩兰 9 g，滑石 15 g，砂仁 9 g（后下），延胡索 9 g，蒲公英 9 g，丹参 12 g，全蝎 9 g，蜈蚣 3 g。继服 60 剂，每日 1 剂，冷水煎，分 2 次温服。

四诊（9 月 10 日）：

饭后胃痛胀满，反酸烧心加重，矢气较多，口干口苦，双眼干涩，下肢怕冷，恶心乏力，大便日 2~3 行，排便不利，肛门湿疹色淡红，舌红苔腻、有裂纹。处方：蒲黄 9 g，五灵脂 15 g，延胡索 15 g，白芍 15 g，砂仁 9 g（后下），蒲公英 15 g，百合 12 g，乌药 12 g，白术 6 g，茯苓 15 g，紫豆蔻 12 g，当归 9 g，川芎 9 g，白芍 30 g，三七 2 g（冲服），鸡内金 15 g，茵陈 12 g，黄连 12 g，黄柏 12 g，白芷 15 g，海螵蛸 20 g，浙贝母 15 g，牡蛎 20 g，白花蛇舌草 12 g，半枝莲 12 g，丹参 12 g，全蝎 9 g，蒲公英 12 g，蜈蚣 3 g，藿香 12 g，香附 12 g。继服 45 剂，每日 1 剂，冷水煎，分 2 次温服。

五诊（11 月 5 日）：

饭后胃痛烧心反酸减轻，咽部异物感，饭后 2~3 h 胃痛，大便日 2~3 行，舌红、苔黄腻。处方：蒲黄 9 g，五灵脂 15 g，延胡索 15 g，白芍 15 g，砂仁 9 g（后下），蒲公英 15 g，百合 12 g，乌药 12 g，白术 6 g，茯苓 15 g，紫豆蔻 12 g，当归 9 g，川芎 9 g，白芍 30 g，三七 2 g（冲服），鸡内金 15 g，瓦楞子 20 g，甘松 12 g，香附 12 g，木香 9 g，茵陈 12 g，黄连 12 g，黄柏 12 g，海螵蛸 20 g，浙贝母 15 g，牡蛎 20 g，白花蛇舌草 12 g，丹参 12 g，全蝎 9 g，蒲公英 12 g，藿香 12 g。继服 60 剂，每日 1 剂，冷水煎，分 2 次温服。

六诊（2019 年 1 月 10 日）：

胃脘疼痛，饭后加重，烧心反酸减轻，口干口渴，大便日 3~4 行，不成形，肛门湿疹减轻，舌质红，苔腻裂纹舌。处方：百合 12 g，乌药 12 g，白术 6 g，茯苓 15 g，紫豆蔻 12 g，当归 9 g，川芎 9 g，白芍 30 g，三七 2 g（冲服），鸡内金 15 g，石膏 30 g（先煎），黄芩 9 g，黄连 9 g，炒栀子 9 g，海螵蛸 15 g，瓦楞子 15 g，浙贝母 12 g，牡蛎 20 g，延胡索 15 g，白芷 12 g，砂仁 12 g（后下），檀香 9 g（后下），木香 9 g，丹参 12 g，五灵脂 12 g，香附 12 g，茵陈 12 g，儿茶 9 g，牡丹皮 9 g，全蝎 3 g，藿香 12 g，红曲 1 袋（冲服）。继服 60 剂，每日 1 剂，冷水煎，分 2 次温服。

**按：** 患者胃脘疼痛，得温则减，烧心反酸，神疲乏力，纳差少食，大便黏滞不畅，诊断为慢性萎缩性胃炎伴肠化、胆汁反流性胃炎等。症状复杂，病属"胃脘痛"，病机乃湿热内蕴，气机阻滞不通，病久不愈，瘀血阻滞，"不通则痛"，同时兼有脾胃气虚，证属本虚标实，以标实为主。李老依据"急则治标"的原则，以祛邪为先，气滞血瘀的根源在于湿热内蕴，中焦斡旋失司，因此以清热祛湿为先，辅以行气活血，佐以健脾化湿。方中黄芩、黄连、茵陈、苦参、板蓝根苦寒清热利湿；紫豆蔻、藿香、佩兰、砂仁、半夏苦温燥湿，从不同渠道分消湿浊，湿浊祛除，热邪无所依附；乌药、延胡索、当归、川芎、白芍、丹参、三七行气活血；白术、茯苓、荷叶健脾化湿；半枝莲、半边莲、鸡骨草、绞股蓝、全蝎、蜈蚣可清热祛湿、活血通络，现代药理学研究表明其有治疗肠上皮化生及抗癌的作用。全方标本同治，扶正祛邪，充分体现李老湿热浊毒致病的理论，在治疗过程中，依据病证的变化进行加减。老师强调现代的理化检查与胃镜、肠镜、病理检查可以看作是四诊的延伸，有利于从微观认识疾病，同时，现代药理的研究结果也可以为医者所用，对于慢性胃炎伴肠化，经中医治疗，不仅改善临床症状，还可以促进病理改变的逆转，防治其癌变，提高疗效。

# 黄煌教授应用大柴胡汤的经验

　　著名经方大家黄煌为南京中医药大学教授、博士生导师，江苏省名中医，经方学院院长，主持全球最大的公益性经方学术网站"经方医学论坛"。黄煌教授潜心研究《伤寒杂病论》数十年，独辟蹊径，重视整体辨证，强调体质辨证与方证、药证相应的学术观点，擅长以经方治疗疑难杂症，临床上善用大柴胡汤加减治疗内科杂病，屡获良效。

## 一、大柴胡汤的病机实质

　　《伤寒论》第 103 条谓"太阳病，过经十余日，反二三下之，后四五日，柴胡证仍在者，先与小柴胡汤。呕不止，心下急，郁郁微烦者，为未解也，与大柴胡汤下之则愈"，第 165 条谓"伤寒发热，汗出不解，心中痞硬，呕吐而下利者，大柴胡汤主之"，论述太阳病误治后，邪陷少阳，枢机不利，郁而化火，少阳郁火与阳明燥热相结，气机阻滞，升降失调，胃气上逆，"不通则痛"，出现呕吐恶心、胃脘胀痛、心情烦闷，病属标实之证。《金匮要略·腹满寒疝宿食病脉证并治第十》谓"按之心下满痛者，此为实也，当下之，宜大柴胡汤"，进一步阐述了杂病心下满痛的病机，胆火犯胃，胆胃不和，胃气不降，传导失司，腑气不通，"不通则痛"。

　　大柴胡汤由柴胡、黄芩、半夏、枳实、芍药、大黄、大枣、生姜组成，具有和解少阳之功，兼清阳明里热之功，其主证为胸胁苦满，心下痞硬，按之疼痛，口苦咽干，大便秘结，舌红，苔黄腻，或黄厚燥，脉象弦数或弦滑等症，是治少阳阳明合病的主方，以小柴胡汤去人参、甘草，加大黄、枳实、芍药而成。方中柴胡专入少阳，疏肝行气，黄芩清少阳之郁热；半夏、生姜和胃降逆、化痰止呕；大黄泻热通腑，枳实行气破结，芍药缓急止痛，大枣益气和中，合芍药酸甘化阴，以防热邪伤阴，又缓枳实、大黄泻下伤阴之弊。全方和解少阳，兼清里热，以和解少阳为主，泻下之力较缓。后世医家对大柴胡汤的病机解读繁杂，仁者见仁，智者见智，黄煌教授将体质辨识与经方的方证、药证相结合，提纲挈领，指导临床实践，具有积极的临床意义。

### 二、方证及体质辨证

张仲景开创了辨证论治的先河，《伤寒杂病论》体现了理、法、方、药一脉相承的辨证体系，确立了六经及脏腑辨证方法，诊断治疗外感病及内伤杂病。黄教授潜心研究仲景学说数十年，认为体质因素、方证、药证相应是仲景学说的精华，"观其脉证，知犯何逆，随证治之"，是仲景辨证思想的体现，为中医辨证论治体系的形成奠定了理论基础。黄煌教授倡导方证辨证及体质辨证，探求患者体质、证候与用方、用药之间的关系。

历代医家认为大柴胡汤治疗少阳阳明合病，既有少阳枢机不利，郁热不解，又兼阳明燥结，黄教授认为这种归纳比较笼统，初学者不易掌握和运用，强调应从多方面界定大柴胡汤的方证，以指导临床应用，提高判定方证的准确率，综合归纳如下：

大柴胡汤证多见性格内向，喜静不好动，情绪易紧张焦虑，睡眠、饮食、情绪易受外界因素的影响而波动，体格较壮实，颈部粗短，肌肉紧张，肩颈部常有酸重及拘挛感，腹部脂肪较多，上腹角偏宽，触之质地较硬，厚实不松软，有紧绷感，四方脸，嘴较阔，唇较厚，唇色暗红，肤色偏黑，皮肤较干燥等，心下或腹部的疼痛急迫，发热或往来寒热，恶心呕吐，便秘腹胀，小便黄赤，舌质红、苔黄白干燥，脉滑数或弦而有力。其适应证不局限于是否误治，应依据患者体质主症及舌脉特点辨证使用大柴胡汤扩大其适应证，消化系统疾病，如胰腺炎、胆囊炎、胆结石、脂肪肝、肝硬化、慢性胃炎、不完全性肠梗阻、糖尿病胃轻瘫、功能性消化不良等符合大柴胡汤方证者，均可选用。

## 病案举例

### 腹痛（胆囊炎）案

李某，女，56 岁。

初诊：2019 年 4 月 21 日。

主诉：右上腹胀满疼痛时作 3 年，加重 1 个月。

患者 3 年前出现右上腹胀满疼痛，彩超检查示胆囊炎、肝囊肿。间断服用西药或中成药，症状时缓时作。1 个月前上腹部胀满疼痛，形体中等，面色晦暗，皮肤粗糙，纳呆少食，口有异味，夜寐多梦，便溏，日 2~3 行，舌红苔黄，脉弦。腹诊示：腹部平坦，上腹部触之即痛，压之有明显的抵抗感，腹直肌紧张，两季肋下压之不适。西医诊断：胆囊炎。中医诊断：腹满。证属二阳合病，少阳枢机不利，胆火犯胃，治当清泻胆热、调畅气机，以大柴胡汤加减。处方：柴胡 12 g，黄芩 10 g，制半夏 10 g，枳实 10 g，白芍 10 g，酒大黄 5 g，生姜 3 片，红枣 6 枚。患者诉服药后上腹及两胁胀满疼痛减轻，纳食增加，大便成形，日 1 行，继以原方服 14 剂，诸症均平。

按：临床症状和腹诊所见是使用大柴胡汤的主要依据。初诊时便溏，服用大柴胡汤后却转为正常，可见大柴胡汤不局限于阳明燥结。《伤寒论》第 165 条谓"伤寒发热，汗出不解，心中痞硬，呕吐而下利者，大柴胡汤主之"，杂病腹满为胆火内蕴、气机阻滞所致。黄教授认为经方组方严谨，临床应用时不得随意删减，大柴胡汤中用大黄是针对"心下硬痛"这一重要特征而设，不是针对大便秘结，因此，临床应用大柴胡汤，很少加减，只是对生、酒大黄的剂量做适当调整而已。

通过跟师学习，对大柴胡汤的病因病机实质有了深刻的认识，黄教授在研究方证及体质因素的基础上，将方、证、人的关系有机结合，启迪思维，有的放矢，不断扩大经方的应用范围，有效指导临床应用。

# 黄煌教授应用桂枝茯苓丸的经验

桂枝茯苓丸出自《金匮要略》，具有活血消癥之效，治疗妇人宿有癥积、妊娠胎动不安、下血不止、血色紫黑晦暗、腹痛拒按、舌质紫暗或有瘀点、脉沉涩等。后世医家以此方治疗闭经、产后恶露不尽、癥瘕积聚、瘀血腹痛等病证，当代医家多以此方治疗子宫肌瘤、卵巢囊肿、多囊卵巢综合征等疾病。黄煌教授长期潜心研究《伤寒杂病论》，参透桂枝茯苓丸的病机实质，临床善用桂枝茯苓丸加减治疗疑难杂症，不断扩大其适应证，笔者跟诊学习期间，受益匪浅。

## 一、桂枝茯苓丸主证

《金匮要略·妇人妊娠病》谓"妇人宿有癥病，经断未及三月，而得漏下不止，胎动在脐上者，为癥痼害。妊娠六月动者，前三月经水利时，胎也。下血者，后断三月衃也。所以血不止者，其癥不去故也。当下其癥，桂枝茯苓丸主之"，原方具有活血祛湿、消癥化积之效，治疗妇人素有癥积、妊娠后胎动不安，或下血不止证。后世医家黄元御以此方治疗杂病瘀血腹痛证，扩大了其应用范围。

黄煌教授认为桂枝茯苓丸以活血祛湿、消癥化瘀为主，其治疗范围不局限于妇科疾病，凡由湿瘀阻滞的疾病，临床皆可辨证使用。黄煌教授强调以方测证，桂枝茯苓丸的主证尚有面色暗红或暗黑，或面色黧黑，两目黯黑，颜面或背部痤疮，酒糟鼻，睑腺炎，毛囊炎，皮肤粗糙干燥、易起鳞屑、下肢明显，足底皲裂或生鸡眼，易生冻疮，老年患者多痴呆、思维迟钝，出现下肢浮肿或有紧绷感，下肢麻木疼痛，心情烦躁，睡眠欠佳，年轻人记忆力下降，腹部胀满，按压小腹时，有明显的抵抗感，便秘腰痛，舌质暗紫或暗淡，舌底静脉迂曲等。黄煌教授将桂枝茯苓丸改为水煎剂，常用剂量为桂枝15 g，茯苓 15 g，牡丹皮 15 g，桃仁 15 g，赤芍 15 g，可治疗多种疑难杂病，如冠心病、高血压病、糖尿病、甲状腺疾病、痤疮、黄褐斑、银屑病、前列腺增生、盆腔炎、附件炎、子宫肌瘤、痔疮等。

## 二、治疗思路

张仲景遵循《素问·至真要大论篇》"坚者削之……客者除之"的治疗原则，以桂枝茯苓丸活血祛湿、消积化癥。原方由桂枝、茯苓、牡丹皮、芍药、桃仁组成，方中桂枝辛温味甘，温通血脉、化气行水，通血脉而消瘀血，助气化而行津液；茯苓甘淡性平，健脾渗湿；桃仁性味苦甘平，为化瘀消癥之要药，消癥不伤血，茯苓、桃仁合用，从瘀血、痰湿入手，活血消癥、利水渗湿，共为臣药；芍药味酸苦性寒，养血活血，牡丹皮辛苦微寒，入血分，善活血凉血，增强活血消癥之力，共为佐药；白蜜甘缓，调和药性为使药。诸药合用，共奏活血化瘀、淡渗利水之效，用量极轻，以蜜为丸，缓消癥瘕。

黄煌教授临证以主证为线索，探求桂枝茯苓丸的病机实质，掌握方、证、体质之间的对应关系，有的放矢，提高临床疗效，治疗疑难杂症，如瘰疬瘿瘤、癥瘕积聚等病证，常有佳效。

## 病案举例

### 头痛（高血压）案

张某，男，32 岁。

初诊：2019 年 3 月 22 日。

头痛头晕，视物模糊 1 个月，伴情绪激动，心情烦闷，面色潮红，头痛易怒，以颞侧疼痛为主，神疲乏力，口干喜饮，腰痛腿冷，耳鸣耳聋，二便正常，舌质淡暗、苔薄白、舌下脉络迂曲，脉弦。高血压、高脂血症病史 3 年。西医诊断：高血压。中医诊断：头痛。证属瘀血阻滞，治当活血化瘀，方以桂枝茯苓丸加减。处方：桂枝 15 g，茯苓 15 g，桃仁 15 g，牡丹皮 15 g，赤芍 15 g，白芍 15 g，葛根 50 g，川芎 15 g。10 剂，水煎服，日 1 剂。

二诊（2019 年 4 月 3 日）：

患者药后面红，耳鸣好转，自觉身体轻松，仍感腰酸腿冷，口干，大便时干时稀。原方继服 10 剂，诸症好转，将前方改为丸剂，巩固疗效。

**按**：患者初诊时主诉繁多，病情复杂，黄教授认为患者瘀血阻滞为病机的关键，符合桂枝茯苓丸主证，以桂枝茯苓丸加葛根、川芎、白芍，活血通脉，引药上行。本方汤剂见效快，待病情稳定后，变汤剂为丸剂，巩固疗效，扩大了桂枝茯苓丸的应用范围，值得借鉴。

# 黄煌教授治疗情志病常用方的经验

随着社会发展，生活及工作压力的增大，情志病日益增多。情志内伤，肝失疏泄，肝气郁结，气机升降失调，脏腑气化失司，水谷不能化生精微，反而酿生痰湿等病理产物，阻滞气机，神魂被扰，导致情志病类疾病。黄煌教授临床以八味解郁汤、八味除烦汤、柴胡加龙骨牡蛎汤加减，治疗梅核气、癔病、抑郁症、焦虑症、失眠等情志病，积累了丰富的临床经验。

## 一、八味解郁汤方证

随着社会发展，家庭及工作压力日渐增大，情志不畅，或七情太过，超过人体承受能力，无法排解，气机郁滞不畅，脏腑功能失调，气机升降失司，体内水谷的代谢及精微的输布失常，酿生痰饮、水湿等病理产物，加重气机阻滞，痰气交阻，恶性循环，出现幻视、幻听等感觉异常，咽喉部如异物堵塞、难以吞咽，伴咽痛咽痒，少量白色黏痰，精神紧张焦虑，郁郁寡欢，敏感多疑，对任何事情无兴趣，胸胁苦满，眩晕心悸，失眠多梦，情志不畅时加重，气短叹息，脘腹胀满，胸腹有气窜上攻，排气后减轻，痛苦不堪，嗳气恶心，食欲不振，肩颈部酸痛，四肢冰冷有虫蚁感，小便不利，大便不畅，舌质淡红、苔薄白，脉弦滑，理化检查均无异常，病证涉及多个系统，此乃精神刺激所致。《金匮要略·妇人杂病篇》谓"妇人咽中如有炙脔，半夏厚朴汤主之"，其临床表现符合梅核气及少阳病的特点。

黄煌教授依据情志不畅，肝失疏泄，脏腑气化功能失调，气机升降不利，痰气交阻的病机特点，将半夏厚朴汤、四逆散合方，命为八味解郁汤，原方由半夏、厚朴、茯苓、苏梗、生姜、柴胡、白芍、枳壳、甘草组成，具有疏肝解郁、祛痰降气等功效。肝体阴用阳，白芍、甘草酸甘化阴，柔肝养肝，使肝体得养，肝气不至于过亢；柴胡、枳壳、苏梗、厚朴疏肝解郁，恢复气机升降；半夏、生姜、茯苓、甘草燥湿化痰，和胃降逆。全方祛痰行气，疏肝解郁，恢复气机升降，神魂得养。黄煌教授临床以八味解郁汤加减，治疗抑郁症、焦虑症、梅核气、更年期综合征等病，取效颇佳。

**病案举例**

陈某，女，34 岁。

初诊：2019 年 3 月 14 日。

近日情绪不佳，难以排解，又因受凉出现剑突下疼痛，饭后加重，咽部有堵塞感，咽之不下，吐之不出，咳吐少量白痰，嗳气恶心，神疲乏力，食欲不佳，大便稀溏，入睡困难，眠中易醒，醒后难以入睡，形体消瘦，面色晦暗，舌暗淡有齿痕，苔薄白微腻，脉滑，生化检查正常，曾患慢性萎缩性胃炎 10 年。黄煌教授辨为"痞满"，证属痰湿困脾、肝郁气滞，以八味解郁汤化痰行气、疏肝解郁。处方：柴胡 15 g，白芍 15 g，枳壳 15 g，姜半夏 15 g，茯苓 15 g，厚朴 15 g，苏梗 15 g，干姜 6 g，红枣 20 g，生甘草 3 g。加减治疗半月余，诸症均消失。

**二、八味除烦汤方证**

临床多种疾病均可影响气机的升降出入，导致水谷的化生及精微输布失常，痰浊、痰湿等病理产物阻滞，郁久化热；若逢情志不畅，"五志化火"，痰热胶结，阻滞气机，扰动心神，出现急躁易怒、焦虑恐惧、咽喉堵塞、胸闷气短、躁扰不宁、脘腹胀满、入睡困难等，病机实质为痰热阻滞、扰动心神，黄煌教授以半夏厚朴汤、栀子厚朴汤合方，去淡豆豉，加黄芩、连翘、枳壳，命名为八味除烦汤，清热除烦、化痰降气。药物组成：半夏、厚朴、苏梗、茯苓、甘草、黄芩、连翘、栀子、枳壳。其中半夏厚朴汤为中医治疗梅核气的专方，栀子厚朴汤治疗热郁胸腹、气机阻滞、扰动心神证，《伤寒论》云"伤寒下后，心烦腹满，卧起不安者，栀子厚朴汤主之"。

黄煌教授以八味除烦汤加减，治疗精神类相关疾病，如臆病、抑郁症、焦虑症、甲状腺功能亢进症、更年期综合征等，表现为失眠多梦、焦虑心烦、情绪不稳、咽喉异物感、腹胀胸闷、恶心呕吐、不思饮食、眩晕心悸、舌质红、舌苔薄黄或黄腻、脉滑数有力，临床效果颇佳。

**病案举例**

李某，女，40岁。

初诊：2019年3月26日。

尿频、眼睑浮肿1年余，自觉心慌手抖，紧张焦虑时加重，心烦易怒，咽喉中有异物感，多梦易惊，口干口苦，经前乳胀，月经有血块，大便黏而不爽，小便黄赤，尿频，尿道烧灼，无疼痛，形体瘦小，舌红，苔薄腻，脉弦滑。以八味除烦汤加减，清热除烦、化痰行气。

处方：栀子12 g，连翘20 g，黄芩10 g，半夏15 g，厚朴15 g，茯苓15 g，苏梗15 g，枳实15 g，六一散20 g（包煎），猪苓12 g。加减治疗1月余，患者咽喉异物感减轻，睡眠改善，心情明显好转。

**三、柴胡加龙骨牡蛎汤**

柴胡加龙骨牡蛎汤源于《伤寒杂病论》第107条，谓"伤寒八九日，下之，胸满烦惊，小便不利，谵语，一身尽重，不可转侧者，柴胡加龙骨牡蛎汤主之"，全方由柴胡、黄芩、人参、桂枝、茯苓、半夏、大黄、龙骨、牡蛎、铅丹、生姜、大枣组成，具有疏肝解郁、和解少阳、通阳泄热、镇静安神等作用。张仲景以本方治疗少阳枢机不利，肝郁化火，三焦枢机不利，饮食水谷气化失常，气机升降失调。

少阳主枢，肝主疏泄，调畅气机，三焦为阳气、水液气化的场所，精微输布的通路，三焦气机畅达，脏腑气化功能正常，新陈代谢有序进行。

现今社会工作压力过大，家庭生活不和谐，情志不畅，少阳经气不利，肝郁气滞，水谷精微的代谢及输布失常，痰浊、水湿等病理产物停滞，糟粕排泄受阻，三焦不畅，气机升降失调，同时"五志化火"扰及心神，出现心情烦闷，急躁易怒，胸胁胀满，脘腹痞闷，纳差少食，入睡困难，眠中易醒，白天精力不济，昏昏欲睡，记忆力减退的，舌质红，苔白腻或黄腻，脉弦滑。黄教授以本方加减治疗抑郁症、焦虑症、神经衰弱、更年期综合征、精神分裂症、帕金森综合征、癫痫、脑动脉硬化、老年性痴呆等病，如使肝气得舒、郁热得解、气机调畅，则睡眠改善，抑郁焦虑状态消除。

烦躁、少腹部疼痛便秘者，合桃核承气汤；若烦躁失眠、舌紫、面暗红，合桂枝茯苓丸；失眠头痛、舌质淡红者，合酸枣仁汤；焦虑不安、胸闷腹胀者可合栀子厚朴汤。


**病案举例**

李某，男，33岁。

初诊：2018年3月1日。

主诉：精神紧张，心痛胸闷3年。

自幼胆小怕事，性格内向，多静少动，不愿与人交往，易自卑胆怯，喜独自玩电脑游戏，偶口干口苦，就诊时一直低头，默默不语，纳食正常，大便2日1行，舌有瘀斑、苔白腻，脉细滑。辨证为心胆气虚、肝郁日久、痰热扰神，治宜疏肝解郁，化痰安神，以柴胡加龙骨牡蛎汤加减。

处方：柴胡 10 g，黄芩 10 g，半夏 10 g，党参 20 g，琥珀粉 3 g（冲服），龙骨 30 g（先煎），牡蛎 30 g（先煎），珍珠母 30 g（先煎），茯神 15 g，桂枝 10 g，酒大黄 5 g，炙甘草 6 g。加减治疗 6 个月，症状明显减轻，病情稳定。

# 黄煌教授治疗系统性红斑狼疮的经验

　　系统性红斑狼疮是一种全身性自身免疫病，病变累及多个器官和系统，好发于年轻女性，现代医学认为其病因及发病机理尚不清，目前普遍认为与免疫、遗传密切相关。中医认为先天禀赋不足，脏腑虚损，气化功能失调，气血化生乏源，气机升降失调，若逢六淫邪气侵袭，或情志、饮食、劳倦所伤，少阳枢机不利，肝失疏泄，脾失健运，水谷精微化生及输布失常，水湿困脾，阻滞气机，气滞血瘀，络脉不通，则发为蝴蝶疮。黄煌教授以小柴胡汤合当归芍药散加减，清解少阳、健脾化湿、畅达气机、调和气血，取效颇佳。

## 一、病因病机

　　黄煌教授认为系统性红斑狼疮的发病，与先天禀赋密切相关，以女性多见。气血不足，血行不畅，肌肤失养，加之女性经历了经、带、胎、产等生理过程，气血损伤，且工作及生活压力过大，情志不畅，肝气疏泄不畅，"五志化火"，火热灼伤血脉，耗伤气血，《素问·阴阳应象大论》谓"壮火之气衰，少火之气壮；壮火食气，气食少火，壮火散气，少火生气"，郁火迫于肌肤，血溢脉外，出现面颊蝶形红斑，色泽鲜红或暗红，皮肤干燥，肤色偏黄，缺乏光泽，胸胁满闷等；肝气克脾，脾虚运化失司，水谷不化精微，反而酿生水湿痰浊，阻滞气机，水湿弥漫三焦，气机升降失调，血行不畅，故见颜面及下肢浮肿，皮肤瘙痒，倦怠乏力，反复感冒，目睛干涩，视物模糊，记忆力下降，头晕头痛，心悸心慌，关节疼痛，肌肉酸痛，舌质淡红，苔薄白或水滑，脉弦滑无力。

黄煌教授认为病机的核心为气血两虚，肝郁脾虚，痰瘀阻滞，血溢脉外。治疗上肝脾同治，疏肝健脾，益气养血，祛痰活血。

## 二、治疗思路

系统性红斑狼疮以面颊蝶形红斑、胸胁满闷、关节疼痛等为主症，常虚实并见，寒热错杂，与肝郁脾虚、少阳枢机不利密切相关。胸胁部、面颊均为少阳经循行所过，《伤寒论》第 96 条谓"……往来寒热，胸胁苦满，默默不欲饮食，心烦喜呕，或胸中反而不呕，或渴，或腹中痛，或胁下痞硬，或心下悸，小便不利，或不渴，身有微热，或咳者，小柴胡汤主之"，小柴胡汤和解少阳、疏肝调脾、寒热同调；《金匮要略·妇人杂病》谓"妇人腹中诸疾病，当归芍药散主之"，当归芍药散养血柔肝，健脾祛湿，肝脾同治。

黄煌教授临床将小柴胡汤、当归芍药散合方应用，疏肝调脾，寒热同调，标本同治，旨在和解少阳枢机、协调肝脾功能，使气血充盛，痰瘀等病理产物祛除，气血运行正常，系统性红斑狼疮自愈。

黄煌教授临床依据患者体质及病机的演变进行加减，以求方证、药证相应，如气虚较重，加生黄芪、太子参、陈皮等药，益气健脾、恢复脾运；肝气郁结，气机不畅，加郁金、香附、厚朴、枳壳、青皮等药，疏肝理气；脾虚湿困，加砂仁、藿香、苍术、薏苡仁等药，芳化湿浊；瘀血阻滞，加丹参、桃仁、红花等药，活血化瘀；皮肤瘙痒，兼有风邪侵袭，加荆芥穗、防风、羌活、地肤子、白鲜皮、白蒺藜等药，疏风止痒。

系统性红斑狼疮病机复杂，迁延难愈，激素及免疫抑制剂治疗有效，但在激素递减的过程中，病情常易发生反复，长期服用极易出现副作用。黄煌教授临证发现，在疾病急性活动期，激素配合中药治疗，不仅可以较快改善症状、控制病情发展，还可以减少激素用量、减轻激素的副反应。在疾病稳定期，配合中药治疗，能够巩固疗效，达到平稳撤减激素、减少病情反复的目的。

通过积极的中医药治疗，能有效控制病情的发展，减轻疾病对脏腑的侵害，改善患者生存质量。小柴胡汤合当归芍药散加减适合轻、中度红斑狼疮患者，长期服用可稳定病情，减轻西药毒副反应，有效提高患者的生活质量。

## 病案举例

### 红蝴蝶疮（红斑狼疮）案

**提要：** 本案系红斑狼疮反复发作，属于"蝴蝶疮"范畴，证属肝郁脾虚，木郁克土，兼夹湿浊，以小柴胡汤合当归芍药散加减，养血柔肝、健脾胜湿而取效，同时减轻激素及免疫抑制剂的副作用。

张某，女，24岁，未婚，学生。

初诊：2018年7月11日。

主诉：反复低热伴面部红斑3年，加重1周。

3年前患者因感冒发热，面部出现蝶状红斑，脱发严重，阳光照射使面部红斑加重，确诊为红斑狼疮性肾病，口服泼尼松 60 mg（qd），骁悉 1 g（bid），硫酸羟氯喹 0.2 g（qd），治疗后尿蛋白消失、面部红斑消失，口服药物逐渐减量，但因劳累及感冒，红斑时发时止。1周前患者因外出游玩，过度劳累，再次出现低热，面部蝶形红斑，伴瘙痒、无破溃，口唇发红干燥，头发枯黄无泽，月经量少，周期正常，小便正常，大便2日1行，纳差，睡眠一般，平素易感冒，常感乏力、怕冷，双下肢无水肿，形体中等，面部红斑，口腔无溃疡，腹部无压痛，舌红苔腻，脉滑，尿常规及生化检查正常，ESR：53 mm/h。西医诊断：红斑狼疮。中医诊断：蝶疮。此为肝不藏血，脾不统血，血虚生风，斑在两颊，乃少阳、太阴为病所致，法当健脾祛湿、补养肝血，佐以疏风，方拟小柴胡汤合当归芍药散加减。处方：柴胡 20 g，黄芩 10 g，半夏 10 g，党参 10 g，生甘草 10 g，当归 10 g，川芎 15 g，白芍 30 g，白术 15 g，茯苓 15 g，泽泻 15 g，荆芥 20 g，防风 20 g，干姜 10 g，红枣 20 g。15 剂，冷水煎，每日 1 剂，分 2 次温服，嘱其忌食生冷之品，泼尼松 30 mg（qd），骁悉 0.5 g（qd）。

二诊（8 月 1 日）：

服用前方后无发热，面部红斑明显消退，颜色变浅，无口腔溃疡，饮食睡眠可，大小便正常，神疲乏力，怕冷畏风，舌脉同前。前方白芍加至 40 g，继服 30 剂，泼尼松 20 mg（qd），骁悉 0.5 g（qd）。

三诊（9 月 4 日）：

面部及两颧处红斑不显露，无发热，饮食睡眠可，大小便正常，月经量较前增多，周期正常，感冒次数较服药前明显减少，畏寒乏力好转。前方白芍加至 60 g，继服 30 剂。

四诊（10 月 12 日）：

面部红斑消失，无瘙痒，饮食睡眠可，大小便正常，月经量正常，仍有乏力，舌质淡红、苔薄白，脉沉弱，效不更方。前方继服 30 剂。

**按：** 系统性红斑狼疮是一种自身免疫性疾病，女性多见，病情复杂，反复发作，迁延难愈，疾病发展常呈现发作—缓解—复发—缓解的规律，采用激素及免疫抑制剂治疗，但在激素递减的过程中易复发，而且长期服用激素常导致骨质疏松等副作用。

黄煌教授在长期的临床实践中发现，疾病急性活动期，激素配合中药治疗，不仅可以较快改善症状，控制病情发展，还可以减少激素用量，减轻激素的副反应；稳定期能够巩固疗效，达到平稳撤减激素，减少病情反复的目的。通过中医辨证治疗，能有效控制病情的发展，减轻疾病对脏腑的侵害。红斑狼疮多在两颧及面颊处、色淡，神疲乏力，易反复感冒，证属脾气亏虚、脾不统血；肝血不足、肝不藏血，病位涉及少阳、太阴，以本虚为主，脾虚易生湿浊，肝木克土，因此以小柴胡汤疏肝解郁，"血虚生风"，当归芍药散养血柔肝、健脾祛湿，加用荆芥、防风疏风胜湿，标本同治，适用于轻中度狼疮患者，能改善患者体质，长期服用可稳定病情，减轻西药毒副反应，有效提高患者的生活质量。

患者服药1个月后病情明显好转，黄煌教授将方中白芍逐渐加量至60 g，因白芍具有养血柔肝之功效，现代药理研究此药更是具有调节免疫功能的作用，值得借鉴。

# 张宁教授治疗慢性肾衰竭的学术思想

　　张宁，医学博士，主任医师，博士后导师，国家临床肾病重点专科学术带头人。中华中医药学会肾病分会常务委员、全国中西医结合学会肾脏病分会常务委员、北京中西医结合学会肾脏病专业委员会常务委员、北京中医药学会肾脏病专业委员会常务委员、中华中医药学会糖尿病分会副秘书长、世中联糖尿病专业委员会常务理事。国家中医药管理局首届优秀中医临床人才，国家中医药管理局优秀女科技工作者，全国首届"杰出女中医师"。从事内科临床、科研、教学工作30余年，擅长运用经方治疗各种肾脏病、糖尿病及并发症、甲状腺疾病，疗效显著。先后主持国家科技部、国家自然科学基金、首发基金、国家"973计划"、北京市科委重大研究项目、国家中医药管理局等北京市中医局等多项科研课题。

　　慢性肾功能衰竭是多种原因引起的，以慢性进行性肾实质损害，肾功能不断恶化，代谢产物潴留的临床综合征，常由原发性肾小球肾炎、肾病综合征及继发性肾病所致。随着社会发展，饮食结构等改变，糖尿病、高血压等疾病的发病率日渐增高，由此引发的慢性肾衰竭临床较为常见，现代医学在疾病早期，以积极治疗原发病为主，终末期则以腹膜透析、血液透析、肾移植为主要治疗手段。张宁教授依据慢性肾衰竭病机演变规律，强调脾肾虚损、痰瘀等病理产物阻滞是病机的关键，临床重视补益脾肾、祛除病理产物，扶正祛邪，延缓终末期肾病的发展，提高患者生存质量，有积极的临床意义。

## 一、慢性肾功能衰竭病机特点

慢性肾功能衰竭由慢性肾病久治不愈所致，涉及多个脏腑虚损，尤其以脾肾虚损为主，脏腑气化功能低下，水谷运化精微无力，酿生痰浊、水湿等病理产物。随着疾病逐步发展，正气衰败，开阖不利，精微下泄，痰浊、瘀血等病理产物蓄结，升降出入失常，气机逆乱常危及生命。慢性肾衰竭的不同阶段，临床证候及病机不同，分属中医"水肿""虚劳""尿血""癃闭""关格"等范畴，病因复杂，病机多变，张宁教授认为脾肾两虚，痰浊、瘀血等病理产物阻滞，本虚标实是病机的关键，临床将健脾补肾、祛痰活血法贯穿于疾病始终。

1. 脾肾两虚是发病的基础

脾为后天之本，气血生化之源，脾主运化，主升清；肾为先天之本，肾主藏精，主气化，司开阖，生理条件下，脾肾相互滋生，脾气运化输布水谷精微，濡养脏腑百骸；肾司二便，主气化，通过二便将气化后的水谷糟粕排出体外，维持吐故纳新的平衡。若脾肾亏虚，又感受外邪，或饮食不节，或情志失调，或劳逸过度，脾失健运，水谷精微运化及输布失司，清阳不升，脏腑失养，气化失司，精微不布；"五脏所伤，穷必及肾"，肾气衰微，气化无力，开阖不利，精微下泄，会出现大量蛋白漏出、小便有泡沫、面色萎黄、神疲乏力、颜面及四肢水肿、腰膝酸软等。脾失健运、肾失开阖，水液不能正常输布，代谢产物蓄积，停聚为饮，酿生湿浊等病理产物，弥漫三焦，阻滞气机，水湿泛滥，出现浮肿、小便不利、脘腹胀满等。因此，慢性肾衰竭病机错综复杂，本虚标实，脾肾两虚是发病的基础，痰瘀阻滞贯穿疾病始终。

2. 六淫邪气及病理产物是诱发因素

张宁教授强调脾肾两虚在病机演变过程中的重要作用，又十分重视六淫邪气及病理产物对疾病的影响。脾气虚弱，水谷不化精微，反酿生湿浊，阻滞气机，清阳不升，精微下泄；肾气亏虚，气化不利，开阖失司，精气下泄而成蛋白尿；脾肾气化无力，水湿内停，蕴久化热，湿热内蕴，弥漫三焦，气化的通路受阻，气滞血瘀，蕴滞肾络。张宁教授认为痰浊、湿热、瘀血既是病理产物，又是新的致病因素，病理产物停留不去，使病情迁延难愈，是水肿、血尿、蛋白尿加重的主要因素之一，表现为水肿、蛋白尿、血尿、恶心呕吐、面色苍白、神疲乏力、腰膝酸软、纳差少食等。

3. 虚实并见是病理特征

慢性肾功能衰竭病程日久、本虚标实。脾肾两虚是患病的基础，贯穿于疾病始终，是水肿、蛋白尿形成的关键；六淫邪气、湿浊、湿热、瘀血等属于标实，是慢性肾功能衰竭加重的主要诱因，慢性肾衰竭以本虚标实为主，缠绵难愈，不同时期正虚邪实的病机不同、证候亦不同，张宁教授依据《素问·标本病传论》"间者并行，甚者独行"的原则，权衡邪正虚实关系，扶正以祛邪。

## 二、治疗特色

慢性肾衰竭病机复杂多变，本虚标实，寒热错杂，病机涉及多个脏腑，张宁教授遵循"急则治标，缓则治本"的原则，将扶正祛邪的治疗思路贯穿始终，强调健脾补肾以扶正气，祛湿、清热、活血以祛邪气，标本兼顾，方能切中病机。

张宁教授对慢性肾衰竭的治疗，重视早期治疗，在肾功能不全的代偿期，脾肾两虚，邪气不盛，治疗以扶正为主，正气恢复，气化功能正常，邪气及病理产物自然消失。

慢性肾衰竭的中期，肾功能不全失代偿期，脾肾两虚，气化功能低下，体内痰湿、湿热、瘀血等病理产物潴留，本虚标实并重，症见面色苍白、倦怠乏力、气短懒言、腰膝酸软、腹胀呕恶、口中秽味、小便大量泡沫、舌淡紫、苔厚、脉沉滑或沉缓，以"间者并行"为治疗原则，扶正祛邪，标本兼顾，以补益脾肾、活血泻浊为主。

慢性肾衰竭发展到尿毒症期，并发症较多，临床症状繁多，往往涉及多个系统，湿热、浊毒、瘀血胶结不去，代谢产物蓄积，气机升降逆乱，故当务之急是祛邪，兼顾扶正，除了口服汤剂外，结合中药灌肠，可利于毒素的排出。若胃肠道症状明显者，呕吐恶心，口中秽臭，舌质红，苔白厚腻，脉弦滑，合用清热祛湿、分消走泄之品，如茵陈、黄芩、黄连、龙胆草等；若合并上呼吸道感染，咽喉疼痛，咳嗽咽干，舌质红，苔薄白，脉浮数，合银翘散辛凉透表、清利咽喉等。

张宁教授治疗慢性肾脏功能衰竭时，强调"审证求因""审因论治"，健脾补肾，祛除病理产物，扶正祛邪，延缓肾功能衰竭，提高患者生存质量。

## 病案举例

### 肾衰病（慢性肾脏疾病）案

提要：本案为慢性肾脏疾病，肾功能衰竭期，以腰酸乏力，小便大量泡沫，颜面及四肢浮肿为主证，张教授辨证为肾衰病，证属气血两虚，瘀血阻滞，通过补气养血、活血化瘀、淡渗利水而取效。

金某，男，52岁，已婚，吉林延边籍，职员。

初诊：2018年11月13日。

主诉：腰酸乏力3年，加重伴水肿1年。

2015年体检时发现尿潜血（+++），伴腰酸乏力，休息后可缓解，未进一步检查治疗。2017年查SCr 188 μmol/L，尿蛋白（+++），Blo（+++），当地住院治疗1个月，复查SCr 130 μmol/L，尿蛋白（++），Blo（+++），长期服金水宝。2018年4月查SCr 288 μmol/L，尿蛋白（+++），Blo（+++），当地服中药治疗。2018年7月再次住院治疗，SCr 306 μmol/L，UA 487 μmol/L，Bun 16.91 mmol/L，尿蛋白（+++），Blo（+++），腰酸腰疼，乏力怕冷，足踝肿胀，颜面及下肢浮肿，小便有大量泡沫，尿频，无尿痛尿急，夜尿 4 次，胸闷后背疼痛，可持续数小时缓解，眠中易醒，大便正常，纳食不佳，时有汗出，心情烦躁不安。2018 年 11 月 10 日，复查 SCr 318 μmol/L，UA 511 μmol/L，Bun 20.931 mmol/L，K 5.01 mmol/L，TG 3.34 mmol/L，Alb 44.8 g/L，尿蛋白（+++），Blo（+++），尿 mALB 286 mg/l，24 小时尿量 2 405 mL，24 h UTP 1 472 mg。既往有高血压 7 年，血压最高 170/100 mmHg，吸烟 20 年，戒烟 6 年。形体消瘦，颜面黧黑晦暗，语声低微，舌体胖大有齿痕、苔白腻有浊沫，脉弦滑。西医诊断：慢性肾脏病、4 期肾功能衰竭、高血压病 3 级（很高危）、高尿酸血症，中医诊断：肾衰病。此为气血两虚，瘀血阻滞所致，法当益气养血、活血化瘀，方拟当归补血汤加减。处方：生黄芪 30 g，当归 10 g，太子参 30 g，川芎 15 g，灵芝 30 g，丹参 30 g，赤芍 30 g，牡丹皮 30 g，鸡内金 15 g，淡豆豉 30 g。14 剂，冷水煎，每日 1 剂，分 2 次温服，嘱其忌食生冷之品。

二诊（12 月 11 日）：

疲乏无力，活动后加重，双下肢无浮肿，无腰酸腰疼，夜尿 2 次，小便泡沫量多，晨起明显，大便正常，（12 月 8 日）SCr 342 μmol/L，UA 493 μmol/L，Bun 20.931 mmol/L，尿蛋白（+++），潜血（+++）。上方黄芪加至 60 g，淡豆豉加至 50 g，加红景天 20 g，继服 24 剂。

三诊（2019 年 2 月 12 日）：

偶有腰酸，乏力怕冷，头晕胸闷，胃脘胀满，无反酸烧心，眠中易醒，夜尿 1~2 次，小便泡沫量多，大便不成形，日 1 行，舌质暗红，苔薄白，脉弦滑。SCr 402 μmol/L，UA 581 μmol/L，Bun 26.21 mmol/L，TG 3.43 mmol/l，Alb 44.8 g/L，GFR 14.93 ml/min×1.73 m²，尿蛋白（+++），潜血（+++）。处方：太子参 30 g，丹参 30 g，川芎 15 g，红景天 20 g，牡丹皮 15，赤芍 15 g，

猪苓30 g，茯苓30 g，栀子15 g，生甘草10 g。28剂。

四诊（3月19日）：

乏力怕冷，头昏胸闷减轻，小便泡沫减少，纳食正常，舌淡、苔白腻少津，脉弦滑。SCr 334 μmol/L，UA 477 μmol/L，Bun 12.931 mmol/L，尿 Pro（++），潜血（++）。处方：太子参30 g，川芎10 g，丹参20 g，灵芝20 g，红景天10 g，猪苓30 g，24剂。

**按**：患者为慢性肾脏疾病，慢性肾衰竭，因未行肾穿检查，病理诊断不清，以腰酸乏力、颜面及四肢浮肿、小便有大量泡沫为主症，属中医"肾衰病"，乃气血两虚，血脉不充，瘀血阻滞，累积多个脏腑，尤其以脾气亏虚、化源不足为主，以正虚为主。

张教授临证强调气血互根互用的关系，气能生血，血可载气，气旺则血行，因此，治疗时主张以大剂补气药，使气旺生血，气旺血行。合用养血活血之品，其中，养血药可佐制补气药的温燥之性，标本同治。针对慢性肾脏疾病存在高凝、肾小球微循环障碍等病理改变，与中医气血亏虚，血脉失充，气血运行不畅，"久病入络""久病必瘀"理论不谋而合。因此，在辨证的基础上，将活血化瘀法贯穿于疾病的始终，改善肾小球微循环，增加肾小球的滤过率，促进代谢产物的排出，改善临床症状，减缓肾功能损伤，提高患者的生存质量，值得临床借鉴。

# 张宁教授治疗糖尿病肾病的思路

糖尿病肾病是糖尿病常见的微血管并发症之一，由糖尿病发展而来，其病程长，病机演变过程复杂，本虚标实贯穿疾病始终。张宁教授结合多年的临床经验，强调早期治疗，尤其在糖尿病肾病早期及临床期，以中医辨证为主，结合西医辨病，依照"急则治标，缓则治本"的原则，分期辨证，治疗时重视益气养阴、健脾补肾，强调先天肾、后天脾在疾病发生发展过程中的重要作用，并将活血化瘀法贯穿疾病始终，减轻肾损害，保护肾功能，避免或延缓终末期肾病的发生。

## 一、早期治疗，既病防变

糖尿病肾病早期肾功能正常，尿微量白蛋白增高，多数患者不重视此期的治疗。张宁教授认为早期糖尿病肾病的治疗至关重要，关系到预后及转归，强调合理饮食，积极控制血糖，减轻肾脏的负担，防止肾病的进一步发展。临床期糖尿病肾病，出现蛋白尿、小便大量泡沫、颜面及下肢浮肿、神疲乏力、腰膝酸软等一系列症状，治疗的关键是控制血糖、血脂、血压，减少尿蛋白，减轻肾功能的进一步恶化，注重扶助正气，益气养阴，健脾补肾治其本，恢复脏腑气化功能，提高机体的抗病能力，同时配伍祛痰活血之品治其标，综合施治，提高患者生存质量，延长存活期。

## 二、益气养阴，治病求本

糖尿病肾病是在糖尿病基础上发展而来的，糖尿病以阴虚为本、燥热为标，病程迁延日久或治不得法时，伤阴耗气，则出现气阴两亏，多见于糖尿病肾病的早期，是糖尿病肾病逆转的关键时期，临床可见神疲乏力、气短自汗、腰膝酸软、手足心热、咽干舌燥、口渴多饮、大便干结、舌胖齿痕、舌红少苔、脉细数等气阴两虚症状。

张宁教授结合多年的临床实践，治疗时强调益气养阴，常以参芪地黄汤加减健脾补肾、益气养阴。方中太子参益气养阴，黄芪益气健脾，生地黄滋阴生津，麦冬养阴生津，山茱萸滋肾固精，同时控制血糖、血压、血脂，可使病情逆转或减慢病情进展。

## 三、健脾补肾，扶正固本

糖尿病肾病是一个慢性演变的过程，随着病情持续进展，由气阴两虚，渐至阴损及阳，阴阳两虚，同时，脏腑功能低下，脾肾两虚最为多见。脾为后天之本，气血生化之源，在糖尿病肾病早期就有脾虚征象，出现乏力倦怠、肢体困重、纳差等症，张宁教授以六君子汤加减益气健脾。随着病情的发展，脾虚的症状不断加重，由脾气虚转为脾阳虚，受纳运化功能障碍，特别在糖尿病肾病晚期出现慢性肾衰竭时，谷食难进，二便闭塞不通，病情急重，可危及生命。

肾藏精气，司开阖，是人体生命活动的根本，糖尿病肾病患者多有先天禀赋不足加之后天失养，饮食失节，劳欲过度，或失治误治，"久必及肾"，肾精耗损，肾气虚弱，开阖失司，精微物质漏下不止；肾虚日久，气化不利，水液代偿失常，产生多种病证，见尿中泡沫增多、尿浊尿频、腰酸腰痛、肢冷畏寒、下肢浮肿等症状。肾阳亏虚，水湿泛滥，张宁教授以真武汤合苓桂术甘汤加减。

人体精微物质有赖于脾的运化、肾的温煦气化，开阖功能正常，方不至于漏下，故张宁教授在治疗糖尿病肾病时，强调健脾补肾是治疗取效的关键。时刻顾护脾肾，助阳化气，疾病的不同阶段有所侧重。补肾要根据阴阳偏胜偏虚，阴中求阳，或阳中求阴，强调平补，不宜峻补，常选菟丝子、芡实、枸杞子、杜仲等，温补肾阳、滋补肾精。

### 四、活血化瘀，贯穿始终

糖尿病肾病由糖尿病迁延而致，病情缠绵不愈，存在"久病入络""久病必瘀"等病机特点，张宁教授认为瘀血阻滞既是糖尿病肾病的病理产物，又是一个新的致病因素，瘀血阻滞，病证久治不愈，病情越重，血瘀愈重，血瘀贯穿糖尿病肾病的全过程。

现代医学认为糖尿病肾病是一种以微小血管损害为主的肾小球疾病，在糖尿病肾病早期，就会发生肾血流动力学的改变，主要表现为肾小球滤过率增加，肾血流量和肾小球毛细血管内压增加，使内皮细胞受损，系膜区细胞外基质逐渐堆积。在糖尿病肾病发生发展过程中，血流动力学起着异常关键作用，甚至是始动因素，大量病理实验证明，高血糖可引起肾小球肥大、肾小球毛细血管基底膜增厚、系膜基质增生及血浆蛋白渗漏，最终导致结节性肾小球硬化。

张宁教授认为肾小球的病理改变，与中医"久病入络""久病必瘀"等病机相吻合。因此，针对糖尿病肾病存在瘀血阻络的病机特点，将活血化瘀治法贯穿于疾病的始终，强调养血活血，喜用桃红四物汤加减，常用当归、丹参、赤芍、生地黄、桃仁、红花等。对于瘀血较重者，酌加地龙、鬼箭羽、山慈菇、三棱、莪术等药活血消癥，并根据病情，与益气养阴、健脾补肾相配伍，以利疾病的缓解。若兼水湿、痰饮、湿热，则合用祛痰、利湿、清热之品。

总之，张宁教授在治疗糖尿病肾病时，辨证与辨病相结合，注重早期治疗，截断病势，治病求本，将益气养阴、补肾健脾、活血化瘀等法相结合，同时配合降糖、降压、调脂等综合治疗，可使病情逆转或减慢病情的进展。

## 病案举例

李某，女，80岁。

初诊：2019年3月16日。

主诉：反复口渴乏力30年，伴颜面浮肿3年，加重1个月。

患者有糖尿病病史30年，长期口服阿卡波糖100 mg（tid，po），口干口渴，气短乏力，怕冷。3年前出现颜面浮肿，尿蛋白（+），间断口服药物治疗，近1个月口渴多饮，颜面周身浮肿明显，尤以晨起加重，伴胸脘胀满，无嗳气、矢气，腰腿酸痛，大便干，2日1行，小便量少、色白不利、大量泡沫、晨起明显，头晕头蒙，视物模糊，眠差易醒，舌胖淡暗，脉沉细。加服托拉塞米片2粒（qd），浮肿不减轻。高血压20年，长期服贝那普利10 mg（qd），阿司匹林100 mg（qd），血压控制在130/85 mmHg，无药物过敏史。尿常规（2019年2月20日）：尿蛋白（++），24小时尿蛋白定量3.5 g/24 h，血肌酐123 μmol/L，尿素氮9 mmol/L，尿酸502 μmol/L，胆固醇5.94 mmol/L，甘油三酯2.96 mmol/L，空腹血糖10.7 mmol/L，餐后血糖14.0 mmol/L，血红蛋白85 g/L，糖化血红蛋白7.5%。

患者形体肥胖，平素喜食肥甘厚味，活动极少，加之患消渴病30年，气阴两虚，久病迁延不愈，阴损及阳，"久病及肾""久病入络"，肾不藏精，故出现腰腿酸痛及大量蛋白尿；肾虚气化不利，水精不布，颜面及周身水肿，水精不布，见口干口渴；水邪上泛清窍，则头晕目眩，视物模糊；日久损及肾元，气化不利，则浊邪内停，阻滞气机升降出入，可见伴胸脘胀满，大便干，2日1行，眠差易醒，舌胖淡暗，脉沉细。西医诊断：2型糖尿病合并肾病（Ⅳ期）、高血压病3级，高甘油三酯血症。中医诊断：消渴肾病。证属肾气不足、阳虚水泛，治当温阳益气、化气行水，以真武汤合大黄附子汤加减。处方：黄芪30 g，附子10 g（先煎），茯苓20 g，白芍10 g，白术15 g，泽泻15 g，车前子30 g（包煎），桂枝10 g，当归10 g，麦冬15 g，柴胡10 g，酒大黄10 g（后下），火麻仁15 g，酸枣仁15 g。7剂，每日1剂，冷水煎，每日2次，温服，嘱其忌食生冷之品。

二诊（3月4日）：

气短乏力怕冷明显减轻，眠中易醒，大便通畅，小便仍有泡沫，颜面及下肢肿无明显减轻，舌质淡暗、苔薄白，脉沉细。上方车前子加至30 g（包），继服7剂，服法同前。

三诊（3月11日）：

颜面及下肢肿明显减轻，偶感乏力。二诊上方加党参20 g，加强健脾益气。方药组成如下：黄芪30 g，附子10 g（先煎），茯苓20 g，白芍10 g，白术15 g，泽泻15 g，车前子（包煎）30 g，桂枝10 g，当归10 g，麦冬15 g，柴胡10 g，酒大黄10 g（后下），火麻仁15 g，酸枣仁15 g，党参20 g。7剂，每日1剂，冷水煎，每日2次，温服。

**按**：糖尿病肾病属于糖尿病微血管并发症之一，属于中医"消渴肾病"范畴，其为本虚标实、虚实夹杂之证。肾藏精气，是人体生命活动的根本。糖尿病肾病患者先天禀赋不足，后天失养，饮食失节，劳欲过度使肾精耗损，肾气虚弱，便会产生多种病证。肾虚是糖尿病肾病发生的重要内在原因。脾为后天之本、气血生化之源，脾气虚弱，脾失运化，气血生化乏源，则见乏力倦怠、肢体困重、纳差便稀。脏腑虚损，肾不主水，脾不制水，水液代偿失常，则水湿泛滥而成水肿。久病气阴两虚，迁延不愈，阴损及阳，肾不藏精，水精不布水邪上泛清窍，浊邪内停，阻滞气机，临床辨证病位主要在肾，治宜温阳益气、化气行水。方中真武汤，温阳利水，肾阳得复，水邪自去；大黄附子汤温中泄浊；当归补血汤，益气养血，扶其根本，标本同治，以扶正为主，兼以祛邪，适于久服。

# 张宁教授治疗肾病综合征顽固性水肿的经验

水肿为肾病综合征最常见的病证之一，与肺、脾、肾、三焦气化失司密切相关，尤其脾肾阳虚，开阖不利，气化功能低下，水谷不化精微，酿生水湿，水湿停聚，泛溢肌肤，发为水肿，以颜面及下肢浮肿为主。张宁教授临床以温补脾肾、化气行水法，治疗肾病综合征顽固性水肿，常取佳效。

## 一、病因病机

肾病综合征以大量蛋白尿、低蛋白血症、高度水肿、高脂血症为特征。水肿为最突出的症状，辨证属中医"水肿病"范畴。《素问·经脉别论》谓"饮入于胃，游溢精气，上输于脾，脾气散精，上归于肺，通调水道，下输膀胱，水精四布，五经并行"，阐明了肺脾肾三脏、三焦功能受损，水液代谢失调，三焦气化失司，水湿内停，泛溢肌肤而成水肿，此为内因。六淫邪气、饮食、情志太过为诱发或加重的因素。脾主运化，升举清阳，脾失健运，水湿内停，泛滥肌肤而成水肿，精微下注，酿生水湿而成蛋白尿。肾主水，封藏之本，肾气衰微，气化不利，小便不利，水液排出障碍，肾气亏虚，精微下泄而成蛋白尿。脾肾两脏常相互为患，精微外泄，水湿内停，蕴久化热，加之久用肾上腺皮质激素，湿热内停，阻止气机，气滞血瘀，三焦气化通路受阻，又加重水肿，恶性循环，迁延难愈，因此，脾肾两虚成为水肿、蛋白尿的关键病机。若感受外邪，肺自失宣肃，通调水道不利，水液不能下输膀胱，是水肿病加深的诱因。

## 二、温补脾肾，化气行水

由于肾病综合征存在脾肾阳虚，气化不利，水湿内停，三焦气化不利，阻滞气机，气滞血瘀，可恶性循环。张教授长期临床观察到，求治于中医的患者，多为西医治疗无效的顽固性水肿，由于病情反复发作，缠绵难愈，患者大多营养状态欠佳，免疫力低下，易于感染，长期持续水肿，血容量增加，心脏负担加重，容易导致各种并发症的发生，常表现为面色晦黯、周身水肿、腰以下肿甚、按之凹陷、反复不愈、尿少有泡沫、畏寒肢冷、纳少便溏、脘腹胀满、舌体淡胖、舌质淡、舌苔白滑或伴舌质紫瘀斑、脉沉细等。

由于脾肾阳虚，气化功能低下，水湿停聚，形成水肿，属于"阴水"范畴，仅用利水消肿药收效甚微，因此温补脾肾、化气行水为治疗的根本，依据病机的演变加用清热、化湿、行气、活血之品，可以起到西药利尿的作用，而无酸碱失衡、电解质紊乱之弊。

张教授常以真武汤、五苓散为基础，加补气、利尿、活血之品。处方：附子15~40 g（先煎），生黄芪30~90 g，太子参10 g，白术15~60 g，茯苓30~45 g，猪苓10~30 g，泽泻10 g，桂枝10 g，当归15 g，白芍10 g，熟地黄15 g，鬼箭羽10 g，山慈菇15 g，穿山龙30 g，地龙20 g，车前子45 g，酒大黄10~15 g（后下），丹参15 g。方中以大剂附子温补脾肾之阳、化气行水；太子参、黄芪益气健脾行水；熟地黄滋补肾阴；茯苓、猪苓、泽泻、车前子等淡渗利湿；白芍、当归、熟地黄养血益阴，同时佐制附子、桂枝、参芪等温燥之性。高度水肿循环受阻，瘀血阻络，形成微小癥瘕，加鬼箭羽、山慈菇、地龙、大黄、丹参活血化瘀，改善微循环，标本兼顾，随着水肿的消退，蛋白尿也随之减少。

## 三、圆机活法，加减化裁

若顽固性水肿伴小便不利，尿道烧灼涩痛，腰以下水肿为主，加白茅根

15 g、车前草 30 g、半枝莲 15 g、石韦 15 g；有肉眼血尿或镜下血尿，加三七 3 g、白及 6 g、杜仲炭 15 g；蛋白尿较多，尿频，加芡实 30 g、石莲子 30 g、苍术 6 g、薏苡仁 30 g、半夏 10 g、砂仁 6 g、厚朴 10 g、草果 10 g；畏寒肢冷，小便清长，腰酸乏力，加川续断 15 g、桑寄生 15 g、狗脊 15 g、淫羊藿 15 g、仙茅 10 g、巴戟天 10 g；腰膝酸软，五心烦热，加生地黄 15 g、山茱萸 15 g；下肢肿胀僵硬，疼痛，畏寒怕冷，加海桐皮 15 g、羌活 10 g、鸡血藤 15 g、木瓜 10 g、姜黄 10 g、细辛 3 g、葛根 15 g；脘腹痞满，纳差少食，加枳实 10 g、佛手 10 g、郁金 10 g、苏梗 10 g、香附 10 g、玫瑰花 10 g、白梅花 10 g；咽喉肿痛，发热恶寒，头痛，咳喘等表证，颜面或上半身肿，加柴胡 10 g、黄芩 10 g、金银花 10 g、连翘 10 g、牛蒡子 15 g；大便不利，腹胀满，加决明子 30 g、肉苁蓉 30 g、火麻仁 30 g；夜寐不安，加龙骨 30 g、牡蛎 30 g、酸枣仁 30 g、首乌藤 30 g。

张教授温补脾肾、化气行水治疗肾病综合征，依据患者体质及兼夹证进行加减，以求方证相应，常取佳效，值得借鉴。

## 病案举例

### 水肿病（肾病综合征）案

郑某，男，70 岁。

初诊：2019 年 10 月 4 日。

主诉：头晕时作 20 年，眼睑及双下肢浮肿 1 年，加重 2 个月。

患者 20 年前劳累后出现明显头晕、乏力，血压高达 210/105 mmHg，间断服硝苯地平、卡托普利、利血平等药，未监测血压，其间病情反复发作，患者未正规治疗。1 年前无明显诱因，出现眼睑及双下肢浮肿，血压 180/100 mmHg，尿常规示蛋白（++）、潜血（+），生化示 SCr 164 μmol/L、Bun

8.7 mmol/L，给以贝那普利 10 mg（qd），氢氯噻嗪 20 mg（qd），硝苯地平控释片 30 mg（qd），美托洛尔 25 mg（bid），阿司匹林0.1%（qd），浮肿时轻时重。2 个月前症状加重，血压 160/70 mmHg，尿常规示尿蛋白（++++）、潜血（+）。生化：SCr 564 µmol/L，Bun 19.7 mmol/L，UA 433 µmol/L，白蛋白 25 g/L，24 h 蛋白定量 3.6 g，CHO 5.87 mmol/L，TG 3.05 mmol/L，血红蛋白 100 g/L。心电图：窦性心律，心率 88 次/分。眼睑及双下肢浮肿，头昏心悸，面色苍白，倦怠乏力，气短懒言，腰膝酸软，腹胀呕恶，口中秽味眠可，夜尿 4 次，大便稀，舌暗苔腻，脉沉。既往有高血压20 年，未正规治疗。患者年逾七旬，脏腑虚损，脾肾气虚，气化功能失调，水液代谢障碍，水湿泛滥，瘀血阻滞，出现面色萎黄浮肿，倦怠乏力，气短懒言，小便有泡沫，大便干燥，2 日 1 行，腰膝酸软，腹胀呕恶，口中秽臭，舌淡紫、苔厚腻，脉沉滑。西医诊断：肾病综合征、慢性肾衰竭、肾性贫血、高血压病 3 级，很高危。中医诊断：水肿病。证属脾肾两虚、瘀血阻滞，治当健脾补肾、祛湿活血。处方：黄芪 30 g，党参 15 g，石莲子 15 g，茯苓 40 g，猪苓 15 g，太子参 15 g，白术 15 g，山萸肉 10 g，熟地黄 15 g，车前子 30 g（包煎），泽泻 15 g，酒大黄 15 g（后下），桂枝 6 g。7 剂，每日 1 剂，冷水煎，每日 2 次，温服。

二诊（10 月 11 日）：

眼睑及双下肢浮肿明显减轻，倦怠乏力，气短懒言，腰膝酸软，舌淡紫苔薄，脉沉缓。前方加附子 30 g（先煎）、淫羊藿 10 g、狗脊 15 g。继服 14 剂，服法同前。

三诊（10 月 26 日）：

眼睑及双下肢浮肿明显减轻，倦怠乏力，气短懒言，腰膝酸软减轻，小便有泡沫，夜尿 2~3 次，大便正常。复查尿常规：尿蛋白（++），潜血（+），Cr 435 µmol/L，白蛋白 29 g/L，Bun 12.7 mmol/L，UA 432 umol，CHO 4.71 mmol/L，

Tg 2.5 mmol/L，24 h蛋白定量2.7 g。血常规：血红蛋白110 g/L。血压140/70 mmHg。上方继服14剂。

**按**：患者年事已高，患高血压20年，未正规治疗，病情迁延，并出现大量蛋白质低蛋白血症，致肾脏损害，导致肾病综合征，并发展为慢性肾衰竭。病机复杂，本虚标实，病情涉及多个脏腑，治疗单凭一法一方难以奏效。肾病综合征早期的治疗，健脾补肾是治疗的关键。张宁教授治疗肾病综合征，重视早期治疗，此时机体的正气虽然受损，但邪气不盛，治疗以扶正为主。肾病综合征早期的治疗对整个疾病的发展和预后影响十分重大，在健脾补肾的基础上，祛湿泻浊，以参芪地黄汤加减，脾肾健运，则湿浊自去，水肿消退，不可过用攻伐之剂。

# 张宁教授治疗过敏性紫癜性肾炎的经验

过敏性紫癜性肾炎是继发性肾小球疾病，属于毛细血管变态反应性疾病，病理改变是肾小球系膜增殖，临床表现以皮肤紫癜、血尿、蛋白尿为主，反复发作，缠绵不愈，最终发展为慢性肾衰竭，现代医学无特异性的治疗方法，糖皮质激素能改善症状，减轻蛋白尿、血尿，但副作用较大，减药或停药后容易复发。中医治疗本病有明显的优势，根据其病证特点，属于"肌衄""紫斑""尿血"等范畴。张宁教授认为病机为热毒入血、瘀血阻滞，正气亏虚是发病的关键，急性期以犀角地黄汤加减清热解毒、凉血活血；缓解期兼顾扶正，标本同治。

## 一、正气不足，热邪致病

紫癜性肾炎的病机复杂，《素问·评热论》谓"邪之所凑，其气必虚"，先天禀赋不足，或慢性病久治不愈，正气亏虚是发病的内因。《景岳全书·血证》谓"血本阴精，不宜动也，而动则为病。而动者多由于火，火盛则逼血妄行；损者多由于气，气伤则血无以存"，正气亏虚，易反复感受风热、湿热等邪气，热结成毒，毒热内迫，血热妄行，血溢于外则发为紫斑；溢于内则为尿血、便血。急性期多为实证，伴咽喉疼痛，口干口渴，皮肤出现密集性紫斑，痒痛不明显，压之褪色，小便浑浊或大量泡沫，腹部疼痛，四肢关节疼痛，神疲乏力，舌质红赤，苔薄白或少苔，脉沉数。缓解期血热伤津耗气，气阴亏虚，血脉瘀滞，瘀热互结，虚实并见，本虚标实。皮肤紫斑、尿血、蛋白尿等症，迁延日久，久治不愈，热邪耗气伤津，正气损伤，祛邪无力，正虚邪恋，反复发作，时轻时重，腰膝酸软，神疲乏力，小便有泡沫，舌质淡红，苔薄白，脉沉。

恢复期，余热留扰，正气不足，脾肾亏虚，清阳不升，精微不固，开阖不利，尿血、尿蛋白持续漏出，皮肤紫斑时轻时重、压之褪色，神疲乏力，头晕目眩，腰膝酸软，面色萎黄，舌质淡红、苔薄白，脉沉，以本虚为主。

张教授强调紫癜性肾炎不同时期，病机正虚邪实的侧重不同，证候表现不同，需详加辨识，不可盲目攻邪或扶正。

## 二、治疗思路

张宁教授依据紫癜性肾炎不同时期的病机特点，辨证、辨病相结合，在疾病早期，热毒入血，血热妄行，瘀血阻滞，依据《外感温热篇》第8条"大凡看法……入营犹可透热转气，如犀角、元参、羚羊角等物；入血就恐耗血动血，直须凉血散血，加生地、丹皮、阿胶、赤芍等物"的原则，急性期积极祛除病因，减轻变态反应。若失治误治，或滥用、久用激素，更易助热，热入营血，热伤阴血，血行不畅，瘀热互结，瘀血阻滞，通血妄行，以清热解毒、凉血止血为主，随着疾病的发展，活血化瘀势在必行。

在疾病早期，张宁教授方以犀角地黄汤加减。基本方：水牛角20 g，生地黄15 g，牡赤芍15 g，牡丹皮15 g，玄参15 g，金银花15 g，连翘15 g，蒲公英15 g，酒大黄5 g，穿山龙15 g，地龙15 g，鬼箭羽15 g，山慈菇15 g。方中犀角地黄汤凉血散血，治疗热入营血，紫癜发斑色鲜红；金银花、连翘、蒲公英等清热解毒、透热转气；气分热去，营血热邪可以透达于外，在中医辨证基础上，结合现代病理学的研究，辨证与辨病相结合、宏观与微观结合，以酒大黄通腑泄热、活血化瘀；鬼箭羽、山慈菇活血消癥，改善肾脏血流，恢复肾功能；穿山龙、地龙有激素样作用，可以减轻毛细血管变态反应，增强抗病能力，提高临床疗效。

临床依据患者体质、兼夹证及病机的演变，灵活变通。紫癜性肾炎急性期热毒较深，斑疹量多密集、色暗红，加野菊花 15 g、紫花地丁 10 g、白花蛇舌草30 g，清热解毒；见肉眼血尿，斑疹色暗，心烦急躁，加侧柏叶 15 g、仙鹤草 30 g、小蓟30 g、大蓟15 g，凉血止血；小便不利，尿道有灼热涩痛感，加滑石 15 g、石韦 10 g、白茅根30 g、芦根 15 g，利尿通淋。

缓解期热毒耗气伤阴，血热搏结，本虚标实，缠绵难愈，紫癜时轻时重，血尿、蛋白尿持续不解，当扶正祛邪。若气阴两虚，气短乏力，口干口渴，加黄芪 15 g、太子参 20 g、石斛 15 g 以益气养阴；湿浊中阻，口黏纳差，脘腹痞满，舌苔厚腻，加豆蔻 10 g、半夏 10 g、薏苡仁 10 g、厚朴 10 g，以燥湿行气。

恢复期脏腑功能低下，脾肾亏虚，精微不固，开阖不利，蛋白尿、血尿长期不消，神疲乏力，腰膝酸软，畏寒怕冷，加炒白术 15 g、生黄芪 20 g、党参 15 g、川续断10 g、狗脊 10 g、杜仲 10 g、芡实 10 g，以补益脾肾等。

张宁教授认为紫癜性肾炎迁延不愈，机体处于高敏状态，正虚邪恋，劳累及外感为主要的诱发因素，以上呼吸道感染最为多见，导致本病反复发作，或急性加重，皮肤紫癜、血尿、蛋白尿久治不愈。随着外感的控制，临床症状逐渐消退，疾病趋于缓解，故在治疗中抓住此环节，预防外邪入侵以减少疾病复发。


**病案举例**

### 慢肾风（过敏性紫癜肾炎）案

陈某，女，22岁，学生。

初诊：2019 年 4 月 15 日。

主诉：间断性双下肢皮肤紫癜 2 年。

2017 年 3 月受凉感冒后双下肢皮肤出现紫癜，尿检出现蛋白尿、尿潜血，协和医院确诊为过敏性紫癜性肾炎，2017 年 3 月 21 日开始服用泼尼松 50 mg（qd），现在减至 2.5 mg，皮肤紫癜消失。尿常规检查示：潜血（+），蛋白（-），时轻时重，腰膝酸软，神疲乏力，手足心热，尿黄赤，尿道烧灼，纳差，大便正常。无特殊病史，无药物过敏史。血常规、肾功能、肝功均正常；尿常规：潜血（+）。平素性情急躁，长期忧郁，肝失所养，疏泄失常，气郁化火，加之外感风热，热蕴成毒，毒热内扰，损伤营血，迫血妄行，血溢脉外发为紫癜；血热循经下犯肾络，损伤肾络发为尿血。西医诊断：过敏性紫癜性肾炎。中医诊断：慢肾风。证属热毒内蕴、血热妄行，治当清热解毒、凉血止血，以犀角地黄汤加减。处方：水牛角 15 g，生地黄 15 g，赤芍 15 g，牡丹皮 10 g，金银花 10 g，连翘 15 g，野菊花 15 g，白茅根 30 g，芦根 15 g，侧柏炭 15 g，石韦 10 g，生黄芪 10 g。7 剂，冷水煎，每日 1 剂，分两次，饭后温服。

二诊（4 月 22 日）：

皮肤紫癜减轻，腰膝酸软，神疲乏力，尿黄赤，尿道烧灼涩痛，纳差少食，大便正常，舌质红、苔腻。上方加小蓟 30 g，滑石 15 g，三七 3 g（冲服），继服 7 剂，服法同前。

三诊（4 月 30 日）：

感腰膝酸软，神疲乏力，汗出怕风，舌淡红、少苔，脉细。复查尿常规示：潜血（-），蛋白（-），治宜滋补肾阴、益气活血，方用参芪地黄汤合生脉散加减。处方：太子参 20 g，黄芪 20 g，生地黄 20 g，山茱萸 10 g，山药 10 g，泽泻 10 g，茯苓 10 g，牡丹皮 10 g，水牛角 15 g，赤芍 15 g，金银花 10 g，连翘 15 g，白茅根 30 g，芦根 15 g，侧柏炭 15 g，石韦 10 g，当归 10 g。14 剂，冷水煎服，日服 2 次，温服。

　　**按**：患者为紫癜性肾炎，久服糖皮质激素治疗。激素为阳热之品，久服有伤阴耗气，助热之弊，加之外受风热，瘀热互结，热入血络发为斑疹，病久不愈，耗伤正气，使疾病缠绵难愈。张宁教授在治疗过敏性紫癜性肾炎时，以中医辨证为主，注重扶正祛邪，急性加重期以清热解毒、凉血活血为主；缓解后期配伍益气养阴之品，标本兼顾。方中选用甘寒之生地黄，凉血滋阴生津，既能清热凉血，又能养阴生津。用苦微寒之赤芍与辛苦微寒之牡丹皮共用，清热凉血、活血散瘀，可收化斑之功。连翘、金银花清热解毒、透热外出，侧柏叶、当归活血化瘀、凉血散瘀并用，使热清血宁而无耗血动血之虑，凉血止血又无冰伏留瘀之弊。

　　本病的后期纯虚纯实者少见，多为虚实夹杂之候，治疗时不可一味纯补，亦不可妄用峻剂。张宁教授在扶正的基础上辅以活血化瘀、清热解毒之品，同时辨证与辨病有机结合，宏观与微观密切联系，以祛除病因，减轻变态反应，改善肾脏微循环，恢复肾功能，提高临床疗效，值得借鉴。